FARMACOLOGIA BÁSICA

Revisão técnica:

Liane Nanci Rotta
Graduada em Farmácia Bioquímica
Graduada em Biomedicina
Especialista em Análises Clínicas
Mestre em Ciências Biológicas (Bioquímica)
Doutora em Ciências Biológicas (Bioquímica)

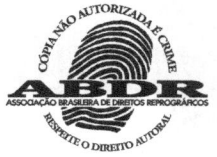

B893f   Brum, Lucimar Filot da Silva.
           Farmacologia básica / Lucimar Filot da Silva Brum,
       Liliana Rockenbach, Patricia Lazzarotto Bellicanta ; [revisão
       técnica: Liane Nanci Rotta]. – Porto Alegre: SAGAH, 2018.

           ISBN 978-85-9502-526-4

           1. Farmácia. 2. Farmacologia. I. Rockenbach, Liliana. II.
       Bellicanta, Patricia Lazzarotto. III.Título.

                                                           CDU 615

Catalogação na publicação: Karin Lorien Menoncin CRB-10/2147

FARMACOLOGIA BÁSICA

Lucimar Filot da Silva Brum
Graduada em Farmácia
Mestre em Farmácia
Doutora em Bioquímica
Liliana Rockenbach
Farmacêutica Industrial
Mestre e Doutora em Bioquímica
Pós-doutora em Ciências Farmacêuticas
Patricia Lazzarotto Bellicanta
Graduada em Farmácia
Mestre em Biotecnologia Farmacêutica

Porto Alegre,
2018

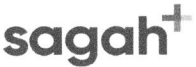

© Grupo A Educação S.A., 2018

Gerente editorial: *Arysinha Affonso*

Colaboraram nesta edição:
Editora responsável: *Dieimi Deitos*
Assistente editorial: *Yasmin Lima dos Santos*
Preparação de originais: *Lara SantAna Pio de Almeida*
Capa: *Paola Manica | Brand&Book*
Editoração: *Ledur Serviços Editoriais Ltda.*

> **Importante**
> Os *links* para *sites* da *web* fornecidos neste livro foram todos testados, e seu funcionamento foi comprovado no momento da publicação do material. No entanto, a rede é extremamente dinâmica; suas páginas estão constantemente mudando de local e conteúdo. Assim, os editores declaram não ter qualquer responsabilidade sobre qualidade, precisão ou integralidade das informações referidas em tais *links*.

Reservados todos os direitos de publicação ao GRUPO A EDUCAÇÃO S.A.
(Sagah é um selo editorial do GRUPO A EDUCAÇÃO S.A.)

Rua Ernesto Alves, 150 – Floresta
90220-190 Porto Alegre RS
Fone: (51) 3027-7000

SAC 0800 703-3444 – www.grupoa.com.br

É proibida a duplicação ou reprodução deste volume, no todo ou em parte, sob quaisquer formas ou por quaisquer meios (eletrônico, mecânico, gravação, fotocópia, distribuição na Web e outros), sem permissão expressa da Editora.

IMPRESSO NO BRASIL
PRINTED IN BRAZIL

APRESENTAÇÃO

A recente evolução das tecnologias digitais e a consolidação da internet modificaram tanto as relações na sociedade quanto as noções de espaço e tempo. Se antes levávamos dias ou até semanas para saber de acontecimentos e eventos distantes, hoje temos a informação de maneira quase instantânea. Essa realidade possibilita a ampliação do conhecimento. No entanto, é necessário pensar cada vez mais em formas de aproximar os estudantes de conteúdos relevantes e de qualidade. Assim, para atender às necessidades tanto dos alunos de graduação quanto das instituições de ensino, desenvolvemos livros que buscam essa aproximação por meio de uma linguagem dialógica e de uma abordagem didática e funcional, e que apresentam os principais conceitos dos temas propostos em cada capítulo de maneira simples e concisa.

Nestes livros, foram desenvolvidas seções de discussão para reflexão, de maneira a complementar o aprendizado do aluno, além de exemplos e dicas que facilitam o entendimento sobre o tema a ser estudado.

Ao iniciar um capítulo, você, leitor, será apresentado aos objetivos de aprendizagem e às habilidades a serem desenvolvidas no capítulo, seguidos da introdução e dos conceitos básicos para que você possa dar continuidade à leitura.

Ao longo do livro, você vai encontrar hipertextos que lhe auxiliarão no processo de compreensão do tema. Esses hipertextos estão classificados como:

Saiba mais

Traz dicas e informações extras sobre o assunto tratado na seção.

Fique atento

Alerta sobre alguma informação não explicitada no texto ou acrescenta dados sobre determinado assunto.

Exemplo

Mostra um exemplo sobre o tema estudado, para que você possa compreendê-lo de maneira mais eficaz.

Link

Indica, por meio de *links* e códigos QR*, informações complementares que você encontra na *web*.

https://sagah.maisaedu.com.br/

Todas essas facilidades vão contribuir para um ambiente de aprendizagem dinâmico e produtivo, conectando alunos e professores no processo do conhecimento.

Bons estudos!

---

* Atenção: para que seu celular leia os códigos, ele precisa estar equipado com câmera e com um aplicativo de leitura de códigos QR. Existem inúmeros aplicativos gratuitos para esse fim, disponíveis na Google Play, na App Store e em outras lojas de aplicativos. Certifique-se de que o seu celular atende a essas especificações antes de utilizar os códigos.

PREFÁCIO

Todos os anos, dezenas de novos medicamentos pedem registro nos órgãos competentes de diversos países do mundo. Eles são avaliados em seu custo-benefício, a fim de comprovar se realmente representam um avanço terapêutico em relação aos fármacos já existentes, justificando eventuais aumentos de custos para a comunidade.

As inovações desenvolvidas pelos fabricantes de medicamentos, o processo de aprovação e a avaliação dos benefícios são a base de um tratamento farmacológico bem-sucedido. É importante ter em mente que o indivíduo é o alvo do tratamento.

A farmacologia estuda justamente a ação e os efeitos dos medicamentos no organismo. Dentro desse ramo de estudo, a farmacocinética dedica-se a avaliar o que o organismo faz com o fármaco, enquanto a farmacodinâmica se ocupa dos efeitos do fármaco no organismo.

O conhecimento dessas variáveis permite aos profissionais habilitados eleger condutas terapêuticas ideais, incluindo via de administração, dosagem, frequência e duração do tratamento.

Neste livro são abordadas as vias de administração, princípios de farmacocinética e interação fármaco-receptor, bem como os aspectos farmacológicos de fármacos que atuam no sistema nervoso autônomo, sistema nervoso central, anestésicos gerais e locais, gases terapêuticos e anti-inflamatórios não esteroidais.

Boa leitura!

SUMÁRIO

Unidade 1

Farmacocinética I – absorção de drogas 13
Lucimar Filot da Silva Brum
    Vias de administração e absorção 15
    Mecanismos de transporte das moléculas dos fármacos através
        das membranas 23
    Fatores que interferem na absorção e na biodisponibilidade dos fármacos 26

Farmacocinética II – distribuição de drogas 33
Lucimar Filot da Silva Brum
    Distribuição dos fármacos no organismo humano 34
    Função das proteínas plasmáticas na distribuição dos fármacos
        no organismo 41
    Fatores que interferem na distribuição dos fármacos 44

Farmacocinética III – eliminação de drogas 49
Lucimar Filot da Silva Brum
    Processos e fatores que podem afetar a biotransformação de fármacos 50
    Processos e fatores que podem afetar a excreção de fármacos 61
    Mecanismo de circulação entero-hepática 63

Unidade 2

Interações farmacológicas 67
Lucimar Filot da Silva Brum
    Tipos e mecanismos de interações medicamentosas 68
    Grupos de risco para ocorrência de interações medicamentosas 72
    Interações entre fitoterápicos, nutrientes, suplementos alimentares
        e medicamentos 74

Farmacodinâmica I – modo de ação dos fármacos 83
Lucimar Filot da Silva Brum
    Princípios do modo de ação e resposta farmacológica de um fármaco 84
    Fármaco de ação agonista e fármaco de ação antagonista 95
    Relação entre a dose e a resposta clínica do fármaco 99

Farmacodinâmica II – teoria dos receptores 105
Lucimar Filot da Silva Brum
Tipos de receptores farmacológicos 106
Mecanismos de sinalização e ação de fármacos 111
Mecanismos pelos quais os segundos mensageiros afetam a
 fisiologia celular e desencadeiam a resposta farmacológica 119

Unidade 3

Farmacologia do sistema nervoso autônomo 131
Lucimar Filot da Silva Brum
Funções dos sistemas nervosos simpático e parassimpático 132
Receptores adrenérgicos e colinérgicos 136
Mecanismos pelos quais os fármacos podem atuar para alterar
 a função fisiológica do sistema nervoso autônomo 142

Adrenérgicos e antiadrenérgicos 153
Lucimar Filot da Silva Brum
Receptores e funções do sistema nervoso simpático 154
Mecanismo de ação, efeitos farmacológicos e usos terapêuticos
 dos fármacos adrenérgicos e antiadrenérgicos 161
Fármacos antiadrenérgicos 168
Efeitos adversos e contraindicações dos fármacos adrenérgicos
 e antiadrenérgicos 173

Colinérgicos e anticolinérgicos 179
Lucimar Filot da Silva Brum
Neurotransmissão colinérgica: receptores e funções 180
Mecanismo de ação, efeitos farmacológicos e usos terapêuticos
 dos fármacos colinérgicos e anticolinérgicos 186
Efeitos adversos e contraindicações dos fármacos colinérgicos
 e anticolinérgicos 194

Bloqueadores neuromusculares 199
Lucimar Filot da Silva Brum
Mecanismos de ação dos bloqueadores da junção neuromuscular 200
Efeitos e uso de fármacos bloqueadores neuromusculares 203
Efeitos adversos e contraindicações de fármacos bloqueadores
 neuromusculares 205

Unidade 4

Introdução à farmacologia do sistema nervoso central 211
Lucimar Filot da Silva Brum
Tipos de receptores dos neurotransmissores no sistema nervoso central 212
Neurotransmissores: tipos e funções fisiológicas 219

Farmacologia dos sedativo-hipnóticos 231
Lucimar Filot da Silva Brum
Fármacos sedativo-hipnóticos 231
Efeitos farmacológicos, perfil farmacocinético e usos terapêuticos 236
Efeitos adversos, precauções e contraindicações 241

Farmacologia dos antidepressivos 247
Lucimar Filot da Silva Brum
Fármacos antidepressivos 248

Farmacologia dos antipsicóticos 267
Lucimar Filot da Silva Brum
Fármacos antipsicóticos 268
Mecanismo de ação 269
Usos terapêuticos 273
Efeitos adversos 273

Farmacologia dos anticonvulsivantes e antiparkinsonianos 283
Lucimar Filot da Silva Brum
Fármacos anticonvulsivantes 284
Fármacos antiparkinsonianos 294

Anestésicos gerais e locais 303
Liliana Rockenbach
Fármacos anestésicos gerais e locais 303
Mecanismo de ação e efeitos farmacológicos dos anestésicos
gerais e locais 311
Efeitos adversos, precauções e contraindicações do uso dos
anestésicos gerais e locais 315

Gases terapêuticos 323
Liliana Rockenbach
Tipos de gases terapêuticos 323
Modo de ação e efeitos farmacológicos dos gases terapêuticos 328
Precauções, contraindicações e efeitos adversos do uso dos
gases terapêuticos 334

Anti-inflamatórios não esteroidais 341
Patricia Lazzarotto Bellicanta
Classes de AINEs 342
Mecanismos de ação dos anti-inflamatórios não esteroidais 348
Efeitos adversos e contraindicações dos anti-inflamatórios não esteroidais 351

UNIDADE 1

Farmacocinética I – absorção de drogas

Objetivos de aprendizagem

Ao final deste texto, você deve apresentar os seguintes aprendizados:

- Explicar as vias de administração e os princípios da absorção de fármacos.
- Diferenciar os mecanismos de transporte das moléculas dos fármacos através das membranas.
- Identificar fatores que interferem na absorção e na biodisponibilidade dos fármacos.

Introdução

Para exercerem seus efeitos terapêuticos, praticamente quase todos os fármacos precisam ser absorvidos a partir do local da administração, ser distribuídos pela circulação sanguínea e atingir seu sítio de ação.

Nesse contexto, para compreender a intensidade e o tempo da duração do efeito dos fármacos no organismo humano, é preciso conhecer as vias de administração de medicamentos, o quanto da dose administrada do medicamento consegue chegar e por quanto tempo permanece no seu local de ação. Essas informações podem ser obtidas por meio do conhecimento do perfil farmacocinético do fármaco.

A farmacocinética compreende o estudo dos processos de absorção (A), distribuição (D), metabolismo (biotransformação) (M) e excreção (E) de um fármaco e do modo pelo qual esses processos determinam seu destino no organismo. Dessa forma, a farmacocinética ainda pode ser entendida como o estudo e a caracterização, em função do tempo, dos processos ADME e sua relação com os efeitos terapêuticos e tóxicos no organismo. A absorção, a distribuição, o metabolismo, a excreção e a ação de um fármaco dependem do seu transporte por meio das membranas celulares (BRUNTON; CHABNER; KNOLLMANN, 2016; TOZER; ROWLAND, 2009).

Atualmente, são disponibilizados fármacos com ação local e fármacos com ação sistêmica. Os fármacos que agem localmente são administrados diretamente no local onde são necessários para produzir o efeito farmacológico. Exemplos de medicamentos disponíveis para a administração local são os disponibilizados na forma de colírios, *sprays* nasais, cremes intravaginais e preparações tópicas para o tratamento de doenças de pele.

Por outro lado, para os fármacos que atuam sistemicamente, é requerida a sua entrada na circulação sanguínea para atingir o seu sítio de ação. Exemplo de fármacos de ação sistêmica são os antidepressivos, que são administrados por via oral, absorvidos pelo trato gastrointestinal, caem na circulação sanguínea, onde são distribuídos ao organismo, e atingem o sistema nervoso central, promovendo então a ação antidepressiva. Portanto, a resposta produzida por um fármaco que age sistemicamente é relacionada à quantidade do fármaco que entra no organismo e a concentração que atinge o seu sítio de ação após a administração (biodisponibilidade) e ao tempo que o medicamento permanece nele (FUCHS; WANNMACHER, 2017).

Nesse contexto, é importante compreender a biodisponibilidade do fármaco, ou seja, que são as concentrações do fármaco no sítio de ação que determinam as respostas farmacológicas, e não a dose administrada; para alcançar e manter a resposta farmacológica, é necessário garantir um perfil apropriado de exposição do fármaco no organismo, por meio de um regime posológico racional em que a dose e a frequência de administração das doses possibilitem uma concentração adequada do fármaco no sítio de ação durante todo o período de tratamento do paciente e garantindo eficácia terapêutica.

Neste capítulo, vamos abordar as vias de administração e absorção de fármacos, os mecanismos de transporte das moléculas dos fármacos através das membranas, bem como fatores que interferem na absorção e na biodisponibilidade dos fármacos.

Vias de administração e absorção

Quando os fármacos são administrados em locais distantes do tecido ou órgão-alvo, devem ser transportados pela circulação para o local de ação indicado. Para entrar na corrente sanguínea, um fármaco deve ser absorvido do seu local de administração. Assim, a **absorção** descreve a entrada do fármaco no organismo. Contudo, nem todas as vias de administração resultam em quantidades similares de fármaco que alcançam a circulação sistêmica e o tecido-alvo. De fato, para alguns fármacos e certas vias de administração, a quantidade absorvida pode acabar sendo apenas uma pequena fração da quantidade administrada. Assim, a taxa e a eficiência da absorção do fármaco diferem conforme a via de administração deste (KATZUNG; TREVOR, 2017).

Nesse cenário, é extremamente relevante que o profissional de saúde conheça as opções de vias de administração de medicamentos (Figura 1), pois na prática profissional se deparará com situações em que as condições fisiológicas ou patológicas do paciente exigirão a seleção de uma via de administração que permitirá a disponibilização do fármaco no organismo em concentrações adequadas para a obtenção da resposta terapêutica. Ou seja, qual a via de administração escolher em casos de neonatos? E em paciente inconsciente ou com quadro de vômitos? Por isso, é fundamental o conhecimento das vantagens e desvantagens das diferentes vias de administração de medicamentos (BRUNTON; CHABNER; KNOLLMANN, 2016; WHALEN; FINKEL; PANAVELLI, 2016). O Quadro 1 apresenta algumas características das principais vias de administração usadas para alcançar os efeitos sistêmicos dos fármacos.

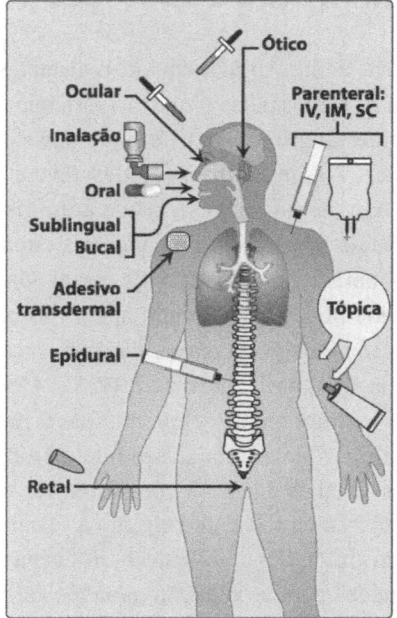

Figura 1. Principais vias de administração de medicamentos.
Fonte: Whalen, Finkel e Panavelil (2016, p. 2).

Quadro 1. Algumas características das principais vias de administração usadas para alcançar os efeitos sistêmicos dos fármacos

Via	Padrão de absorção	Utilidade especial	Limitações e precauções
Intravenosa	A absorção é evitada. Os efeitos podem ser imediatos. Adequada para grandes volumes e substâncias irritantes, ou misturas complexas, desde que diluídas.	Valiosa para uso em emergências. Permite a titulação da dose. Geralmente é necessária para proteínas de alto peso molecular e fármacos peptídicos.	Aumenta o risco de efeitos adversos. Em geral, as soluções precisam ser injetadas lentamente. Inadequada para soluções oleosas ou substâncias pouco solúveis.

(Continua)

(Continuação)

Quadro 1. Algumas características das principais vias de administração usadas para alcançar os efeitos sistêmicos dos fármacos

Via	Padrão de absorção	Utilidade especial	Limitações e precauções
Subcutânea	Imediata, no caso de soluções aquosas. Lenta e prolongada, no caso das preparações de depósito.	Adequada para algumas suspensões pouco solúveis e para instilação de implantes de liberação lenta.	Inadequada para grandes volumes. As substâncias irritantes podem causar dor ou necrose.
Intramuscular	Imediata, no caso das soluções aquosas. Lenta e prolongada, no caso das preparações de depósito.	Adequada para volumes moderados, veículos oleosos e algumas substâncias irritantes. Adequada para a autoadministração (p. ex., insulina)	Contraindicada durante o tratamento anticoagulante. Pode interferir com a interpretação de alguns exames diagnósticos (p. ex., creatinocinase).
Ingestão oral	Variável, depende de muitos fatores.	Mais conveniente e econômica; geralmente é mais segura.	Depende da adesão do paciente. A biodisponibilidade pode ser errática.

Fonte: Adaptado de Brunton, Chabner e Knollmann (2016).

Vias enterais

As vias enterais envolvem a administração do fármaco nos diferentes segmentos do trato gastrointestinal (TGI) e consistem nas vias de administração oral, bucal e sublingual e retal.

Via oral

A administração oral é definida pela deglutição do fármaco e sua absorção a partir do lúmen do TGI. A ingestão oral é o método mais comumente usado para administrar os fármacos e apresenta vantagens por ser o mais seguro, conveniente e econômico. Por outro lado, a administração oral apresenta algumas desvantagens, podendo ocorrer a diminuição da quantidade absorvida em decorrência das características de alguns fármacos, por exemplo: fármacos com hidrossolubilidade reduzida podem causar irritação da mucosa gastrintestinal, induzir vômito e inativação de alguns fármacos pelas enzimas digestivas ou pelo pH gástrico (ácido); a presença de alimentos ou outros medicamentos que podem alterar a motilidade e propulsão gastrointestinal podem formar quelatos e interferir na absorção (como leite e tetraciclinas). A administração por via oral também requer a colaboração do paciente (BRUNTON; CHABNER; KNOLLMANN, 2016; WHALEN; FINKEL; PANAVELLI, 2016).

Além disso, os fármacos presentes no TGI podem ser metabolizados por enzimas da flora ou da mucosa intestinais ou do fígado, antes que possam alcançar a circulação sistêmica. Ou seja, quando o fármaco é administrado por via oral e absorvido no estômago e no intestino, ele deve passar pelo fígado antes de entrar na circulação sistêmica, e o fígado pode transformar o fármaco em uma forma inativa antes de entrar na circulação sistêmica. Tal efeito é conhecido como **efeito ou metabolismo de primeira passagem**.

Via bucal e sublingual

As vias de liberação bucal (administração no espaço entre a gengiva e a bochecha) e sublingual (administração sob a língua) permitem a absorção direta do fármaco na circulação sistêmica sem o efeito de primeira passagem, processo que pode ser rápido ou lento, conforme a formulação física do produto.

Com relação à administração sublingual, apesar de a superfície da mucosa oral disponível para a absorção ser pequena, a absorção pela mucosa oral é muito importante para alguns fármacos (como nitroglicerina). A drenagem venosa da boca dirige-se à veia cava superior e isso provoca um desvio da circulação porta e, desse modo, protege o fármaco do metabolismo rápido causado pela primeira passagem pelos intestinos e pelo fígado.

Via retal

Em torno de 50% do fármaco absorvido pelo reto passará pelo fígado e, portanto, fármacos administrados por via retal sofrem menor taxa de metabolismo hepático de primeira passagem quando comparado aos fármacos administrados por via oral. As formulações para a via retal são geralmente prescritas como supositórios, inseridos na porção inferior do reto, mas que tendem a migrar para a porção superior do reto. Entretanto, a absorção retal pode ser irregular e incompleta e alguns fármacos podem causar irritação da mucosa retal.

Fique atento

A absorção gastrointestinal de fármacos pode ser afetada pelo uso concomitante de outros fármacos, seja em razão da quelação das moléculas ou da alteração do pH gástrico ou alteração da motilidade intestinal.
Considerando que a maioria dos fármacos é absorvida no TGI, as interações fármaco-nutrientes também são muito comuns. A composição da dieta e o tipo de alimentação podem alterar a absorção dos medicamentos, aumentando-a, diminuindo-a ou apenas retardando-a. No caso de uma absorção diminuída ou retardada, o resultado é que o fármaco pode não atingir os níveis eficazes nas correntes sanguíneas; no caso de uma absorção aumentada, esses níveis podem ser mais elevados do que o desejável, potencializando efeitos colaterais.

Vias parenterais

A administração parenteral inclui a administração do medicamento no leito vascular e extravascular. As principais vias de administração parenteral são a intravenosa, a subcutânea e a intramuscular. Também pode-se utilizar a administração intra-articular para obter alta concentração do fármaco no espaço articular em quadros como artrite ou infecção da articulação. Na via intravenosa, o fármaco é administrado diretamente na corrente sanguínea e, portanto, não há o processo de absorção. Além disso, a biodisponibilidade da dose administrada é de 100%. Por outro lado, a absorção a partir dos tecidos subcutâneos e intramusculares ocorre por difusão simples ao longo do gradiente existente entre o depósito de fármaco e o plasma (BRUNTON; CHABNER; KNOLLMANN, 2016).

A injeção parenteral dos fármacos apresenta algumas vantagens quando comparada com a administração oral. É útil na administração de medicamentos em caso de emergência, em paciente inconsciente ou com restrição de utilização da via oral. Além disso, em algumas situações, a administração parenteral é necessária para que o fármaco seja liberado em sua forma ativa, pois, se administrado por via oral, pode ser metabolizado no fígado antes de atingir a corrente circulatória. A via intravenosa garante uma biodisponibilidade mais rápida e precisa. No entanto, a administração de medicamentos por injeção tem suas desvantagens, pois é necessária a assepsia, em especial em situações em que há repetidas administrações ou infusão contínua, como ocorre em infusão intravenosa ou intratecal. Também exige técnica para uma administração segura e eficaz, há custo relacionado com a seringa e pode ser dolorosa (BRUNTON; CHABNER; KNOLLMANN, 2016).

Via intravenosa

A via intravenosa permite a absorção instantânea e completa. É potencialmente perigosa porque, se a administração for muito rápida, serão alcançados elevados níveis sanguíneos do fármaco.

A injeção intravenosa dos fármacos em solução aquosa propicia uma rápida e completa biodisponibilidade. Além disso, a liberação do fármaco é controlada e muito útil em alguns casos, como na indução da anestesia operatória, em que a dose do fármaco não é predeterminada, mas ajustada de acordo com a resposta do paciente. Ainda, a injeção intravenosa permite a administração de algumas soluções irritantes, pois o fármaco, injetado lentamente, se distribui de modo amplo na corrente sanguínea.

Desvantagens no uso dessa via de administração: a administração intravenosa dos fármacos exige monitoração cuidadosa da resposta do paciente, pois alguns pacientes podem apresentar reações adversas em razão da rápida concentração do medicamento no sangue. Além disso, depois da injeção do fármaco, geralmente não há como retirá-lo. Atenção: fármacos dissolvidos em veículos oleosos, compostos que se precipitam no sangue ou hemolisam eritrócitos, e combinações de fármacos que formam precipitados não devem ser administrados por via intravenosa (BRUNTON; CHABNER; KNOLLMANN, 2016; WHALEN; FINKEL; PANAVELLI, 2016).

Via intra-arterial

Um fármaco também pode ser injetado diretamente em uma artéria para obtenção de seus efeitos em um tecido ou órgão específico (por exemplo, no caso de tratamento de tumores hepáticos ou cânceres da cabeça e do pescoço). Em algumas situações, agentes diagnósticos são administrados por essa via (como albumina sérica humana marcada com tecnécio). Atenção, a injeção intra-arterial requer muito cuidado e só deve ser realizada por especialistas.

Via intramuscular

Em geral, a absorção do local da injeção intramuscular de fármacos em solução aquosa é mais rápida e com maior biodisponibilidade do que a administração oral, porém, isso depende da taxa de fluxo sanguíneo no local da injeção. A taxa de absorção pode ser aumentada pelo aquecimento do local da administração por meio de massagem ou exercício, ou aplicação de compressa quente. Por exemplo, o banho quente promove vasodilatação e então acelera a absorção dos fármacos aplicados por via intramuscular.

A absorção de fármacos em solução oleosa ou suspenso em veículos de depósito (*depot*) será lenta e constante após a injeção intramuscular. Como desvantagem, alguns fármacos não podem ser administrados por essa via em razão dos efeitos adversos no local da injeção (heparina, por exemplo, pode provocar hematoma se administrada na musculatura).

Com relação ao volume injetado por via intramuscular, recomenda-se: região deltoide (2 a 3 mL), região glútea (4 a 5 mL) e músculo da coxa (3 a 4 mL).

Via subcutânea

A injeção por via subcutânea (SC) pode ser utilizada somente com os fármacos que não causam irritação dos tecidos, senão pode provocar dor intensa, necrose e descamação dos tecidos. Recomenda-se não exceder a administração de 3 mL. Em geral, a taxa de absorção após a administração SC de um fármaco é constante e lenta para produzir um efeito prolongado. Nesse cenário, de acordo com a formulação, pode-se obter uma variabilidade de tempo de absorção do fármaco, como acontece com a insulina injetável, usando alterações na dimensão da partícula, formação de complexo proteico e variação do pH para produzir as preparações de ações curta (3-6 horas), intermediária (10-18 horas) e longa (18-24 horas).

A associação de um agente vasoconstritor (como epinefrina) em uma solução do fármaco, a ser injetado por via SC, também retarda a absorção. Dessa forma, o anestésico local injetável lidocaína incorpora epinefrina em sua preparação. Essa via também permite uma absorção lenta durante semanas ou meses quando os fármacos são implantados sob a pele na forma de *pellets* sólidas. Alguns hormônios (como anticoncepcionais) são administrados por esse mecanismo e dispositivos implantáveis asseguram uma eficaz contracepção por três anos (BRUNTON; CHABNER; KNOLLMANN, 2016; WHALEN; FINKEL; PANAVELLI, 2016).

Via intradérmica

A via intradérmica é muito restrita e permite apenas a administração de pequenos volumes (0,1 a 0,5 mL). Em geral, é usada para reações de testes de hipersensibilidade e aplicação de vacinas.

Outras vias de administração

Via respiratória inalatória ou pulmonar

A administração no sistema pulmonar consiste nas vias intranasal e de inalação. Essa administração pode ser indicada para efeitos locais ou sistêmicos.

A administração intranasal de descongestionantes nasais é usada para provocar efeito local em pacientes com resfriado ou rinoconjuntivite. Similarmente, a inalação de fármacos broncodilatadores e anti-inflamatórios esteroidais é indicada para efeitos locais nas vias respiratórias em pacientes com asma ou doença pulmonar obstrutiva crônica.

A liberação sistêmica também pode ser obtida a partir desses locais de administração. Desde que não sejam irritantes, fármacos gasosos e voláteis podem ser inalados e absorvidos pelo epitélio pulmonar e pelas mucosas do trato respiratório.

As vantagens dessa via são: absorve quase instantânea o fármaco, pois o acesso à circulação é rápido, uma vez que é grande a área de superfície pulmonar; evita a perda pelo metabolismo de primeira passagem hepática; e, no caso de doença pulmonar, permite a aplicação do fármaco no local de ação desejado (por exemplo, em razão da disponibilidade de dosímetros e aerossóis, alguns fármacos podem ser administrados dessa forma para tratar a rinite alérgica ou a asma brônquica) (BRUNTON; CHABNER; KNOLLMANN, 2016; WHALEN; FINKEL; PANAVELLI, 2016).

Via tópica

A administração por via tópica ou por administração epidérmica envolve a aplicação de substâncias ativas diretamente na pele ou em áreas de superfície de feridas, com efeito local, disponíveis em formulações farmacêuticas tais como pomadas, cremes, *sprays*, loções, colutórios e pastilhas para a garganta.

Alguns fármacos são aplicados nas mucosas da conjuntiva, nasofaringe, orofaringe, vagina, colo, uretra e bexiga, principalmente para a obtenção de seus efeitos locais. Porém, em algumas situações, a aplicação na mucosa visa à obtenção de efeito sistêmico, pois a absorção pelas mucosas ocorre rapidamente (ex. aplicação do hormônio antidiurético sintético na mucosa nasal).

No sistema ocular, a aplicação tópica de fármacos oftálmicos objetiva a obtenção de efeitos locais, porém pode ocorrer absorção sistêmica em razão da drenagem pelo canal nasolacrimal, o que é, em geral, indesejável. Em geral, os efeitos locais dependem da absorção do fármaco pela córnea. Por essa razão, infecção ou traumatismo da córnea podem acelerar a absorção. Os sistemas de liberação oftálmica que asseguram ação prolongada (como suspensões e pomadas) são úteis ao tratamento dos distúrbios oftálmicos. Os implantes oculares, como aqueles contendo pilocarpina para o tratamento do glaucoma, produzem liberação contínua de pequenas quantidades do fármaco (BRUNTON; CHABNER; KNOLLMANN, 2016).

Via transdérmica

A via de administração transdérmica proporciona a obtenção de efeitos sistêmicos por meio da aplicação do fármaco na pele com um adesivo cutâneo. Tem um padrão de absorção lento e prolongado e a velocidade de absorção pode variar muito, dependendo das características físicas da pele no local da aplicação e da lipossolubilidade do fármaco. Essa via é usada com mais frequência para disponibilizar o fármaco de forma prolongada (como adesivos de nicotina usados para facilitar a interrupção do hábito de fumar).

A vantagem é que a via é conveniente e indolor, ideal para fármacos lipofílicos e que têm baixa biodisponibilidade oral, pois evita a primeira passagem pelo fígado. Como desvantagem pode-se citar que alguns pacientes podem ser alérgicos aos adesivos, o que pode causar irritação local (WHALEN; FINKEL; PANAVELLI, 2016).

Mecanismos de transporte das moléculas dos fármacos através das membranas

A compreensão dos mecanismos pelos quais os fármacos atravessam as membranas e as propriedades físico-químicas das moléculas e das membranas, que influenciam essa transferência, são essenciais para entender a disposição dos fármacos no organismo humano. As características de um fármaco influenciam o seu transporte e sua disponibilidade nos locais de ação e incluem o peso molecular, o grau de ionização e a lipossolubilidade relativa dos seus compostos ionizados e não ionizados (BRUNTON; CHABNER; KNOLLMANN, 2016).

Para alcançar o local de ação, a grande maioria dos fármacos precisa atravessar as membranas plasmáticas. As membranas celulares são relativamente permeáveis à água. Por meio de difusão ou fluxo resultante dos gradientes hidrostáticos ou osmóticos existentes na membrana permite a passagem da água para dentro das células, mas o fluxo da água também pode transportar consigo as moléculas dos fármacos.

Os fármacos atravessam a membrana por processos passivos ou por mecanismos envolvendo a participação ativa dos componentes da membrana (Figura 2). No transporte passivo, a molécula do fármaco penetra por meio de difusão seguindo um gradiente de concentração, em virtude da sua solubilidade na camada lipídica dupla. No caso dos compostos iônicos, as concentrações no estado de equilíbrio dependem do gradiente eletroquímico do íon e das diferenças de pH através da membrana, que influenciam de maneira diversa o estado de ionização da molécula em cada lado da membrana e podem reter o fármaco em um dos seus lados (BRUNTON; CHABNER; KNOLLMANN, 2016).

- **Difusão passiva:** a maioria dos fármacos é absorvida por esse mecanismo e a difusão passiva de um fármaco é determinada pelo gradiente de concentração através da membrana que separa dois compartimentos corporais. Ou seja, o fármaco se move da região de concentração alta para a região de concentração baixa. A difusão passiva não envolve transportador e apresenta baixa especificidade estrutural. Os fármacos hidrossolúveis atravessam as membranas celulares pelos canais ou poros aquosos e os lipossolúveis movem-se facilmente pelas membranas em razão da sua solubilidade na bicamada lipídica (WHALEN; FINKEL; PANAVELLI, 2016).
- **Difusão facilitada:** alguns fármacos podem entrar na célula através de proteínas transportadoras transmembranas especializadas que facilitam a passagem de moléculas grandes. Essas proteínas transportadoras sofrem alterações conformacionais, permitindo a passagem de fármacos para o interior da célula, movendo-os de áreas de alta concentração para áreas de baixa concentração. Esse processo é denominado difusão facilitada, pois não requer energia. Porém, pode ser saturado e pode ser inibido por compostos que competem pelo mesmo transportador.
- **Transporte ativo:** a permeação de fármacos pela membrana também envolve transportadores proteicos específicos que atravessam a membrana. O transporte ativo é saturável e dependente de energia (depende da hidrólise do trifosfato de adenosina). Ele é capaz de mover fármacos

contra um gradiente de concentração, ou seja, de uma região com baixa concentração de fármaco para outra com concentração mais elevada.

- **Endocitose:** este tipo de mecanismo de transporte é usado para transportar fármacos excepcionalmente grandes através da membrana celular. A endocitose envolve o engolfamento de moléculas do fármaco pela membrana e seu transporte para o interior da célula, pela compressão da vesícula cheia de fármaco (WHALEN; FINKEL; PANAVELLI, 2016).

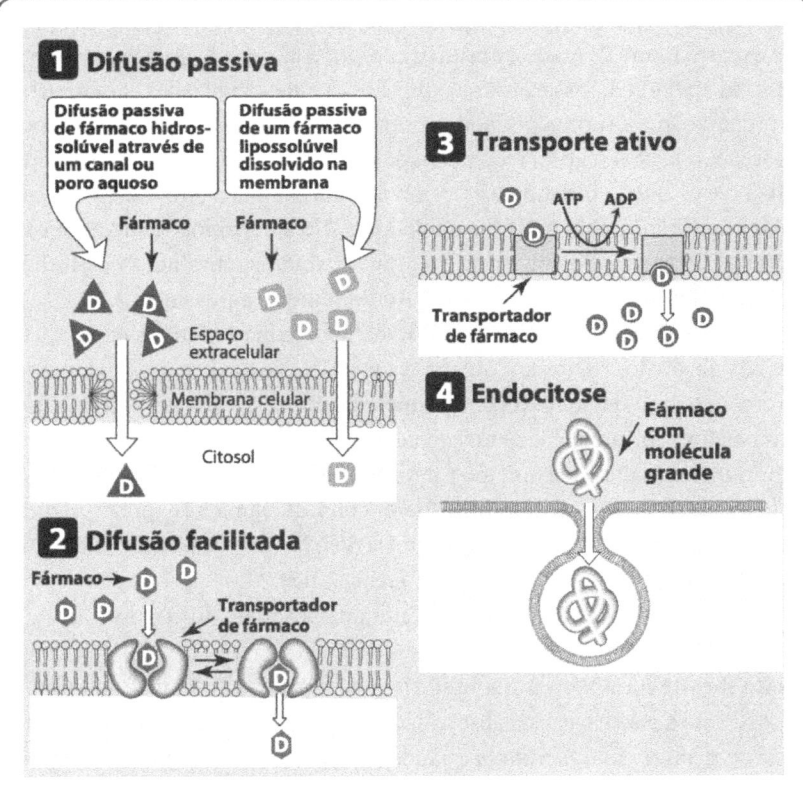

Figura 2. Representação esquemática de fármacos atravessando a membrana celular. ATP, trifosfato de adenosina; ADP, difosfato de adenosina.
Fonte: Whalen, Finkel e Panavelil (2016, p. 6).

Fatores que interferem na absorção e na biodisponibilidade dos fármacos

Ao selecionar um medicamento para um determinado paciente, é necessário que o profissional da saúde tenha conhecimento de que é mais importante conhecer a biodisponibilidade do que a absorção de um fármaco, pois a resposta farmacológica depende da quantidade do fármaco que atinge o seu sítio de ação.

Biodisponibilidade é uma palavra usada para descrever a porcentagem na qual uma dose do fármaco chega ao seu local de ação. Também se aplica à velocidade e à extensão da entrada do fármaco na circulação sistêmica. Por exemplo, um fármaco administrado por via oral, primeiro, precisa ser absorvido pelo TGI, mas a absorção pode ser influenciada pelas características da preparação do fármaco e por suas propriedades físico-químicas. Após a absorção, o fármaco absorvido passa pelo fígado, onde podem ocorrer metabolismo e excreção biliar antes mesmo que ele chegue à circulação sistêmica e seja distribuído para seus locais de ação. Se a capacidade metabólica ou excretora do fígado e do intestino for grande, a biodisponibilidade do fármaco será reduzida significativamente (**efeito de primeira passagem**).

A absorção do fármaco pelo TGI é influenciada por fatores como: pH no local da absorção, fluxo sanguíneo na superfície absortiva, área disponível à absorção, tempo de contato com a superfície de absorção, características da formulação e forma farmacêutica (solução, suspensão ou preparação sólida). Importante ressaltar que qualquer fator que altere a absorção de um fármaco influenciará a sua biodisponibilidade e, consequentemente, pode promover ineficácia terapêutica ou efeitos colaterais (BRUNTON; CHABNER; KNOLLMANN, 2016; FUCHS; WANNMACHER, 2017).

Veja a seguir os fatores que interferem na absorção dos fármacos:

Efeito do pH na absorção: a maioria dos fármacos é ácido fraco ou base fraca. Como a maior parte da absorção do fármaco pelo TGI ocorre por difusão passiva, a absorção é facilitada quando o fármaco estiver em sua forma não ionizada mais lipofílica.

De acordo com o conceito de pH-partição, os fármacos que são ácidos fracos são melhor absorvidos pelo estômago (pH de 1,0-2,0) do que pelos segmentos proximais do intestino (pH de 3,0-6,0), e vice-versa para as bases fracas. Contudo, o epitélio do estômago está recoberto por uma espessa camada de muco e a área disponível para a absorção é pequena; já as vilosidades do intestino proximal oferecem uma superfície extremamente ampla (cerca de 200 m²) para a absorção. Por essa razão, a taxa de absorção de um fármaco pelo intestino é maior que a do estômago, mesmo que o fármaco esteja predominantemente em sua forma ionizada no intestino e na forma não ionizada no estômago (BRUNTON; CHABNER; KNOLLMANN, 2016; WHALEN; FINKEL; PANAVELLI, 2016).

Os fármacos ácidos (HA) liberam próton (H⁺), causando a formação de ânion (A⁻) enquanto as bases fracas (BH⁺) também podem liberar um H⁺. Contudo, a forma protonada dos fármacos básicos, em geral, é carregada e a perda do próton produz a base (B) não ionizada. Um fármaco atravessa a membrana mais facilmente se estiver não ionizado (Figura 3). Assim, para os ácidos fracos, a forma não ionizada (HA) consegue permear as membranas, porém a forma ionizada (A⁻) não consegue. Com relação à base fraca, a forma não ionizada (B) consegue penetrar através das membranas celulares, mas a forma protonada (BH⁺) não consegue.

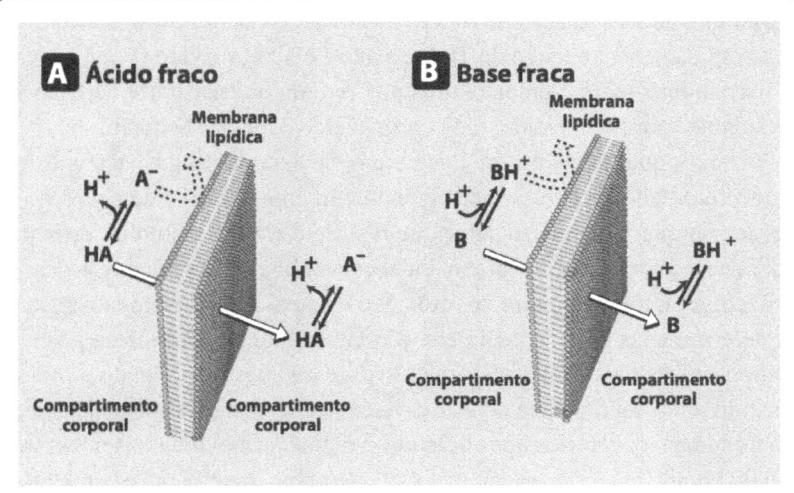

Figura 3. (a) Difusão da forma não ionizada de um ácido fraco através da membrana lipídica. (b) Difusão da forma não ionizada de uma base fraca através da membrana lipídica.
Fonte: Whalen, Finkel e Panavelil (2016, p. 7).

Nesse contexto, a concentração da forma permeável de cada fármaco no seu local de absorção é determinada pelas concentrações relativas entre as formas ionizada e não ionizada. A relação entre as duas formas é, por sua vez, determinada pelo pH no local de absorção e pela força do ácido ou base fracos, que é representada pela constante de ionização, o pKa (Figura 4). O pKa é o pH no qual a metade da concentração das moléculas do fármaco está em sua forma ionizada. Quanto menor o pKa de um fármaco, mais ácido ele é, e quanto maior o pKa, mais básico ele é (WHALEN; FINKEL; PANAVELLI, 2016).

Fluxo sanguíneo no local da absorção: os intestinos recebem um fluxo de sangue muito maior do que o estômago, portanto, a absorção no intestino é maior quando comparada à absorção no estômago.

Área ou superfície: com uma superfície rica em bordas em escova contendo microvilosidades, o intestino tem uma superfície disponível para absorção cerca de 1.000 vezes maior que a do estômago; por isso a absorção de fármacos pelo intestino é mais eficiente.

Tempo de contato com a superfície de absorção: se um fármaco se move muito rapidamente ao longo do TGI, ele não é bem absorvido (como em caso de diarreia intensa). No entanto, qualquer retardo no transporte do fármaco, do estômago para o intestino, reduz a sua velocidade de absorção.

Portanto, qualquer fator que acelere o esvaziamento gástrico (posição de decúbito, lado direito) provavelmente aumentará a taxa de absorção do fármaco, enquanto qualquer fator que retarde o esvaziamento do estômago poderá reduzir a taxa de absorção, independentemente das características do fármaco. A atividade motora do estômago e a taxa de esvaziamento gástrico são determinadas pela retroalimentação neuro-humoral fornecida pelos receptores existentes na musculatura gástrica e no intestino delgado proximal. Nos indivíduos saudáveis, a taxa de esvaziamento gástrico é influenciada por fatores como teor calórico dos alimentos, volume, osmolalidade, temperatura e pH do líquido ingerido, estado metabólico (repouso/exercício) e temperatura ambiente. Esses fatores influenciam a absorção do fármaco ingerido. O esvaziamento gástrico é influenciado pelos efeitos do estrogênio (i.e., é mais lento nas mulheres na pré-menopausa e nas pacientes que estão fazendo terapia de reposição estrogênica).

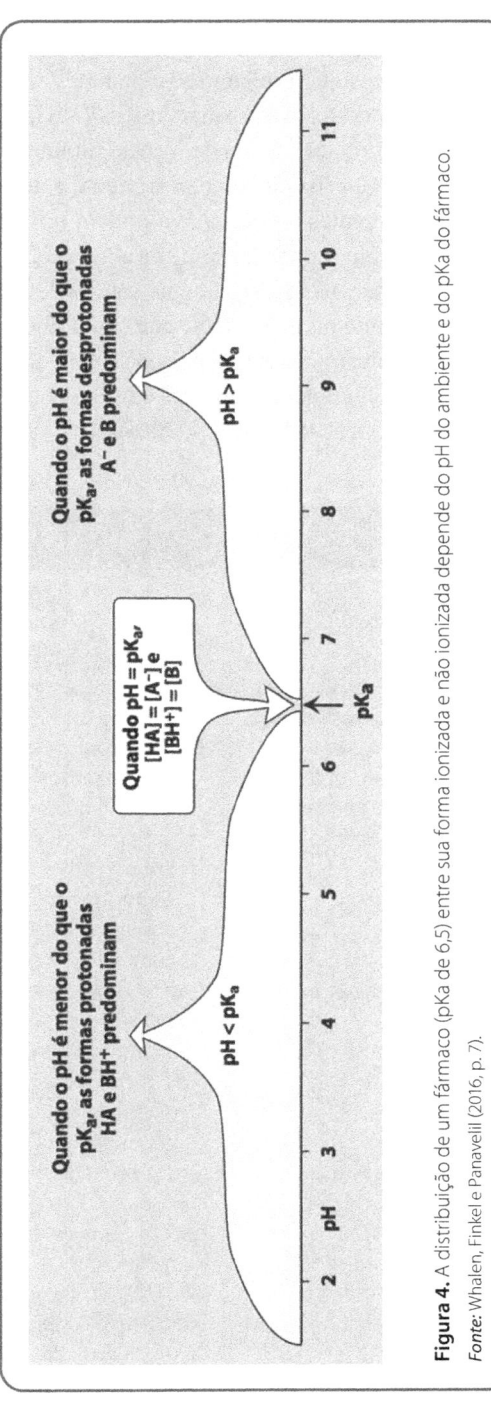

Figura 4. A distribuição de um fármaco (pKa de 6,5) entre sua forma ionizada e não ionizada depende do pH do ambiente e do pKa do fármaco.
Fonte: Whalen, Finkel e Panavelil (2016, p. 7).

Características da formulação e forma farmacêutica: a absorção do fármaco pode ser alterada por fatores que estejam relacionados às formulações bem como aos diferentes tipos de formas farmacêuticas (WHALEN; FINKEL; PANAVELLI, 2016). Com relação às formulações, o tamanho da partícula, o tipo de sal, o polimorfismo cristalino, o revestimento entérico e a presença de excipientes (como os agentes aglutinantes) podem influenciar a taxa de dissolução e, dessa forma, alterar a velocidade de absorção. Já com relação às formas farmacêuticas, a absorção das preparações sólidas depende inicialmente da dissolução do comprimido ou da cápsula, que então libera o fármaco. Ou seja, com os fármacos administrados em preparação sólida, a taxa de dissolução limita a sua absorção, principalmente daqueles que são pouco hidrossolúveis (BRUNTON; CHABNER; KNOLLMANN, 2016).

Exercícios

1. Para que um fármaco possa exercer o seu efeito sistêmico, ele deve estar disponível na forma ativa e em concentrações adequadas no seu sítio de ação. Portanto, além das propriedades farmacológicas, é importante conhecer as diferentes opções de vias de administração dos medicamentos. Com relação à via de administração oral de medicamentos, é correto afirmar que:
   a) os medicamentos administrados por via oral podem ser deglutidos e absorvidos pela mucosa sublingual.
   b) na maioria das vezes, a administração por via oral é útil em atendimentos de casos de emergência.
   c) alguns medicamentos requerem dose maior quando administrados por via oral do que quando administrados por via intravenosa.
   d) a presença de alimentos no estômago não interfere na absorção de medicamentos administrados.
   e) inúmeros medicamentos podem ser administrados ao mesmo tempo ao paciente, pois a presença de outros medicamentos no estômago não interfere na absorção de medicamentos administrados por via oral.

2. A intensidade e o tempo da duração do efeito dos fármacos no organismo humano estão relacionados ao quanto da dose administrada do medicamento consegue chegar e por quanto tempo permanece no seu local de ação. Essas informações podem ser obtidas por meio do conhecimento do perfil farmacocinético do fármaco. Qual das informações a seguir está corretamente correlacionada à farmacocinética?

a) A farmacocinética estuda o local de ação, o mecanismo de ação e os efeitos dos fármacos no organismo.
b) A farmacocinética estuda os conceitos básicos e comuns a todos os fármacos.
c) A farmacocinética corresponde ao estudo da correlação entre variações genéticas e resposta aos fármacos.
d) A farmacocinética estuda os efeitos tóxicos dos fármacos no organismo.
e) A farmacocinética estuda o movimento do fármaco por meio do organismo, envolvendo absorção, distribuição, biotransformação e eliminação.

3. Assinale a afirmação correta relativa às características relacionadas à absorção de fármaco com pKa 11,5 e à sua forma de ionização no TGI.
a) Estômago (pH = 1,5), predominância de forma ionizada e melhor absorção.
b) Estômago (pH = 1,5), predominância de forma não ionizada e fraca absorção.
c) Intestino delgado (pH = 6,0), predominância de forma não ionizada e melhor absorção.
d) Intestino delgado (pH = 6,0), predominância de forma não ionizada e fraca absorção.
e) Intestino delgado (pH = 6,0), predominância de forma ionizada e melhor absorção.

4. Para alcançar o local de ação, a grande maioria dos fármacos precisa atravessar as membranas plasmáticas. São considerados mecanismos de transporte de fármacos:
a) difusão passiva de fármacos hidrossolúveis através de canal aquoso.
b) difusão facilitada por meio de proteínas transportadoras.
c) transporte ativo com gasto de energia.
d) endocitose.
e) todas as alternativas anteriores estão corretas.

5. A absorção dos fármacos pelo TGI é determinada por fatores relacionados ao pH do local, ao fluxo sanguíneo e à área de superfície disponível para a absorção. Portanto, a função das microvilosidades intestinais com relação à absorção de fármacos pelas células pela mucosa intestinal é a de:
a) manter a taxa de absorção.
b) aumentar a superfície de absorção.
c) retardar a velocidade de absorção.
d) aumentar o tempo da absorção.
e) inativar os fármacos.

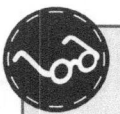

Referências

BRUNTON, L. L.; CHABNER, B. A.; KNOLLMANN, B. C. *As bases farmacológicas da terapêutica de Goodman & Gilman*. 12. ed. Porto Alegre: AMGH, 2016.

FUCHS, F. D.; WANNMACHER, L. *Farmacologia clínica*: fundamentos da terapêutica racional. 5. ed. Rio de Janeiro: Guanabara Koogan, 2017.

KATZUNG, B. G.; TREVOR, A. J. *Farmacologia básica e clínica*. 13. ed. Porto Alegre: AMGH, 2017. (Lange).

TOZER, T. N.; ROWLAND, M. *Introdução à farmacocinética e à farmacodinâmica*: as bases quantitativas da terapia farmacológica. Porto Alegre: Artmed, 2009.

WHALEN, K.; FINKEL, R.; PANAVELLI, T. A. *Farmacologia ilustrada*. 6. ed. Porto Alegre: ARTMED, 2016.

Leitura recomendada

LÜLLMANN, H.; MOHR, K.; HEIN, L. *Farmacologia*: texto e atlas. 7. ed. Porto Alegre: Artmed, 2017.

WILLIAMSON, E.; DRIVER, S.; BAXTER, K. *Interações medicamentosas de Stockley*. Porto Alegre: Artmed, 2012.

Farmacocinética II – distribuição de drogas

Objetivos de aprendizagem

Ao final deste texto, você deve apresentar os seguintes aprendizados:

- Explicar o processo de distribuição dos fármacos no organismo humano.
- Descrever a função das proteínas plasmáticas na distribuição dos fármacos no organismo.
- Identificar os fatores que interferem na distribuição dos fármacos.

Introdução

Após a absorção ou a administração direta do fármaco na corrente sanguínea, as moléculas do fármaco são distribuídas por todo o organismo, isto é, são transportadas pelo sangue aos diferentes órgãos e tecidos do corpo. Embora a absorção do fármaco seja determinante para a obtenção de níveis plasmáticos adequados desse fármaco, ele também precisa alcançar seu órgão ou órgãos-alvo em concentrações terapêuticas para exercer o efeito desejado sobre determinado processo fisiopatológico (SILVA, 2010).

A distribuição de um fármaco ocorre principalmente pelo sistema circulatório, porém, o sistema linfático contribui com uma parcela menor e os princípios e propriedades que influenciam a absorção também são aplicáveis à distribuição de um fármaco no organismo (BRUNTON; CHABNER; KNOLLMANN, 2016). Uma vez presentes no compartimento vascular, as moléculas dos fármacos podem ligar-se às proteínas plasmáticas (como albumina), formando assim complexo fármaco-proteína, que tende a se concentrar no espaço vascular. A ligação das moléculas do fármaco às proteínas é de grande importância, pois é a concentração de fármaco livre que determina a intensidade do efeito e a velocidade de eliminação do fármaco do organismo, pois somente as moléculas livres do fármaco, ou seja, as moléculas não ligadas às proteínas, conseguem passar pela barreira sangue-tecido, atingindo seu local de ação e sendo eliminadas do organismo (KATZUNG; TREVOR, 2017).

Neste capítulo, vamos abordar os processos de distribuição de fármacos, a função das proteínas plasmáticas e os fatores que interferem na distribuição dos fármacos no organismo humano.

Distribuição dos fármacos no organismo humano

Para exercer o seu efeito farmacológico, a maioria dos fármacos deve ir do local onde foi administrado até o tecido-alvo (Figura 1). Esse movimento do fármaco pelo corpo é denominado **distribuição** (KATZUNG; TREVOR, 2017).

Para que um fármaco seja distribuído, ele deve se deslocar e transpor/permear barreiras, como as paredes dos capilares e das membranas celulares. Portanto, é muito importante conhecer os fatores que influenciam esse movimento do fármaco de um compartimento corporal para outro, ou seja, o processo de translocação das moléculas do fármaco entre os diferentes compartimentos, por exemplo, como ocorre a distribuição dos fármacos (a) do compartimento intravascular (plasmático) para o extravascular (intersticial); (b) do compartimento plasmático para o cefalorraquidiano; (c) do compartimento plasmático para o extravascular e o intracelular cerebrais; (d) do compartimento plasmático para o placentário; (e) do compartimento plasmático para o tubular renal; e (f) do compartimento extracelular para o intracelular. Também é importante conhecer como é o processo de distribuição do fármaco para sítios especiais, como o globo ocular, os testículos, o tecido ósseo, etc. (FUCHS; WANNMACHER, 2017).

No estudo da distribuição de um fármaco, também é importante conhecer as informações de permeabilidade do endotélio capilar, ligação das moléculas do fármaco às proteínas plasmáticas e volume de distribuição do fármaco. Nesta seção, vamos abordar a permeabilidade do endotélio capilar e o volume de distribuição do fármaco. Na próxima seção, abordaremos a importância da ligação das moléculas do fármaco às proteínas plasmáticas (BRUTON et al., 2016; WHALEN; FINKEL; PANAVELLI, 2016).

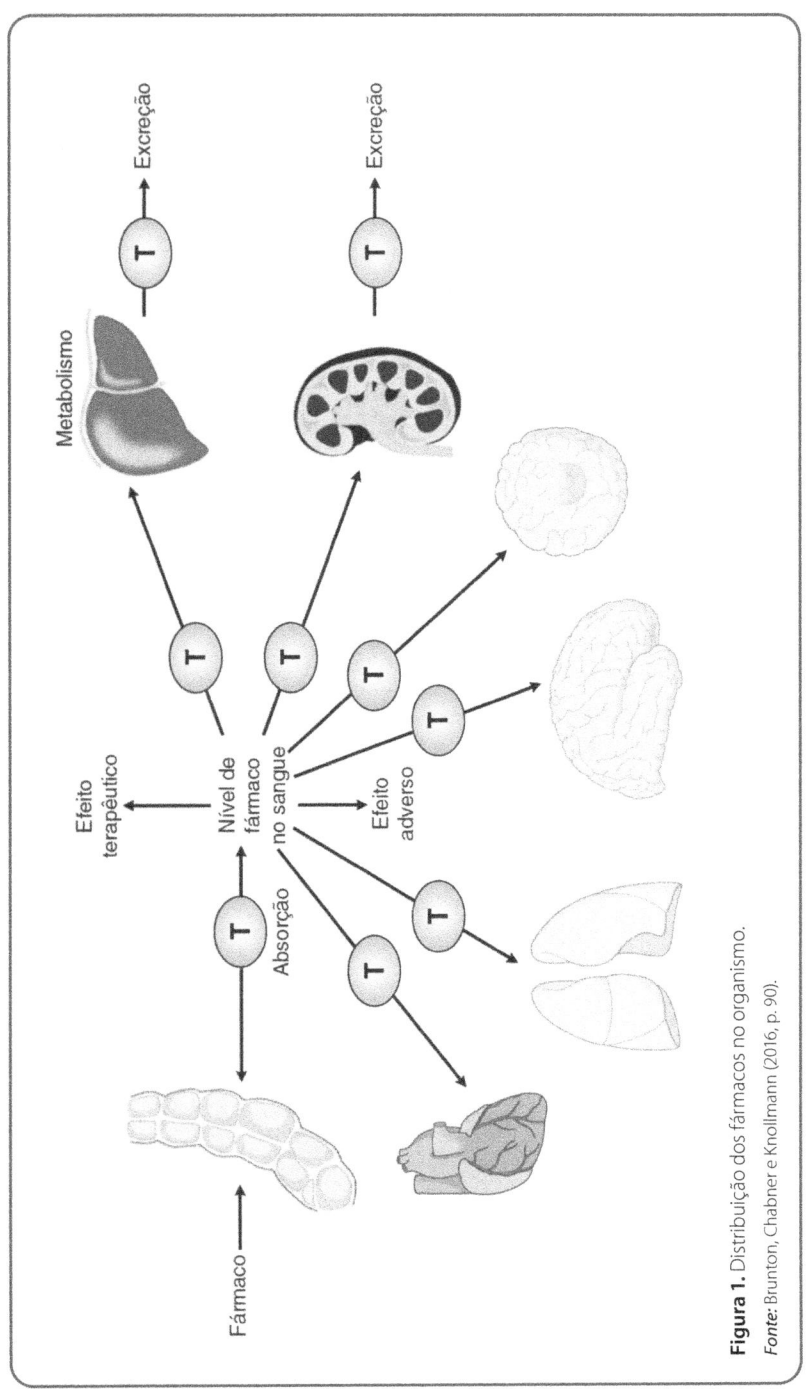

Figura 1. Distribuição dos fármacos no organismo.
Fonte: Brunton, Chabner e Knollmann (2016, p. 90).

Permeabilidade do endotélio capilar

Sabe-se que moléculas dos fármacos atravessam as paredes capilares pela via transcelular ou pela via intercelular. Na via transcelular, o fármaco atravessa a célula endotelial por pinocitose, por difusão simples ou por transporte ativo. Já na via intercelular, a permeação das moléculas dos fármacos é feita através de sistemas de poros ou canais existentes no endotélio, entre as células.

O movimento transcelular é regulado pelos fatores semelhantes aos que ocorrem no processo de absorção e, em grande parte, pelo tamanho das moléculas dos fármacos, embora se observe também a difusão transcelular de grandes moléculas.

Os capilares de certos tecidos, como o hepático e o renal, apresentam características próprias de permeabilidade, em consequência de suas funções específicas. No fígado e no baço, uma fração significativa da membrana basal é exposta em razão de os capilares serem descontínuos e grandes, através dos quais podem passar grandes proteínas plasmáticas (Figura 2 [a]).

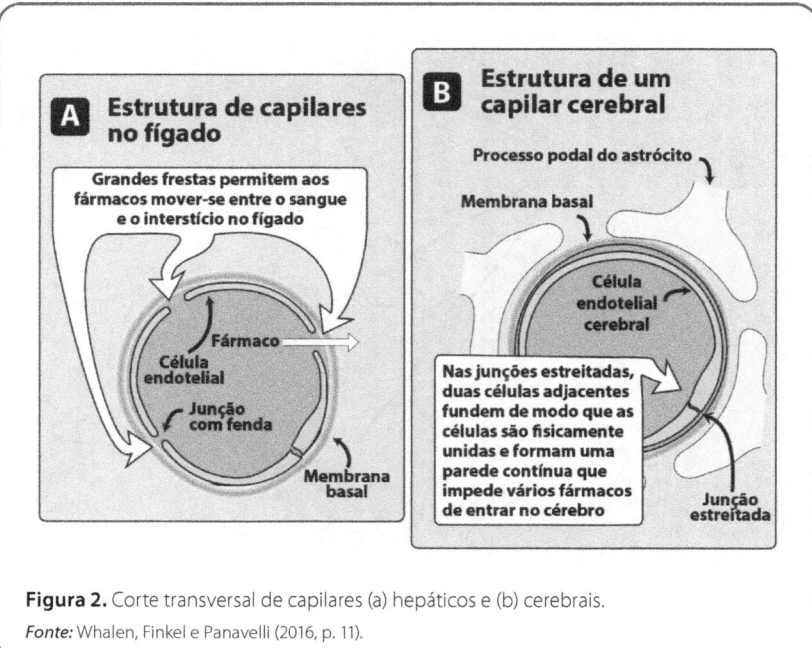

Figura 2. Corte transversal de capilares (a) hepáticos e (b) cerebrais.
Fonte: Whalen, Finkel e Panavelli (2016, p. 11).

Os capilares cerebrais também apresentam propriedades especiais, ou seja, apesar da relativa facilidade com que os fármacos se distribuem em todos os tecidos do corpo, existem determinadas áreas que são de mais difícil penetração, cujos principais representantes são definidos por duas barreiras. A primeira barreira é a hematoencefálica, que utiliza junções estreitas, especializadas em impedir a difusão passiva da maioria dos fármacos da circulação sistêmica para a circulação cerebral (Figura 2 [b]). Por conseguinte, os fármacos destinados a atuar no sistema nervoso central (SNC) devem ser suficientemente pequenos e hidrofóbicos para atravessar com facilidade as membranas biológicas, ou devem utilizar as proteínas de transporte existentes na barreira hematoencefálica para penetrar nas estruturas centrais. A segunda barreira é a hematoplacentária, que representa um conjunto de tecidos que se localizam entre a circulação materna e a fetal. Essa barreira pode facilitar ou restringir a passagem de fármacos da circulação materna para a fetal.

Em geral, fármacos que conseguem atravessar essa barreira biológica são lipofílicos e não polares e de peso molecular inferior a 1.000 KDa, do mesmo modo como acontece na barreira hematoencefálica. Por exemplo, o tiopental, o álcool, os antibióticos e a morfina, por terem as propriedades citadas, podem atravessar a barreira e alcançar os tecidos do feto. Deve ser lembrado que a placenta não é apenas uma barreira inerte, mas também um tecido metabolizador que pode biotransformar os fármacos, produzir metabolitos e/ou inativá-los, protegendo, assim, os órgãos ainda imaturos do feto. Por outro lado, os metabólitos produzidos pela placenta podem ser mais tóxicos do que o fármaco original e causar dano ao feto.

Volume de distribuição do fármaco

Moléculas do fármaco que conseguem atravessar o endotélio capilar de dentro para fora, ou seja, sair de dentro da corrente sanguínea, se distribuirão através do líquido extracelular dos tecidos. A velocidade e extensão dessa distribuição dependerão da extensão da vascularização e da hemodinâmica, isto é, da velocidade do fluxo sanguíneo do órgão considerado. Porém, após um determinado tempo, a concentração sanguínea iguala-se à concentração extracelular do fármaco, diluindo-se em aproximadamente 12 litros, que representam a soma dos volumes de líquido intersticial e do plasma sanguíneo. Caso as moléculas do fármaco tenham a capacidade de atravessar as membranas celulares, elas também se diluirão no líquido celular, cujo volume é igual a aproximadamente 28 litros. Quando somados os volumes do plasma sanguíneo (3 litros), do líquido intersticial extravascular (12 litros) e do líquido intracelular de todas as células (28 litros), obtém-se um total de aproximadamente 40 litros em homem adulto de 70 kg, o que representa o total de água do organismo.

Nesse contexto, o fármaco que, em razão das suas características (tamanho molecular, lipossolubilidade, grau de ionização), consiga atravessar os epitélios de absorção, o endotélio capilar e as membranas celulares se distribuirá nos 40 litros de água de todo o organismo, que constituem o **volume de distribuição real**. Paralelo ao parâmetro **volume de distribuição real**, foi criado, no estudo da farmacocinética, o **volume de distribuição aparente**.

O **volume de distribuição real** de um fármaco relaciona-se à água do corpo e não pode exceder o volume total da água corpórea, que é em torno de 40 litros, no adulto de 70 kg. Por outro lado, **volume de distribuição aparente** representa uma constante de proporcionalidade e não tem representação anatômica, podendo variar de frações de 1 litro até mais de 40 litros por kg de peso. Por exemplo: um fármaco representante da classe dos antidepressivos tricíclicos tem volume de distribuição aparente que varia em torno de 20 litros, enquanto o do anticoagulante varfarina se situa em cerca de 0,1 litro. A expressão do volume de distribuição aparente é feita em litros em relação ao peso do corpo. Desse modo, nos exemplos citados, teríamos os valores de 20 litros/kg e 0,1 litro/kg. Assim, elevados volumes de distribuição aparentes indicam que os fármacos apresentam grandes concentrações teciduais em comparação com a concentração plasmática e vice-versa. Assim, o baixo valor do volume de distribuição aparente de um fármaco (Vd = 0,1 litro/kg) significa que a concentração do fármaco no plasma é 10 vezes superior à dos outros tecidos do corpo.

O volume de distribuição aparente é determinado pelo balanço entre a ligação dos fármacos aos tecidos e a ligação dos fármacos às proteínas plasmáticas. Ou seja, quanto maior a ligação aos tecidos, menor é a concentração no compartimento vascular e, consequentemente, maior valor de volume aparente; ao contrário, quanto maior a ligação as proteínas plasmáticas, maior é a concentração no compartimento vascular e, portanto, menor valor de volume aparente.

Na maioria das vezes, a distribuição do fármaco não é homogênea em todo o corpo, podendo o fármaco se concentrar em um ou mais tecidos (como sangue, gordura ou ossos). Esses tecidos são descritos como "compartimentos físicos" e seus volumes podem ser definidos (Quadro 1). Entretanto, como observado, muitos fármacos não se distribuem da mesma forma em todos os compartimentos. Por isso, dizemos que os fármacos têm um volume de distribuição aparente (não é equivalente ao tamanho físico) (Vd), o qual relaciona a quantidade de fármaco no corpo com a concentração plasmática conforme a equação **Vd = quantidade no corpo/concentração plasmática**, graficamente representada na Figura 3.

Quadro 1. Volumes físicos, em litros (L), de alguns compartimentos corporais em que os fármacos podem ser distribuídos

Compartimento e volume físico	
Água	
Água total do corpo	42 L[1]
Água extracelular	14 L
Sangue	5,6 L
Plasma	2,8 L
Gordura	14,0 a 24,5 L
Osso	4,9 L

[1] Representação média para uma pessoa de 70 kg. A água total do corpo, em um homem jovem e magro pesando 70 kg, pode totalizar 49 L; em uma mulher obesa de 70 kg, 35 L.

Fonte: Adaptado de Panus et al. (2011, p. 21).

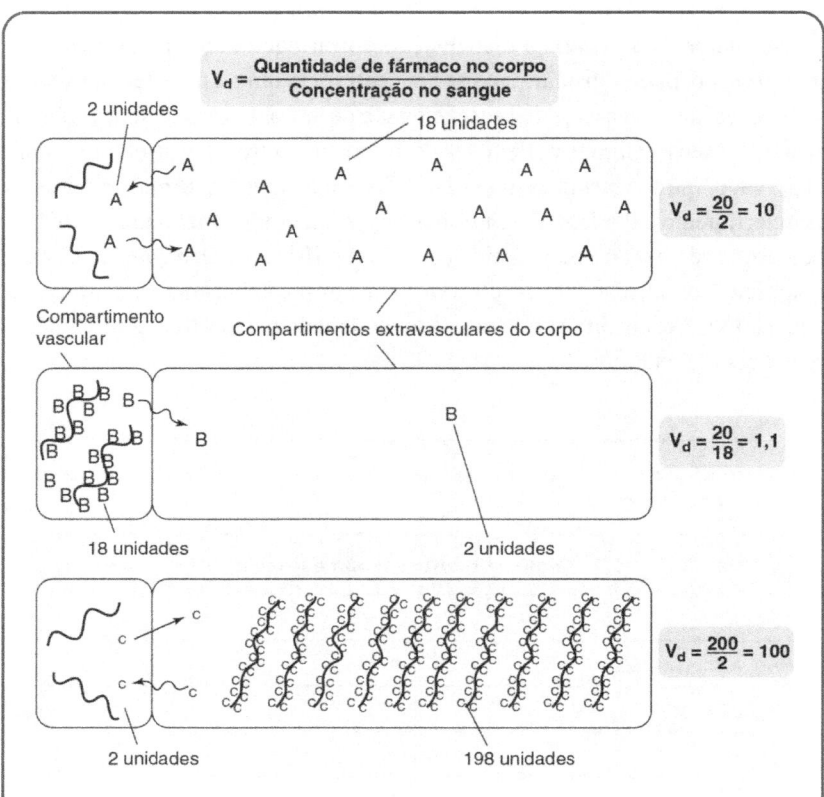

Figura 3. Efeito da ligação do fármaco sobre o volume de distribuição aparente. O fármaco A não se liga a macromoléculas (linhas onduladas grossas) nos compartimentos vascular ou extravascular do organismo hipotético no diagrama. O fármaco A se difunde livremente entre os dois compartimentos. Com 20 unidades do fármaco no organismo, a distribuição do estado de equilíbrio deixa uma concentração sanguínea de 20 unidades. O fármaco B, diferente do A, liga-se fortemente a proteínas no sangue. A difusão do fármaco B é muito mais limitada. No equilíbrio, apenas duas unidades do total se difundiram para o volume extravascular, deixando 18 unidades no sangue. Em ambos os casos, a quantidade total do fármaco no corpo é a mesma (20 unidades), mas o volume de distribuição aparente é muito diferente. O fármaco C se liga fortemente a moléculas nos tecidos periféricos, de modo que é necessária uma dose total maior (200 unidades) para alcançar concentrações plasmáticas mensuráveis. Em equilíbrio, são encontradas 198 unidades nos tecidos periféricos e apenas 2 no plasma; assim, o volume de distribuição calculado é maior que o volume físico do sistema.
Fonte: Panus et al. (2011, p. 22).

Mudanças na ligação tecidual ou na ligação plasmática podem alterar o volume de distribuição aparente, determinado a partir de mensurações da concentração no plasma. As pessoas mais idosas têm uma diminuição relativa da massa muscular esquelética e tendem a apresentar um volume aparente menor de distribuição da digoxina (que se liga a proteínas do músculo). O volume de distribuição pode ser superestimado em pacientes obesos, se baseado no peso corporal e o fármaco não penetrar bem em tecidos adiposos, como é o caso da digoxina. Em contraste, a teofilina tem um volume de distribuição semelhante àquele da água corporal total. O tecido adiposo tem quase tanta água como outros tecidos, de modo que o volume total aparente de distribuição da teofilina é proporcional ao peso corporal, mesmo em pacientes obesos (KATZUNG; TREVOR, 2017).

Saiba mais

Algumas patologias podem promover variação no volume de distribuição aparente. Quando há insuficiência cardíaca, em razão da baixa perfusão sanguínea, pode ocorrer a diminuição do Vd, aumentando a concentração plasmática do fármaco. É o que se observa, por exemplo, quando se administra lidocaína em pacientes com insuficiência cardíaca, em que os pacientes apresentam maior número de efeitos colaterais, em razão da elevação da sua concentração plasmática. Em situações clínicas em que ocorre o acúmulo anormal de líquido (como edema, ascite ou derrame pleural), pode aumentar bastante o volume de distribuição de fármacos como a gentamicina, que são hidrofílicos e têm volumes de distribuição pequenos (KATZUNG; TREVOR, 2017).

Função das proteínas plasmáticas na distribuição dos fármacos no organismo

No compartimento vascular, quase todas as moléculas dos fármacos se subdividem em duas porções: uma livre – dissolvida no plasma – e outra que se liga às proteínas plasmáticas, especialmente à fração albumínica.

As moléculas do fármaco que se ligam às proteínas formam um complexo reversível, passível de dissociação. Do ponto de vista farmacológico, somente as moléculas livres é que podem ser distribuídas, atravessar o endotélio vascular e atingir o compartimento extravascular. Já a parte ligada às proteínas plasmáticas constitui fração de reserva das moléculas do fármaco e só se torna farmacologicamente disponível no momento em que ocorre dissociação e se tornam livres. Desse modo, estabelece-se no sangue um equilíbrio entre a parte ligada e a parte livre do fármaco. À medida que a parte livre é utilizada pelo organismo, a parte ligada vai se desligando para substituir aquela parte livre, que é então distribuída, metabolizada no fígado e excretada pelos rins (BRUNTON; CHABNER; KNOLLMANN, 2016). A Figura 4 apresenta as correlações entre absorção, distribuição, ligação às proteínas plasmáticas, metabolismo e excreção de um fármaco e sua concentração nos locais de ação, bem como a distribuição de fármaco livre nos diferentes compartimentos.

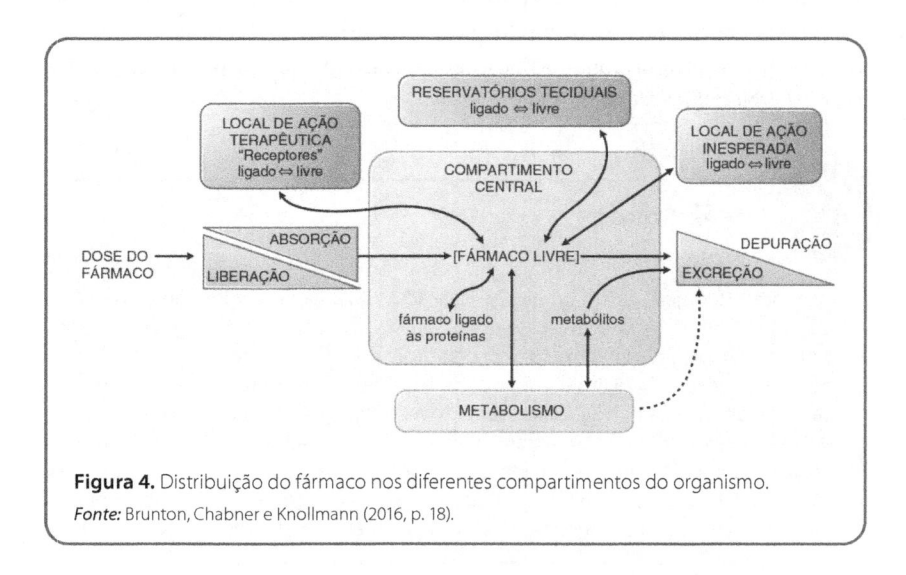

Figura 4. Distribuição do fármaco nos diferentes compartimentos do organismo.
Fonte: Brunton, Chabner e Knollmann (2016, p. 18).

A proteína plasmática mais abundante é a albumina. A albumina e a alfa-glicoproteína exercem papéis fundamentais na ligação aos fármacos, visto que a albumina se liga aos fármacos ácidos e as alfa-glicoproteínas se ligam aos fármacos básicos. A hemoglobina também pode se ligar a determinados fármacos. Alguns autores designam essas proteínas plasmáticas que se ligam aos fármacos como **receptores passivos ou reservatório temporário**, pois essa interação fármaco-proteína plasmática não resulta em efeito farmacológico, ou seja, constituem macromoléculas farmacologicamente inertes, pois as moléculas do fármaco ligadas às proteínas permanecem no compartimento vascular, não sendo distribuídas ao órgão-alvo para que possam interagir com seu receptor e desencadear o efeito farmacológico (KATZUNG; TREVOR, 2017).

O grau da ligação das moléculas dos fármacos às proteínas plasmáticas depende: (a) da afinidade entre os fármacos e proteínas plasmáticas; (b) da concentração do fármaco no sangue; e (c) da concentração das proteínas plasmáticas. A ligação entre o fármaco e a proteína, principalmente a albumina, constitui uma ligação reversível, como força de van der Waals, ponte hidrogênica e atração iônica. Os fármacos também podem se ligar às proteínas teciduais fora dos seus sítios de ação, constituindo assim locais de depósitos que são capazes, igualmente, de estabelecer equilíbrio com a fração livre do fármaco (exemplo: as tetraciclinas acumulam no tecido ósseo).

É muito variável a proporção entre a fração livre e a fração ligada para os fármacos. Essa variabilidade influencia diretamente a ação terapêutica. A fenilbutazona, por exemplo, liga-se na proporção de 95% da quantidade administrada, portanto, nesse exemplo, apenas 5% é utilizada farmacologicamente.

Teoricamente, a ligação dos fármacos às proteínas plasmáticas pode ser passível de competição entre fármacos que têm afinidades semelhantes por tais proteínas e é importante como mecanismo em algumas interações medicamentosas. Assim, a coadministração de dois ou mais fármacos que se ligam a elas pode resultar em uma concentração plasmática da forma livre acima do esperado de um ou de ambos os fármacos, quando competem entre si pelos mesmos sítios de ligação nessas proteínas. A concentração aumentada de fármaco livre é capaz de, eventualmente, causar efeitos terapêuticos e/ou tóxicos aumentados do fármaco.

Nesses casos, é possível deduzir que será necessário ajustar o esquema de dosagem de uma ou de ambas as substâncias, de modo que a concentração de fármaco livre retorne à sua faixa terapêutica (KATZUNG; TREVOR, 2017).

> **Fique atento**
>
> A magnitude da ligação dos fármacos às proteínas é muito variável. Assim, alguns fármacos ligam-se em torno de 15% ou menos às proteínas plasmáticas (exemplos: acetominofeno, aciclovir, gentamicina, metronidazol, metoprolol e ranitidina). Por outro lado, outros fármacos se ligam em torno de 95% às proteínas plasmáticas (exemplo: diazepam, digitoxina, furosemida, tolbutamida e varfarina).
> Um fármaco ligado à proteína plasmática pode ser deslocado por outro fármaco que tenha maior afinidade pela proteína. Nesse contexto, ocorre um aumento da concentração plasmática da fração livre do fármaco deslocado e pode inclusive produzir níveis tóxicos. A fenilbutazona, por exemplo, desloca a varfarina da sua ligação proteica, aumentando, desse modo, o efeito anticoagulante, pois a concentração da fração livre se eleva (e em alguns casos pode causar hemorragia em razão do aumento do efeito farmacológico), bem como o seu metabolismo e sua excreção (WHALEN; FINKEL; PANAVELLI, 2016).

Fatores que interferem na distribuição dos fármacos

Uma vez que tenha atingido a circulação sistêmica, o fármaco é distribuído, pelo sangue, aos vários órgãos do corpo. A distribuição do fármaco depende de fatores fisiológicos (como fluxo sanguíneo e débito cardíaco) e das propriedades físico-químicas dos fármacos (FUCHS; WANNMACHER, 2017).

Dependendo das características físico-químicas dos fármacos, como lipossolubilidade e pH, pode haver o aprisionamento do fármaco no compartimento tecidual ou plasmático. Os fármacos lipofílicos se movem mais facilmente através das membranas biológicas, pois se dissolvem nas membranas lipídicas e permeiam toda a superfície celular. O principal fator que influencia a distribuição do fármaco lipofílico é o fluxo de sangue para aquela área. Em geral, o equilíbrio de distribuição de um fármaco é atingido rapidamente em tecidos mais vascularizados e que recebem grande circulação de fluidos, como coração, pulmões e fígado, e lentamente naqueles que são pouco irrigados, tais como ossos, unhas e dentes. Em contraste, os fármacos hidrofílicos não penetram facilmente nas membranas celulares e devem passar através de junções com fendas.

Com relação ao pH, é muito pequena a diferença de pH entre os compartimentos (tecido e sangue) e, portanto, a distribuição depende mais da afinidade do fármaco às proteínas plasmáticas, como a albumina. Ou seja, no processo de distribuição, os principais fatores que determinam a velocidade de distribuição de um fármaco, da corrente sanguínea para os tecidos, é a sua taxa de ligação às proteínas plasmáticas. Nesse contexto, é importante conhecer os fatores que afetam a ligação a proteínas:

1. Concentração de albumina: fármacos como fenitoína e salicilados se ligam amplamente à albumina do plasma. Os níveis de albumina são baixos em muitos estados mórbidos, resultando em concentrações totais do fármaco mais baixas.
2. Concentração de α_1-glicoproteína ácida: a α1-glicoproteína ácida é uma proteína de ligação importante, com sítios de ligação para fármacos como quinidina, lidocaína e propranolol. A concentração de α1-glicoproteína ácida está aumentada em distúrbios inflamatórios agudos e causa alterações relevantes na concentração plasmática total desses fármacos, embora a eliminação do fármaco esteja inalterada.

Exercícios

1. No processo de distribuição, a passagem do fármaco do plasma ao interstício depende do débito cardíaco, do fluxo sanguíneo local e da permeabilidade capilar. Sobre tais fatores que interferem na distribuição de fármacos no organismo, é correto afirmar que:
   a) o fluxo sanguíneo para SNC, fígado e rins é menor do que para músculos esqueléticos.
   b) o fluxo sanguíneo para tecido adiposo e pele é maior do que para músculos esqueléticos.
   c) a permeabilidade capilar é determinada pela estrutura capilar e pela natureza físico-química do fármaco.
   d) no fígado, a membrana basal é exposta a capilares pequenos e contínuos.
   e) as células endoteliais do SNC têm junções com fendas e constituem a barreira hematoencefálica.

2. Volume de distribuição (Vd), também conhecido como volume aparente de distribuição, é um parâmetro utilizado para descrever a distribuição de um fármaco no organismo após administração. Em um experimento, após a avaliação da concentração plasmática de um medicamento X, verificou-se que este apresenta um pequeno Vd. Qual das seguintes afirmações melhor explica o referido valor de Vd?
   a) O fármaco é rapidamente eliminado pelos rins.
   b) O fármaco se liga amplamente às proteínas plasmáticas.
   c) O fármaco é extensivamente metabolizado no tecido.

d) O fármaco é inativado pela mucosa gástrica.
e) O fármaco se liga pouco às proteínas plasmáticas.

3. Sobre a distribuição de fármacos no organismo, é correto afirmar que:
   a) a distribuição de um fármaco entre os compartimentos sangue-tecido é principalmente dependente do pH do fármaco.
   b) a albumina é o principal carreador dos fármacos básicos.
   c) os fármacos ácidos têm afinidade pela glicoproteína ácida alfa-1.
   d) os fármacos se distribuem lentamente para fígado, rins e cérebro e distribuem-se mais rapidamente para músculos, ossos e pele.
   e) a distribuição de um fármaco entre os compartimentos sangue-tecido é principalmente dependente da afinidade do fármaco às proteínas plasmáticas.

4. Um fármaco no qual a concentração tecidual é maior que a concentração plasmática pode ser caracterizado como um fármaco que tem como perfil de parâmetro farmacocinético:
   a) boa absorção no trato gastrointestinal.
   b) baixa taxa de excreção renal.
   c) alta taxa de excreção renal.
   d) elevado volume de distribuição.
   e) reduzido volume de distribuição.

5. A intensidade e a duração do efeito farmacológico dependem da concentração plasmática de fármaco livre. Portanto, em alguns regimes terapêuticos em que há administração concomitante de dois medicamentos que têm alta afinidade pelas proteínas plasmáticas, pode ocorrer uma interação medicamentosa por competição e ocorrer o deslocamento de ligação às proteínas plasmáticas de um dos fármacos. Sobre interação medicamentosa por deslocamento de ligação às proteínas plasmáticas, podemos afirmar que:
   a) um aumento na taxa de ligação de um fármaco a proteínas plasmáticas em razão de uma interação por deslocamento aumentará sua distribuição, uma vez que o fármaco deslocado se difundirá para os tecidos e isso levará a uma diminuição na concentração total do fármaco no plasma.
   b) um aumento na taxa de ligação de um fármaco a proteínas plasmáticas em razão de uma interação por deslocamento aumentará sua distribuição, uma vez que o fármaco deslocado se difundirá para os tecidos e isso levará a um aumento na concentração total do fármaco no plasma.
   c) uma diminuição na taxa de ligação de um fármaco a proteínas plasmáticas em razão de uma interação por deslocamento diminuirá sua distribuição, uma vez que o fármaco deslocado se difundirá para os tecidos e isso levará a uma diminuição na concentração total do fármaco no plasma.
   d) uma diminuição na taxa de ligação de um fármaco a proteínas plasmáticas em razão de uma interação por deslocamento aumentará sua

distribuição, uma vez que o fármaco deslocado se difundirá para os tecidos e isso levará a um aumento na concentração total do fármaco no plasma.
e) uma diminuição na taxa de ligação de um fármaco a proteínas plasmáticas em razão de uma interação por deslocamento aumentará sua distribuição, uma vez que o fármaco deslocado se difundirá para os tecidos e isso levará a uma diminuição na concentração total do fármaco no plasma.

Referências

BRUNTON, L. L.; CHABNER, B. A.; KNOLLMANN, B. C. *As bases farmacológicas da terapêutica de Goodman & Gilman*. 12. ed. Porto Alegre: AMGH, 2016.

FUCHS, F. D.; WANNMACHER, L. *Farmacologia clínica*: fundamentos da terapêutica racional. 5. ed. Rio de Janeiro: Guanabara Koogan, 2017.

KATZUNG, B. G.; TREVOR, A. J. *Farmacologia básica e clínica*. 13. ed. Porto Alegre: AMGH, 2017. (Lange).

PANUS, P. C. et al. *Farmacologia para fisioterapeutas*. Porto Alegre: AMGH, 2011.

SILVA, P. *Farmacologia*. 8. ed. Rio de Janeiro: Guanabara Koogan, 2010.

WHALEN, K.; FINKEL, R.; PANAVELLI, T. A. *Farmacologia ilustrada*. 6. ed. Porto Alegre: ARTMED, 2016.

Leituras recomendadas

LÜLLMANN, H.; MOHR, K.; HEIN, L. *Farmacologia*: texto e atlas. 7. ed. Porto Alegre: Artmed, 2017.

TOZER, T. N.; ROWLAND, M. *Introdução à farmacocinética e à farmacodinâmica*: as bases quantitativas da terapia farmacológica. Porto Alegre: Artmed, 2009.

WILLIAMSON, E.; DRIVER, S.; BAXTER, K. *Interações medicamentosas de Stockley*. Porto Alegre: Artmed, 2012.

Farmacocinética III – eliminação de drogas

Objetivos de aprendizagem

Ao final deste texto, você deve apresentar os seguintes aprendizados:

- Descrever os processos e os fatores que podem afetar a biotransformação de fármacos.
- Categorizar os processos e os fatores que podem afetar a excreção de fármacos.
- Explicar o mecanismo de circulação entero-hepática.

Introdução

O corpo elimina os fármacos e outros compostos químicos por meio do metabolismo (biotransformação) e da excreção. Desse modo, a palavra **eliminação** não significa apenas excreção, mas também inclui processos metabólicos/biotransformação, que, em geral, inativam os fármacos.

De forma geral, os fármacos e outros xenobióticos (substâncias estranhas ao corpo) sofrem biotransformação antes de serem excretados. Muitos fármacos são lipofílicos, uma característica química que o possibilita atravessar as membranas celulares, seja para ser absorvido na mucosa intestinal ou na penetração no tecido-alvo. No entanto, apesar de essa propriedade química promover o aumento da biodisponibilidade dos fármacos, também pode dificultar sua excreção renal, visto que a eliminação (depuração) pelo rim exige que tais fármacos se tornem mais hidrofílicos, de modo que possam ser dissolvidos no filtrado glomerular e ser excretados na urina. Assim, as reações de biotransformação tem por finalidade aumentar a hidrofilicidade dos compostos para torná-los mais passíveis de excreção renal (BRUNTON; CHABNER; KNOLLMANN, 2016).

Os fármacos e seus metabólitos são, em sua maioria, eliminados do corpo por excreção renal e biliar. A excreção renal é o mecanismo mais comum de eliminação de fármacos e baseia-se na natureza hidrofílica de um fármaco ou seu metabólito. Apenas um número relativamente pequeno de fármacos é excretado primariamente na bile ou pelas vias respiratórias ou dérmicas. Muitos fármacos administrados oralmente sofrem absorção incompleta pelo trato gastrintestinal (TGI) superior, e o fármaco residual é então eliminado por excreção fecal.

Neste capítulo, vamos abordar os processos e os fatores que podem afetar a biotransformação e a excreção de fármacos e o mecanismo de circulação entero-hepática.

Processos e fatores que podem afetar a biotransformação de fármacos

Muitos fármacos utilizados em regimes terapêuticos sofrem alterações químicas no organismo (biotransformação). Em geral, esse processo resulta na perda da eficácia e no aumento da hidrofilia (solubilidade em água), o que facilita a eliminação pelas vias renal e hepática.

Conforme abordado acima, as características lipofílicas dos fármacos que possibilitam a sua permeação através das membranas biológicas e o acesso aos sítios de ação dificultam sua excreção do organismo. Assim, a excreção renal das moléculas inalteradas do fármaco é um dos principais mecanismos de eliminação de 25-30% dos fármacos administrados aos seres humanos. Nesse cenário, a biotransformação dos fármacos e de outros compostos xenobióticos em metabólitos mais hidrofílicos é essencial à sua eliminação do organismo, bem como à cessação das suas atividades biológica e farmacológica (BRUNTON; CHABNER; KNOLLMANN, 2016).

Embora o fígado seja quantitativamente o órgão mais importante no metabolismo dos fármacos, todos os tecidos do corpo são capazes de metabolizá-los, em certo grau. Assim, rins, TGI, pulmões, pele e outros órgãos contribuem para o metabolismo de fármacos sistêmicos.

O TGI merece menção especial, visto que, à semelhança do fígado, pode contribuir para o efeito de primeira passagem mediante o metabolismo dos fármacos administrados por via oral antes que alcancem a circulação sistêmica. Ou seja, alguns fármacos administrados por via oral são absorvidos no TGI e transportados diretamente até o fígado por meio da circulação porta, onde então estes podem ser metabolizados no fígado antes de alcançarem a circulação sistêmica. Portanto, antes de atingirem seus órgãos-alvo. É muito importante considerar o efeito de primeira passagem quando se planejam os esquemas posológicos, pois, se o metabolismo hepático for extenso, a quantidade de fármaco que alcançará o tecido-alvo será muito menor do que a quantidade (dose) administrada por via oral, diminuindo a sua biodisponibilidade e seu efeito farmacológico. Por outro lado, determinados fármacos são intensamente inativados em sua primeira passagem pelo fígado, não podendo ser administrados por via oral, devendo-se utilizar a via parenteral (como o agente antiarrítmico lidocaína, cuja biodisponibilidade é de apenas 3% quando administrado por via oral) (KATZUNG; TREVOR, 2017).

Porém, o fígado contém diversidade e quantidade de enzimas metabólicas em larga escala, portanto, constitui o órgão no qual ocorre a maior parte do metabolismo dos fármacos. A capacidade do fígado de modificar os fármacos depende da quantidade de fármaco que penetra nos hepatócitos. Fármacos altamente lipofílicos podem penetrar de imediato nas células (inclusive nos hepatócitos), e o fígado metaboliza preferencialmente os compostos lipofílicos. As enzimas hepáticas têm a propriedade de modificar quimicamente uma gama de substituintes nas moléculas dos fármacos, tornando-os inativos ou facilitando sua eliminação. Essas modificações são designadas, em seu conjunto, como **biotransformação**.

As reações de biotransformação/metabolismo são classificadas em dois tipos: (a) reações de funcionalização da fase I e (b) reações de biossíntese da fase II (conjugação) (Figura 1).

Farmacocinética III – eliminação de drogas

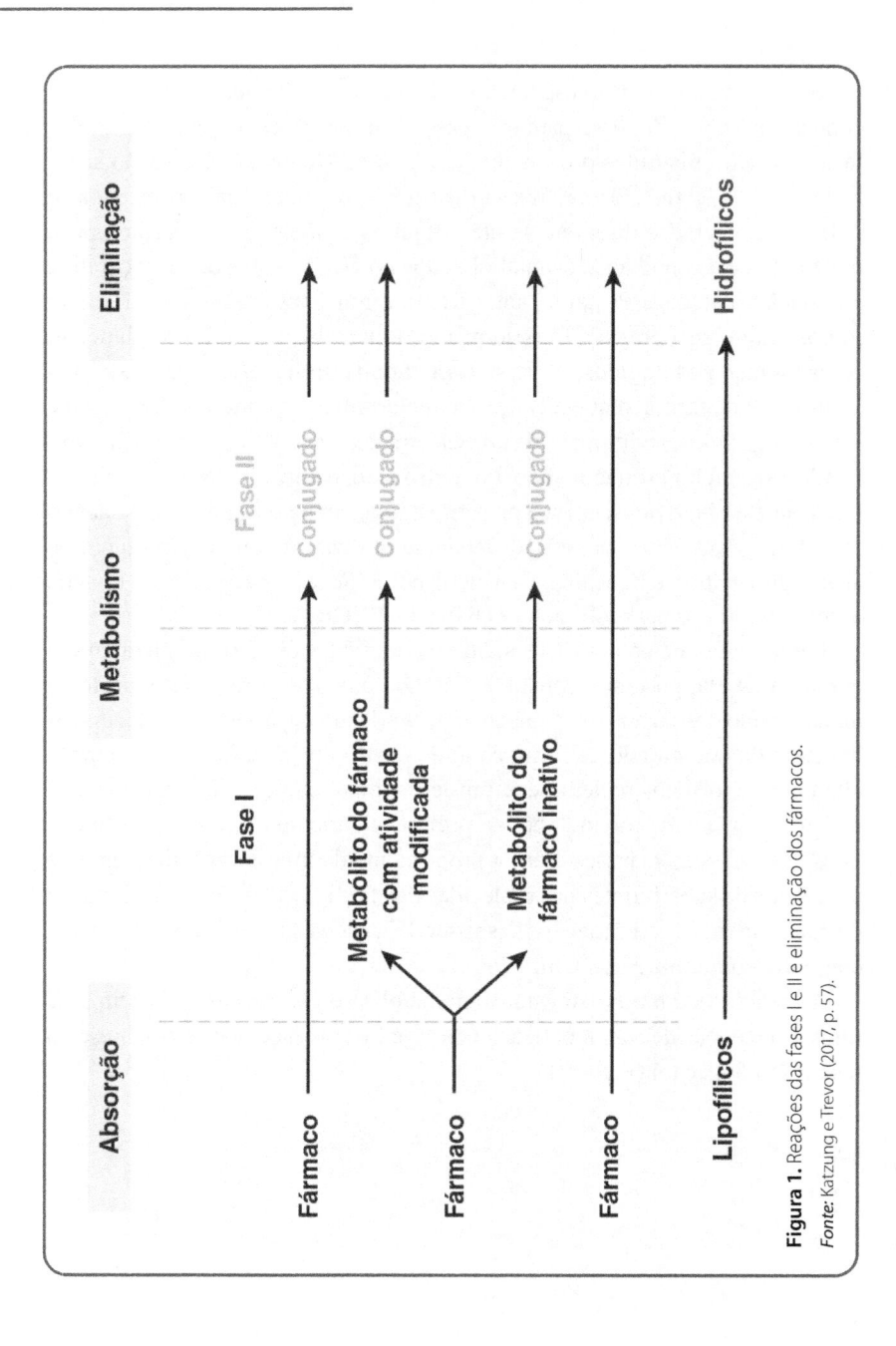

Figura 1. Reações das fases I e II e eliminação dos fármacos.
Fonte: Katzung e Trevor (2017, p. 57).

> **Saiba mais**
>
> As reações de biotransformação podem resultar em:
> a) Inativação – em geral, os fármacos e seus metabólitos são transformados em compostos com menor atividade farmacológica ou farmacologicamente inativos. Exemplos de alguns fármacos que sofrem esse processo: morfina e cloranfenicol.
> b) Metabólito ativo do fármaco ativo – alguns fármacos são parcialmente transformados em um ou mais metabólitos ativos. Nesse caso, os efeitos farmacológicos obtidos são desencadeados pelo fármaco original e pelos seus metabólitos. Exemplos de fármacos ativos com metabólitos ativos: fenacetina, paracetamol, fenilbutazona, oxifenilbutazona, diazepam e oxazepam.
> c) Ativação do fármaco inativo – alguns fármacos, denominados de pró-fármacos, são inativos e necessitam ser biotransformados para se tornarem ativos. Pró-fármacos podem apresentar algumas vantagens em relação aos fármacos originalmente ativos, como uma maior estabilidade, melhor biodisponibilidade, menos efeitos adversos e menor toxicidade. Exemplos de pró-fármacos com os seus metabólitos ativos: levodopa e dopamina (KATZUNG; TREVOR, 2017).
> Importante: determinados fármacos, como os anestésicos gerais inalatórios, são excretados em forma inalterada, sem sofrer biotransformação, em razão de suas propriedades físico-químicas (KATZUNG; TREVOR, 2017).

Reações da fase I: as reações da fase I introduzem ou expõem um grupo funcional do composto original, como ocorre nas reações de hidrólise. Em geral, as reações da fase I resultam na perda da atividade farmacológica, embora existam exemplos de conservação ou ampliação dessa atividade, como no caso do uso de pró-fármacos.

Os pró-fármacos são compostos farmacologicamente inativos produzidos para maximizar a biodisponibilidade das moléculas do fármaco ativas que chegam ao local de ação. Desse modo, os pró-fármacos (inativos) são convertidos em metabólitos biologicamente ativos, em geral por hidrólise de uma ligação éster ou amida. Por exemplo, o enalapril, inibidor da enzima conversora de angiotensina (ECA), usado no tratamento da hipertensão arterial, é relativamente inativo até que seja convertido pela atividade da esterase em enalaprilato diácido (BRUNTON; CHABNER; KNOLLMANN, 2016).

Importante ressaltar que se não forem rapidamente excretados na urina, os produtos das reações do metabolismo da fase I (metabólitos) podem então reagir com compostos endógenos para formar conjugados altamente hidrossolúveis e passíveis de excreção.

A oxidação de um fármaco juntamente com redução, hidrólise, alquilação e desalquilação constituem as reações de fase I da biotransformação de fármacos.

As **reações de oxidação** (Figura 2) incluem reações em que é incorporado oxigênio na molécula do fármaco (hidroxilação, epoxidação e sulfoxidação) e reações em que a oxidação primária causa perda de parte da molécula. Por exemplo, no caso do propranolol, o anel aromático pode ser hidroxilado.

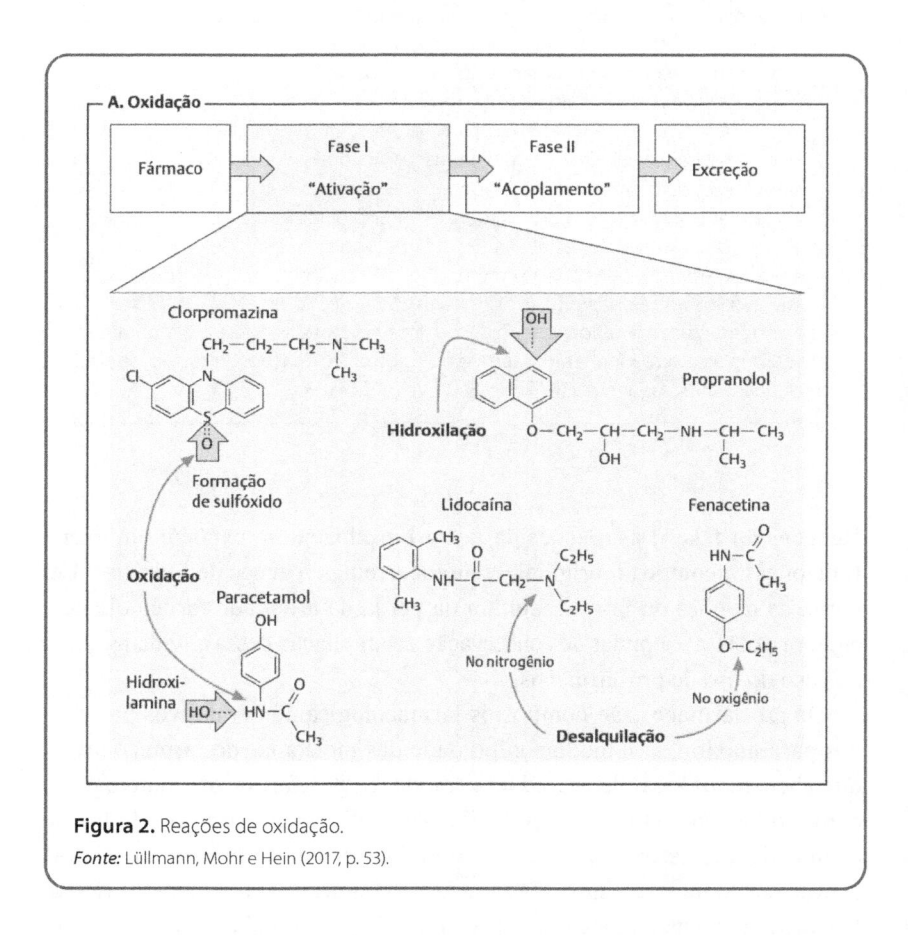

Figura 2. Reações de oxidação.
Fonte: Lüllmann, Mohr e Hein (2017, p. 53).

As **reações de redução** podem ocorrer nos átomos de oxigênio ou nitrogênio gerando transformação de um fármaco na sua forma ativa (bioativação). Exemplo: no átomo de N, ocorre a redução de grupos azo ou nitro (por exemplo, nitrazepam) (Figura 3 [a]).

Alguns fármacos sofrem **reações de hidrólise** e podem resultar em metabolitos inativos ou ativos. A acetilcolina é hidrolisada muito rapidamente pela acetilcolinesterase, o que impede seu uso terapêutico. Porém, a hidrólise do éster não obrigatoriamente gera metabólitos inativos, como revela, por exemplo, o ácido acetilsalicílico, cujo produto da hidrólise, ácido salicílico, tem atividade farmacológica. Em determinados casos, os fármacos são administrados em forma de ésteres para facilitar a absorção (enalapril → ácido enalaprílico) (Figura 3 [b]). Ou seja, o fármaco original não é ativo, mas sim o seu produto de hidrólise. Ou seja, é administrado um precursor inativo (ou pró-fármaco), a partir do qual a molécula ativa só se forma com a sua hidrólise no sangue (LÜLLMANN; MOHR; HEIN, 2017).

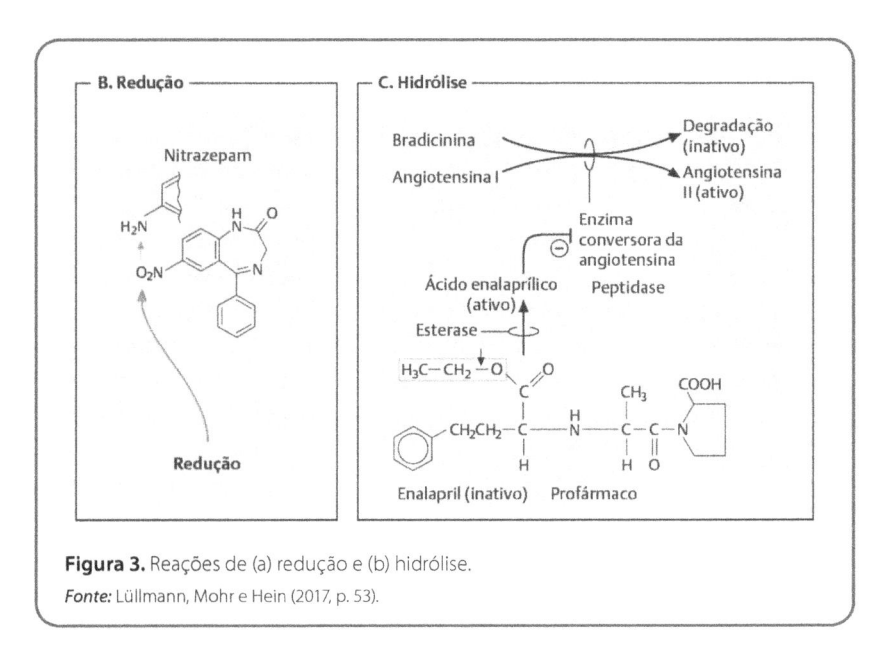

Figura 3. Reações de (a) redução e (b) hidrólise.
Fonte: Lüllmann, Mohr e Hein (2017, p. 53).

As reações de fase I envolvidas com maior frequência na biotransformação de fármacos são catalisadas pelo sistema citocromo P450, também denominado oxidases microssomais de função mista. O sistema P450 é importante para a biotransformação de vários compostos endógenos (como esteroides, lipídeos) e para a biotransformação de substâncias exógenas (xenobióticos). O citocromo P450, designado como CYP, é uma superfamília de isoenzimas contendo o grupamento heme, presentes na maioria das células, mas principalmente no fígado e no TGI (WHALEN; FINKEL; PANAVELLI, 2016).

O nome da família é indicado pelo algarismo arábico que segue a sigla CYP, e a letra maiúscula designa a subfamília; por exemplo, CYP3A (Figura 4). Um segundo algarismo indica a isoenzima específica, como em CYP3A4. Como há vários genes diferentes que codificam múltiplas enzimas, há várias isoformas P450 diferentes. Quatro isoenzimas estão associadas à maioria das reações catalisadas pelo P450: CYP3A4/5, CYP2D6, CYP2C8/9 e CYP1A2 (Figura 4). As enzimas P450 exibem considerável variabilidade genética entre indivíduos e grupos raciais. Variações na atividade de P450 podem alterar a eficácia dos fármacos e o risco de efeitos adversos. A CYP2D6, em particular, revela polimorfismo genético (WHALEN; FINKEL; PANAVELLI, 2016).

As enzimas dependentes de CYP450 são um alvo importante de interações farmacocinéticas de fármacos. Uma dessas interações é a indução de isoenzimas CYP-específicas. Por outro lado, a inibição da atividade das isoenzimas CYP é uma fonte importante de interações de fármacos, que leva a efeitos adversos graves. A forma mais comum de inibição é pela competição pela mesma isoenzima. Alguns fármacos, contudo, são capazes de inibir reações das quais nem são substratos (p. ex., cetoconazol), provocando interações. Numerosos fármacos são capazes de inibir uma ou mais vias de biotransformação CYP-dependente da varfarina. Por exemplo, o omeprazol é um inibidor importante de isoenzimas CYP responsáveis pela biotransformação da varfarina. Nesse contexto, se os dois fármacos são tomados juntos, a concentração plasmática de varfarina aumenta, levando ao aumento do efeito anticoagulante e do risco de sangramentos. Os inibidores CYP mais importantes são eritromicina, cetoconazol e ritonavir, pois inibem várias isoenzimas CYP (WHALEN; FINKEL; PANAVELLI, 2016).

Reações da fase II: as reações de conjugação da fase II são resultantes de uma ligação covalente entre um grupo funcional do composto original ou do metabólito da fase I e o ácido glicurônico, sulfato, glutationa, aminoácidos ou acetato formados pelos processos endógenos. Em geral, esses conjugados altamente polares são inativos e excretados rapidamente na urina e nas fezes. Porém, para alguns fármacos pode ocorrer a formação de metabólito conjugado ativo, como o metabólito 6-glicuronídico da morfina, com atividade analgésica mais potente do que o composto original.

> **Fique atento**
>
> Em geral, as reações do metabolismo geram metabólitos inativos mais polares, facilmente excretados pelo organismo. Entretanto, em alguns casos, o organismo produz metabólitos com atividade biológica potente ou propriedades tóxicas. O paracetamol é considerado como um dos analgésicos e antitérmicos mais seguro, quando utilizados em posologias e doses adequadas. Mas seu baixo preço e facilidade de aquisição tem provocado o aparecimento de alguns casos de superdosagem, onde a ingestão de altas doses de paracetamol (acima de 10g/dia) resulta em hepatotoxicidade.
>
> O paracetamol, em doses terapêuticas, é metabolizado a conjugados glicuronídeos e sulfatos não tóxicos e é oxidado em pequena fração formando traços do metabólito altamente reativo, N-acetil-p-benzoquinona imina (NAPQI). Em dosagem terapêutica, o NAPQI se liga à glutationa nucleofílica, mas quando ocorre uma overdose (geralmente > 10 g de paracetamol), no entanto, pode ocorrer o esgotamento da glutationa, as principais vias metabólicas são saturadas e as concentrações hepatotóxicas de NAPQI podem ser formadas, gerando um quadro de necrose hepática (BRUNTON; CHABNER; KNOLLMANN, 2016).

Fatores que interferem na biotransformação/metabolização

Alguns fatores individuais podem afetar o metabolismo dos fármacos. Ou seja, devido a diversos fatores, as velocidades das reações de biotransformação podem variar acentuadamente de uma pessoa para outra. Dentre esses fatores, os mais importantes incluem raça e etnia, idade e sexo, farmacogenômica, dieta e ambiente, bem como interações medicamentosas em nível do metabolismo (GOLAN et al., 2014).

Raça e etnia: alguns aspectos genéticos de raça e/ou etnia, atribuídos a polimorfismos em genes específicos, afetam o metabolismo dos fármacos. Embora a base bioquímica desse efeito não seja conhecida, alguns dados clínicos têm demonstrado que os polimorfismos genéticos merecem atenção na tomada de decisão e escolha do tratamento e das doses de um fármaco. Por exemplo, a isoenzima P450 2D6 é funcionalmente inativa em 8% dos caucasianos, porém em apenas 1% dos asiáticos. Além disso, os afro-americanos exibem alta frequência de um alelo da P450 2D6, que codifica uma enzima com atividade diminuída. Essas observações são clinicamente relevantes, visto que a P450 2D6 é responsável pelo metabolismo oxidativo de cerca de 20% dos fármacos, incluindo muitos antagonistas β-adrenérgicos e antidepressivos tricíclicos, e pela conversão da codeína em morfina (GOLAN et al., 2014).

Idade e sexo: a biotransformação dos fármacos também pode variar entre indivíduos como resultado de diferenças de idade e sexo. Muitas reações de biotransformação são mais lentas tanto em crianças de pouca idade quanto em indivíduos idosos. Ao nascer, os recém-nascidos têm os sistemas enzimáticos imaturos e que vão amadurecer gradualmente no decorrer das primeiras duas semanas de vida e durante toda a infância. É interessante lembrar que a icterícia neonatal resulta de uma deficiência da enzima de conjugação da bilirrubina, a UDPGT (uridina difosfato glicuronil transferase). Outro exemplo de deficiência de enzima de conjugação associada a risco de toxicidade em lactentes é a denominada síndrome cinzenta do recém-nascido, induzida pelo antibiótico cloranfenicol, pois a excreção desse fármaco exige transformação oxidativa, seguida de reação de conjugação. O metabólito de oxidação do cloranfenicol é tóxico; se esse metabólito não sofrer conjugação, seus níveis poderão aumentar no plasma, alcançando concentrações tóxicas. Como consequência da presença de níveis tóxicos do metabólito, os recém-nascidos podem sofrer choque e colapso circulatório, produzindo a palidez e a cianose que deram o nome a essa síndrome. Por outro lado, no paciente idoso, observa-se diminuição geral de sua capacidade metabólica. Consequentemente, é preciso um cuidado especial na prescrição de fármacos para esse segmento da população. O declínio da capacidade metabólica observado nos idosos tem sido atribuído à redução relacionada com a idade de massa hepática, o fluxo sanguíneo hepático e, possivelmente, a atividade das enzimas hepáticas. Outra consideração terapêutica é que os idosos frequentemente ingerem muitos medicamentos, com consequente aumento do risco de interações medicamentosas.

Algumas evidências demonstram diferenças no metabolismo de fármacos em ambos os sexos, embora os mecanismos envolvidos não estejam bem elucidados. De fato, tem sido relatada uma diminuição na oxidação de etanol, estrógenos, benzodiazepínicos e salicilatos nas mulheres quando em comparação aos homens, o que pode estar relacionado com os níveis de hormônios androgênicos (GOLAN et al., 2014).

Farmacogenômica: é muito importante o conhecimento dos efeitos da variabilidade genética sobre o metabolismo dos fármacos. Determinadas populações exibem polimorfismos ou mutações em uma ou mais enzimas do metabolismo de fármacos, modificando a velocidade de algumas dessas reações e eliminando outras por completo. Essas diferenças farmacogenéticas precisam ser observadas na tomada de decisões terapêuticas e na prescrição de doses dos medicamentos (GOLAN et al., 2014).

Exemplo

O processo de metabolismo farmacológico que resulta na eliminação também desempenha uma função importante no sentido de diminuir a atividade biológica de um fármaco. Por exemplo, a (S)-fenitoína, um anticonvulsivante usado no tratamento da epilepsia, é praticamente insolúvel em água. O metabolismo pelos citocromos P450 (CYPs) da fase I, seguido das reações das uridina-difosfato-glicuronil transferases (UGTs) da fase II, produz um metabólito altamente hidrossolúvel e facilmente eliminado pelo organismo (Figura 4).

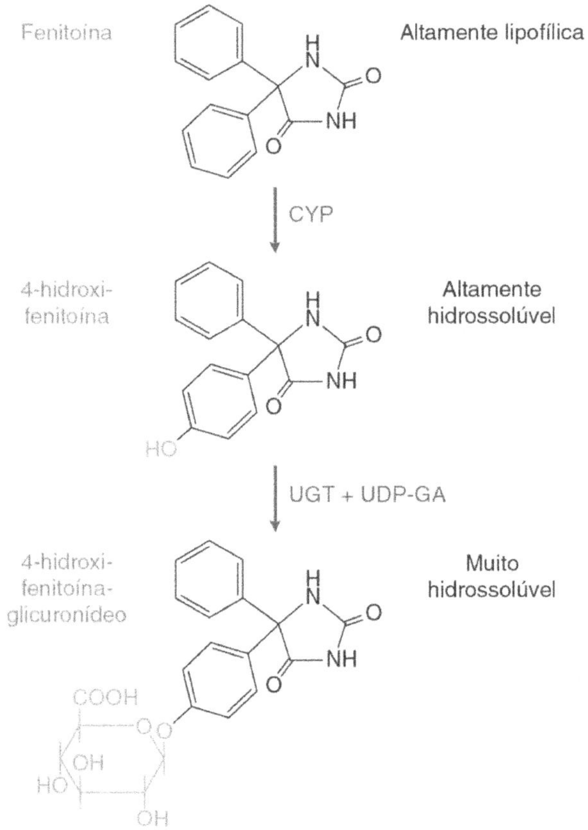

Figura 4. Metabolismo da fenitoína pelas enzimas do citocromo P450 (CYP) da fase I e pela uridina-difosfato-glicuronil transferase (UGT) da fase II.
Fonte: Brunton, Chabner e Knollmann (2016. p. 124).

Dieta e ambiente: tanto a dieta quanto o ambiente podem alterar o metabolismo dos fármacos ao induzir ou inibir as enzimas do sistema P450. Exemplo interessante é o suco de toranja (*grapefruit*) nos quais os derivados do psoraleno e os flavonoides encontrados inibem a isoenzima P450 3A4. A inibição da enzima diminui significativamente o metabolismo de primeira passagem de fármacos coadministrados que também são metabolizados por essa enzima. O efeito do suco de toranja é importante quando ele é ingerido com fármacos metabolizados por essas enzimas. Tais fármacos incluem alguns inibidores de protease, antibióticos macrolídeos, inibidores da hidroximetil-glutaril-CoA redutase (estatinas) e bloqueadores dos canais de cálcio.

Como muitas substâncias endógenas utilizadas nas reações de conjugação derivam, em última análise, da dieta, a nutrição pode afetar o metabolismo dos fármacos ao alterar o reservatório dessas substâncias disponíveis para as enzimas de conjugação. A exposição a poluentes pode influenciar o metabolismo dos fármacos; um exemplo é a indução das enzimas P450 mediada por receptor de aril hidrocarboneto (AhR), ocasionada por hidrocarbonetos aromáticos policíclicos presentes na fumaça do cigarro (GOLAN et al., 2014).

Interações medicamentosas: dentre as categorias de interações medicamentosas, os efeitos sobre a biotransformação têm importância clínica especial, pois pode ocorrer indução ou inibição das enzimas P450. Uma situação clínica comum que precisa levar em consideração esse tipo de interação medicamentosa é a prescrição de determinados antibióticos a mulheres em uso de contracepção hormonal.

Por exemplo, a indução enzimática pelo antibiótico rifampicina faz com que a contracepção hormonal à base de estrógeno seja ineficaz em doses convencionais, visto que a rifampicina induz a P450 3A4, que é a principal enzima envolvida no metabolismo do componente estrogênico comum, o 17α-etinilestradiol. Nessa situação, é necessário recomendar outros métodos de contracepção durante o tratamento com rifampicina. Com frequência, os fármacos são prescritos em associação a outros medicamentos e, então, deve-se ter atenção especial quando os fármacos são metabolizados pelas mesmas enzimas hepáticas. A administração concomitante de dois ou mais fármacos metabolizados pela mesma enzima resultará, em geral, em níveis séricos mais elevados dos medicamentos. Os mecanismos de interação medicamentosa podem envolver inibição competitiva dos substratos, inibição alostérica ou inativação enzimática irreversível; em qualquer um dos casos, pode-se verificar elevação aguda dos níveis de fármacos, induzindo, possivelmente, resultados deletérios (GOLAN et al., 2014).

Processos e fatores que podem afetar a excreção de fármacos

A eliminação de fármacos pelos rins, na urina, envolve os processos de filtração glomerular, secreção tubular ativa e reabsorção tubular passiva (Figura 5) (WHALEN; FINKEL; PANAVELLI, 2016).

1. **Filtração glomerular:** os fármacos chegam aos rins pelas artérias renais. O fármaco livre (não ligado à albumina) difunde-se pelas fendas capilares para o espaço de Bowman como parte do filtrado glomerular. A lipossolubilidade e o pH não influenciam a passagem dos fármacos para o filtrado glomerular. Contudo, variações na velocidade de filtração glomerular e a ligação dos fármacos às proteínas afetam esse processo.
2. **Secreção tubular proximal:** os fármacos que não foram transferidos para o filtrado glomerular saem dos glomérulos pelas arteríolas eferentes, que se dividem formando um plexo capilar ao redor do lúmen no túbulo proximal. A secreção ocorre nos túbulos proximais por dois mecanismos de transporte ativo que exigem energia: um para ânions e outro para cátions. Cada um desses sistemas de transporte apresenta baixa especificidade e pode transportar vários compostos. Assim, pode ocorrer competição entre fármacos pelos transportadores em cada um dos sistemas.
3. **Reabsorção tubular distal:** enquanto o fármaco se desloca em direção ao túbulo distal, sua concentração aumenta e excede a do espaço perivascular. O fármaco, se for neutro, pode difundir-se para fora do lúmen, retornando à circulação sistêmica. A manipulação do pH da urina, para aumentar a fração ionizada do fármaco no lúmen, pode ser feita para minimizar a retrodifusão e, assim, aumentar a depuração de um fármaco indesejável. Como regra geral, ácidos fracos podem ser eliminados através da alcalinização da urina, ao passo que a eliminação de bases fracas pode ser aumentada por acidificação da urina. Esse processo é denominado **prisão iônica**. Por exemplo, um paciente apresentando dose excessiva de fenobarbital (um ácido fraco) pode receber bicarbonato, que alcaliniza a urina e mantém o fármaco ionizado, diminuindo, assim, a sua reabsorção e então facilitando a sua excreção na urina (WHALEN; FINKEL; PANAVELLI, 2016).

Figura 5. Eliminação de fármacos pelos rins.
Fonte: Whalen, Finkel e Panavelli (2016, p. 16).

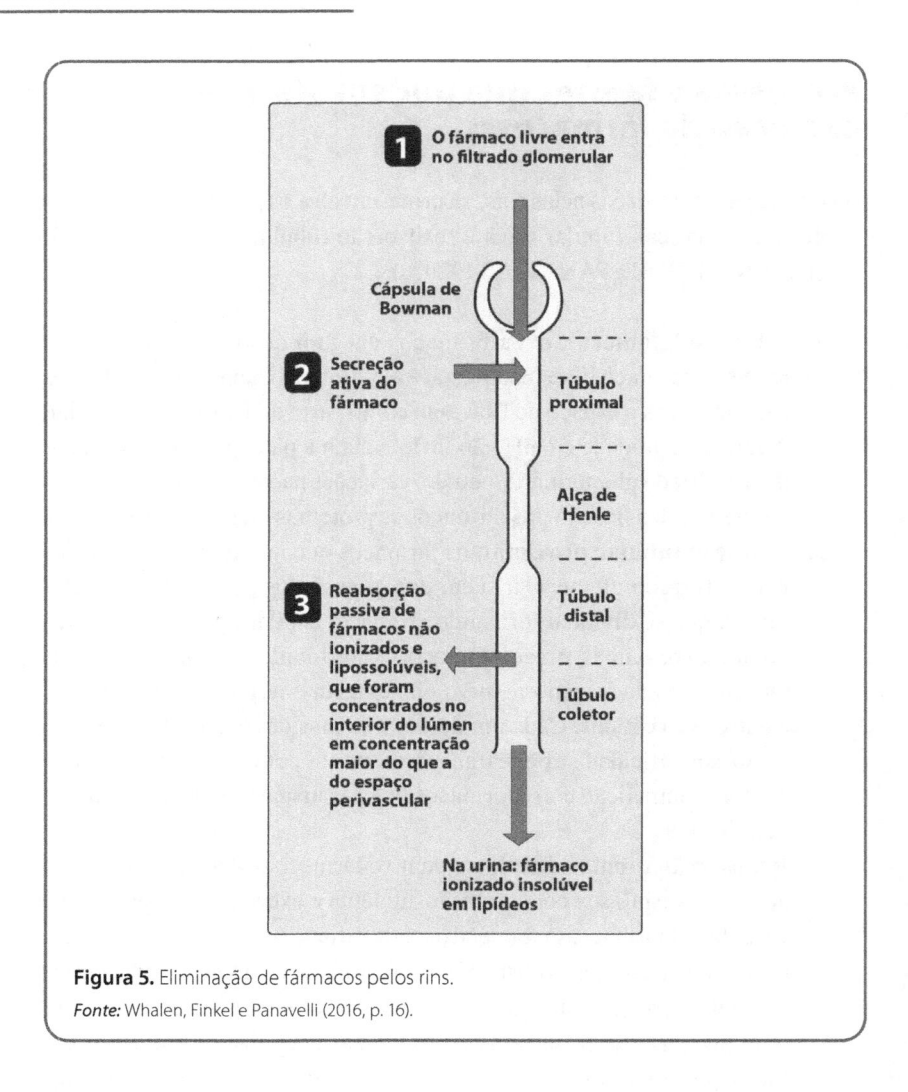

Fatores que influenciam a excreção de fármacos

Fatores fisiológicos ou patológicos que promovem alteração da função renal influenciam a excreção de fármacos por essa via.

Em pacientes com insuficiência renal, pode ocorrer acúmulo de fármacos e metabólitos ativos excretados que sejam essencialmente excretados pelo rim, causando efeitos tóxicos. Nessa situação clínica tornam-se necessários os ajustes nos esquemas terapêuticos.

Com relação aos fatores fisiológicos, a idade constitui como um dos principais interferentes na excreção renal de fármacos. Em recém-nascidos e prematuros, a filtração glomerular e o fluxo plasmático renal são aproximadamente 30 a 40% inferiores aos dos adultos.

Mecanismo de circulação entero-hepática

Os fármacos ingeridos por via oral e que são absorvidos no intestino atingem a circulação porta-hepática e chegam ao fígado, onde são conjugados com o ácido glicurônico, com o ácido sulfúrico ou com outras moléculas polares. Os produtos conjugados são hidrofílicos e podem, com a ajuda de mecanismos de transporte, passar das células hepáticas para a bile e, com ela, retornar ao intestino; são, portanto, eliminados por via biliar.

Os conjugados hidrofílicos não atravessam o epitélio intestinal; os O--glicuronídeos, contudo, podem ser hidrolisados por β-glicuronidases bacterianas no intestino, liberando o fármaco. O fármaco livre é então reabsorvido, o que configura o **ciclo entero-hepático**. Os produtos conjugados, contudo, não passam somente para a bile, mas também para o sangue. Os glicuronídeos eliminados para o sangue são filtrados nos rins e não são reabsorvidos, mas sim excretados com a urina, em razão de sua hidrofilicidade. Exemplos de fármacos que sofrem circulação entero-hepática incluem os contraceptivos orais, as digitoxinas e os anti-inflamatórios não esteroides (LÜLLMANN; MOHR; HEIN, 2017).

Os hormônios estrógeno e progesterona são absorvidos pelo TGI para a corrente sanguínea e são conduzidos para o fígado, onde são metabolizados. Esses compostos são excretados na bile, sendo lançados novamente no trato gastrointestinal. Uma parte deles é eliminada nas fezes e a outra é hidrolisada pelas enzimas das bactérias intestinais; o produto dessa reação é o estrogênio ativo, podendo ser reabsorvido, aumentando o nível do hormônio circulante no sangue, que garantirá o efeito do anticoncepcional.

Porém, é necessário cuidado e atenção quanto ao uso de antibióticos (ex. amoxicilina, ampicilina) em mulheres em idade fértil fazendo uso de contraceptivos orais, pois tais antibióticos eliminam as bactérias da flora intestinal responsáveis pela hidrólise dos conjugados estrogênios. Assim, o ciclo entero--hepático do estrógeno é diminuído, tendo redução dos níveis plasmáticos de estrógeno ativo e, consequentemente, diminuição do efeito contraceptivo.

Em razão da natureza lipofílica dos estrogênios e das progestinas, esses fármacos são prontamente absorvidos após a administração oral. Os estrogênios são conjugados com sulfato e gliconato no fígado e ocorre a secreção biliar desses conjugados no intestino, onde então são hidrolisados por enzimas bacterianas e sofrem reabsorção entero-hepática, mantendo a eficácia contraceptiva. Ou seja, os estrogênios sofrem recirculação entero-hepática, que depende em parte da hidrólise dos conjugados hepáticos no intestino por enzimas bacterianas. A amoxicilina promove alteração da flora intestinal, diminuindo a hidrólise dos conjugados e, assim, diminuindo a recirculação entero-hepática dos estrogênios.

Exercícios

1. Os fármacos são considerados substâncias xenobióticas, ou seja, substâncias estranhas ao nosso organismo, portanto, devem ser eliminados. Para tal, eles devem ser biotransformados no fígado para se tornarem mais hidrofílicos, direcionarem aos rins e serem excretados na urina. Qual das seguintes reações metabólicas da fase II transforma um metabólito de fase I passível de ser excretável pela urina?
   a) Oxidação.
   b) Redução.
   c) Glicuronidação.
   d) Hidrólise.
   e) Desidrogenação alcoólica.

2. Jonas, um estudante de oito anos, tem epilepsia e, certo dia, pela manhã, foi atendido na unidade de emergência, pois a sua avó errou na dose da medicação e administrou uma sobredose de fenobarbital. Como forma de tratamento, lhe foi administrado bicarbonato de sódio, pois a alcalinização da urina com bicarbonato é usada no tratamento de pacientes que apresentam dosagem excessiva de fenobarbital (ácido fraco). Qual das seguintes afirmativas descreve melhor a razão de alcalinizar a urina nessa situação?
   a) Para reduzir a reabsorção tubular de fenobarbital.
   b) Para diminuir a ionização de fenobarbital.
   c) Para aumentar a filtração glomerular de fenobarbital.
   d) Para diminuir a secreção tubular proximal.
   e) Para aumentar a reabsorção tubular de fenobarbital.

3. A eliminação do fármaco do organismo ocorre por numerosas vias, sendo a eliminação na urina a mais importante. Com relação aos processos de excreção renal, é correto afirmar que:
   a) fármacos livres e hidrossolúveis de baixo peso molecular são filtrados nos glomérulos renais.
   b) fármacos ionizados e lipossolúveis são excretados na urina.

c) fármacos não ionizados e hidrossolúveis presentes no filtrado sofrem reabsorção tubular passiva.
d) na filtração glomerular, os fármacos utilizam sistemas de transporte ativos.
e) fármacos livres e lipossolúveis de baixo peso molecular são filtrados nos glomérulos renais.

4. Os processos pelos quais as reações bioquímicas alteram os fármacos no corpo são designados, em seu conjunto, como metabolismo ou biotransformação dos fármacos. Sobre a biotransformação de fármacos, é correto afirmar que:
   a) as reações metabólicas de fase II podem resultar em metabólito ativo ou inativo.
   b) glicuronidação é a reação de conjugação mais comum da fase II e produz metabólito mais hidrossolúvel e farmacologicamente inativo.
   c) glicuronidação é a reação de conjugação mais comum da fase II e produz metabólito mais lipossolúvel e farmacologicamente inativo.
   d) oxidação é a reação de conjugação mais comum da fase II e produz metabólito mais hidrossolúvel e farmacologicamente ativo.
   e) glicuronidação é a reação de conjugação mais comum da fase I e produz metabólito mais hidrossolúvel e farmacologicamente inativo.

5. A eliminação de fármacos pelos rins na urina envolve os processos de filtração glomerular, secreção tubular ativa e reabsorção tubular passiva. O fármaco livre difunde-se pelas fendas capilares para o filtrado glomerular. A secreção ocorre nos túbulos proximais por dois mecanismos de transporte ativo com gasto de energia, um para ânions e outro para cátions. O fármaco, se for neutro, pode difundir-se para fora do lúmen, retornando à circulação sistêmica através da reabsorção tubular distal. Nesse contexto, qual das afirmações a seguir é correta em nível de excreção renal de fármacos?
   a) As alterações do pH urinário interferem no grau de ionização de bases e ácidos fracos, porém não afetam a excreção renal.
   b) O bicarbonato de sódio é utilizado para aumentar a reabsorção tubular de ácidos fracos em casos de intoxicação por barbitúricos.
   c) O bicarbonato de sódio é utilizado para aumentar a filtração glomerular de ácidos fracos em casos de intoxicação por barbitúricos.
   d) A competição de medicamentos pelos sistemas de transporte no túbulo proximal pela secreção tubular é usada como estratégia farmacológica para prolongar o tempo de ação dos medicamentos.
   e) As interações em nível de excreção são precipitadas por medicamentos com capacidade de inibirem ou induzirem o sistema enzimático.

Referências

BRUNTON, L. L.; CHABNER, B. A.; KNOLLMANN, B. C. *As bases farmacológicas da terapêutica de Goodman & Gilman*. 12. ed. Porto Alegre: AMGH, 2016.

GOLAN, D. E. et al. *Princípios de farmacologia*: a base fisiopatológica da farmacoterapia. 3. ed. Rio de Janeiro: Guanabara Koogan, 2014.

KATZUNG, B. G.; TREVOR, A. J. *Farmacologia básica e clínica*. 13. ed. Porto Alegre: AMGH, 2017. (Lange).

LÜLLMANN, H.; MOHR, K.; HEIN, L. *Farmacologia*: texto e atlas. 7. ed. Porto Alegre: Artmed, 2017.

WHALEN, K.; FINKEL, R.; PANAVELLI, T. A. *Farmacologia ilustrada*. 6. ed. Porto Alegre: ARTMED, 2016.

Leituras recomendadas

FUCHS, F. D.; WANNMACHER, L. *Farmacologia clínica*: fundamentos da terapêutica racional. 5. ed. Rio de Janeiro: Guanabara Koogan, 2017.

PANUS, P. C. et al. *Farmacologia para fisioterapeutas*. Porto Alegre: AMGH, 2011.

SILVA, P. *Farmacologia*. 8. ed. Rio de Janeiro: Guanabara Koogan, 2010.

TOZER, T. N.; ROWLAND, M. *Introdução à farmacocinética e à farmacodinâmica*: as bases quantitativas da terapia farmacológica. Porto Alegre: Artmed, 2009.

WILLIAMSON, E.; DRIVER, S.; BAXTER, K. *Interações medicamentosas de Stockley*. Porto Alegre: Artmed, 2012.

UNIDADE 2

Interações farmacológicas

Objetivos de aprendizagem

Ao final deste texto, você deve apresentar os seguintes aprendizados:

- Classificar os tipos e os mecanismos de interações medicamentosas.
- Identificar grupos de risco para ocorrência de interações medicamentosas.
- Relacionar os mecanismos e os efeitos envolvidos em interações entre fitoterápicos, nutrientes suplementos alimentares e medicamentos.

Introdução

É cada vez maior o número de indivíduos que fazem uso simultâneo de inúmeros medicamentos, prescritos e não prescritos, além do uso de fitoterápicos, plantas medicinais, nutrientes e suplementos alimentares, configurando assim uma associação medicamentosa que pode resultar em indiferentismo farmacológico, em que cada substância associada age independentemente das demais, sem alteração de ação ou efeito, ou em interação farmacológica.

Interações medicamentosas constituem alterações de respostas farmacológicas, em que os efeitos de um ou mais medicamentos são alterados pela administração simultânea ou anterior de outros medicamentos. As interações entre medicamentos são decorrentes de mecanismos farmacocinéticos ou farmacodinâmicos ou interações farmacêuticas (físico-químicas) (FUCHS; WANNMACHER, 2017).

As interações farmacocinéticas surgem quando um fármaco modifica a absorção, a distribuição, o metabolismo ou a excreção de outro fármaco, alterando, assim, a concentração desse fármaco ativo no organismo. As interações farmacodinâmicas surgem quando um fármaco modifica a resposta dos tecidos-alvo ou não alvo do outro fármaco, enquanto as interações físico-químicas ocorrem durante o preparo do medicamento antes da administração ao paciente (GOLAN et al., 2014).

Neste capítulo, serão abordados os tipos e os mecanismos de interações medicamentosas, os grupos de indivíduos que apresentam maior risco para ocorrência de interações medicamentosas, bem como as interações entre fitoterápicos, nutrientes e suplementos alimentares e medicamentos.

Tipos e mecanismos de interações medicamentosas

As interações medicamentosas são classificadas de acordo com os mecanismos pelos quais os fármacos interagem, em que temos: (a) interações físico-químicas ou incompatibilidade farmacêutica (os medicamentos interagem durante o preparo e ocorrem antes mesmo de serem administrados ao paciente); (b) interações farmacocinéticas (por meio de alteração do processo de absorção, distribuição, metabolismo/biotransformação e excreção) e (c) interações farmacodinâmicas (efeitos aditivos, sinérgicos ou antagônicos) (GOLAN et al., 2014; KATZUNG; TREVOR, 2017).

Interações farmacêuticas (físico-químicas) ou incompatibilidades

É o tipo de interação que ocorre *in vitro*, isto é, fora do organismo do paciente. Pode ocorrer em formas farmacêuticas líquidas (solução ou suspensão) ou sólidas (comprimido ou cápsulas); entre os princípios ativos e excipientes da formulação; entre os fármacos e diluentes ou reconstituintes; e entre eles e equipamentos de administração (como equipos plásticos, seringas e agulhas). Dependendo das condições do meio ou de fatores ambientais, as reações podem ser imediatas ou retardadas.

Alguns fatores podem predispor a incompatibilidade entre as substâncias. Por exemplo, a estrutura molecular pode oferecer grupamentos químicos reativos e sensíveis, seja na estrutura espacial da molécula ou no sistema de veiculação, cuja função é tanto proteger a integridade do fármaco até que chegue ao sítio de absorção como torná-lo mais rápido e completamente absorvido. Outros fatores predisponentes são: natureza do soluto ou do solvente (estado físico e polaridade), natureza do continente (como vidro, polietileno, PVC [cloreto de polivinila]), pH do meio, solubilidade, concentração, temperatura, luminosidade, existência de veículos, excipientes, tampões, estabilidade dos demais solutos e tempo de contato entre os compostos) (FUCHS; WANNMACHER, 2017; KATZUNG; TREVOR, 2017).

Interações farmacocinéticas

As interações medicamentosas podem, em algumas situações, alterar os parâmetros farmacocinéticos do fármaco, por meio da interferência na absorção ou no transporte por proteínas plasmáticas, durante os processos de biotransformação/metabolização e de excreção do fármaco (BRUNTON; CHABNER; KNOLLMANN, 2016):

Absorção: para que ocorra absorção, são necessárias condições biofarmacêuticas adequadas para desencadear a desintegração do medicamento e a dissolução do fármaco no local de absorção. As características no sítio de absorção (pH do meio, pKa do fármaco, coeficiente de partição óleo/água, interação com alimentos, tamanho da molécula e reatividade) influenciam a dissolução do fármaco nos líquidos orgânicos e na concentração resultante no sítio de absorção.

A absorção gastrintestinal de fármacos pode ser afetada pelo uso concomitante de outros fármacos, seja em razão da quelação das moléculas ou da alteração do pH gástrico ou alteração da motilidade intestinal, em que a absorção pode ser aumentada ou diminuída, acelerada ou retardada. No caso de uma absorção diminuída ou retardada, o resultado é que o fármaco pode não atingir os níveis eficazes na corrente sanguínea; no caso de uma absorção aumentada, esses níveis podem ser mais elevados do que o desejável, potencializando os efeitos colaterais.

Considerando que a maioria dos fármacos é absorvida no trato gastrointestinal, as interações fármaco-nutrientes também são muito comuns. Ou seja, a composição da dieta e o tipo de alimentação podem alterar a absorção dos medicamentos. Dependendo do tipo de alimento ingerido, a velocidade de esvaziamento gástrico pode variar, afetando a absorção de um fármaco. Outras vezes, os nutrientes podem formar complexos com o fármaco, impedindo sua absorção. Cálcio, magnésio, ferro e zinco, por exemplo, formam complexos com a tetraciclina e interferem na absorção e, consequentemente, no efeito farmacológico (FUCHS; WANNMACHER, 2017; KATZUNG; TREVOR, 2017).

Distribuição: os fármacos são transportados na corrente sanguínea por meio de ligação às proteínas plasmáticas (como albumina). O principal mecanismo pelo qual as interações medicamentosas alteram a distribuição dos fármacos está relacionado à competição por ligação às proteínas plasmáticas, resultando em deslocamento do fármaco da ligação às proteínas e, consequentemente, aumento da fração livre do fármaco no plasma e aumento do efeito farmacológico, dessa forma podendo causar efeitos adversos. Por exemplo, o deslocamento da varfarina dos sítios de ligação às proteínas plasmáticas, causado pela interação com o ácido acetilsalicílico, pode induzir ao aumento do efeito anticoagulante da varfarina com risco de causar sangramentos e/ou hemorragias no paciente. Esse efeito pode ser intensificado em uma situação na qual os níveis circulantes de albumina estão baixos, como em insuficiência hepática, desnutrição (síntese diminuída de albumina) ou síndrome nefrótica (excreção aumentada de albumina) (FUCHS; WANNMACHER, 2017; KATZUNG; TREVOR, 2017).

Metabolização: o metabolismo dos fármacos pode ser estimulado ou inibido pelo uso concomitante de fármacos em um mesmo regime terapêutico. As enzimas do citocromo CYP450 podem sofrer indução ou inibição, ou seja, um fármaco pode induzir ou inibir enzimas metabolizadoras do outro fármaco e, ainda, competir pelos mesmos sítios de metabolização, alterando a quantidade disponível da forma ativa.

Interações que levam à indução enzimática geralmente resultam em aumento do metabolismo do fármaco, o que, por consequência, pode resultar em falha na terapia. Exemplos clássicos de indutores enzimáticos são fenobarbital, fenitoína, carbamazepina e rifampicina.

Por outro lado, interações envolvendo a inibição enzimática resultam em diminuição do metabolismo e aumento da possibilidade de efeitos tóxicos. Quando dois fármacos são metabolizados pela mesma enzima P450, a inibição competitiva ou irreversível dessa enzima pode provocar aumento na concentração plasmática do segundo fármaco. Por outro lado, a indução de uma enzima P450 específica por um fármaco pode resultar em diminuição das concentrações plasmáticas de outros fármacos metabolizados pela mesma enzima. Exemplos de inibidores enzimáticos incluem a cimetidina e o antifúngico cetoconazol, um potente inibidor da enzima 3A4 do citocromo P450 (FUCHS; WANNMACHER, 2017; KATZUNG; TREVOR, 2017).

Excreção: a excreção renal do fármaco ativo também pode ser alterada por tratamento concomitante com outros fármacos. Interações que afetam a excreção podem ocorrer quando há a administração simultânea de fármacos ácidos fracos ou bases fracas e outros fármacos que afetem o pH urinário. Porém, interações em nível de excreção podem também se manifestar por meio da competição entre fármacos, em especial pela glicoproteína P e por transportadores de íons orgânicos.

Em algumas situações clínicas, pode ser necessária uma interação farmacocinética, como a associação de penicilina e probenecida. A penicilina é eliminada por secreção tubular nos rins e o seu tempo de ação pode ser aumentado se for administrado de modo concomitante com probenecida (um inibidor do transporte tubular renal) (KATZUNG; TREVOR, 2017).

Interações farmacodinâmicas

Interações farmacodinâmicas são aquelas em que o efeito de um fármaco é alterado pela presença de outro fármaco no sítio de ação. Quando são administrados simultaneamente medicamentos com efeitos farmacológicos semelhantes, pode ocorrer resposta farmacológica aditiva, sinérgica ou antagônica (KATZUNG; TREVOR, 2017).

As interações farmacodinâmicas podem ser divididas:

a) Aditiva: fármacos que atuam no mesmo receptor ou no mesmo processo fisiológico, quando administrados concomitantemente, podem apresentar efeito aditivo, como benzodiazepínicos e barbitúricos, ambos depressores do sistema nervoso central (SNC).
b) Sinérgica: os fármacos que atuam em receptores ou processos sequenciais diferentes podem atuar sinergicamente, como a associação de sulfonamida + trimetoprima. Também pode-se citar a interação de álcool com depressores do SNC: o álcool deprime o SNC e, se ingerido de forma moderada em pacientes que fazem uso de doses terapêuticas de medicamentos como benzodiazepínicos, pode ter aumento da depressão do SNC; outro exemplo refere-se à ingestão de álcool e fitoterápicos (como valeriana), em que pode ocorrer aumento da sonolência. Porém, em algumas situações clínicas, podem ocorrer interações farmacodinâmicas tóxicas quando dois fármacos ativam vias fisiológicas complementares, resultando em aumento do efeito farmacológico. Por exemplo, esse tipo de interação é observado com a coadministração de sildenafila (para disfunção erétil) e nitroglicerina (para angina de peito), aumentando o risco de hipotensão grave.

> **Saiba mais**
>
> Com relação a efeitos sinérgicos, também podemos citar exemplos de eventos hemorrágicos envolvendo o uso de fármacos anticoagulantes e fitoterápicos com efeito anticoagulante em potencial, a saber: alfafa, angélica, semente de anis, arnica, aipo, boldo, camomila, castanha-da-índia, dente-de-leão, gengibre, gingko biloba, salsa, tamarindo, salgueiro, rábano, urtiga, álamo e sálvia.

c) Antagônicas: quando dois fármacos, ou fármaco e nutriente, apresentam atividades contrárias um do outro, pode ocorrer anulação ou diminuição dos efeitos resultantes esperados para cada um individualmente. Por exemplo, a vitamina K (que tem efeito na coagulação sanguínea), proveniente de alimentos e/ou dieta enteral, pode interferir no efeito anticoagulantes das cumarinas, como a varfarina.

A diminuição de efeito farmacológico pode ocorrer em razão da competição no mesmo receptor celular (antagonismo farmacodinâmico). Também pode haver antagonismo farmacocinético: um exemplo é o uso de rifampicina com anticoncepcionais orais (etinilestradiol e noretindrona), em que a rifampicina aumenta a atividade enzimática do fígado e, consequentemente, a taxa da metabolização dos hormônios, podendo comprometer o nível plasmático destes e diminuir sua eficácia contraceptiva.

Por outro lado, em algumas situações, as interações antagônicas podem ser usadas para a obtenção de efeitos antagônicos terapêuticos, como a administração da N-acetilcisteína para o tratamento dos efeitos tóxicos causados por uma dose excessiva de paracetamol (BRUNTON; CHABNER; KNOLLMANN, 2016).

Grupos de risco para ocorrência de interações medicamentosas

Existem determinados grupos de pacientes que apresentam maior risco e probabilidade de ocorrência de interações medicamentosas, como os pacientes idosos, os pacientes em polifarmácia e os pacientes portadores de patologias crônicas (como epilepsia, diabetes e hipertensão).

De fato, estudos têm demonstrado a maior propensão para interações medicamentosas com desfechos clínicos adversos em pacientes idosos, pacientes com insuficiência renal e hepática, doenças cardíacas, problemas respiratórios (como asma), epilépticos e diabéticos. Também é importante o cuidado em pacientes imunossuprimidos, com AIDS e transplantados. As crianças também constituem grupo de risco em razão da falta de maturidade de algumas vias metabólicas. Interações medicamentosas também têm sido associadas a variáveis como sexo, idade, peso, etnia, etilismo e tabagismo.

Além da variabilidade individual e das características fisiopatológicas do paciente, também é importante conhecer os fármacos com maior propensão a precipitarem interações, especialmente aqueles que têm baixo índice terapêutico (em que a dose terapêutica é próxima da dose tóxica), como anticoagulantes, digitálicos, hipoglicemiantes, lítio, antineoplásicos e agentes nefrotóxicos. Alguns fármacos, de classes e mecanismos farmacológicos diferentes, são os mais frequentemente envolvidos em interações: ciclosporina, tolbutamida, digoxina, carbonato de lítio, metotrexato, fenitoína, teofilina, heparina e varfarina.

Portanto, é extremamente importante que os profissionais da área da saúde saibam reconhecer potenciais interações entre medicamento-medicamento, medicamento-nutrientes e possíveis interações entre medicamentos e plantas medicinais ou fitoterápicos (BRUNTON; CHABNER; KNOLLMANN, 2016; FUCHS; WANNMACHER, 2017).

Fique atento

Um fármaco que se liga às proteínas plasmáticas, como a albumina, pode deslocar um segundo fármaco da mesma proteína, aumentando sua concentração plasmática livre e, consequentemente, sua biodisponibilidade para tecidos-alvo e tecidos não alvo. Esse efeito pode ser intensificado em uma situação na qual os níveis circulantes de albumina estão baixos, como em insuficiência hepática, desnutrição (síntese diminuída de albumina) ou síndrome nefrótica (excreção aumentada de albumina).

Interações entre fitoterápicos, nutrientes, suplementos alimentares e medicamentos

O uso de fitoterápicos e suplementos alimentares está aumentando drasticamente em várias partes do mundo, sobretudo na Europa, nos Estados Unidos e na Austrália, como parte da popularidade da medicina alternativa e complementar. O Brasil é o país que detém a maior parcela da biodiversidade, em torno de 15 a 20% do total mundial, onde também é extremamente grande a população de usuários de fitoterápicos, sendo estimulada e implementada no Sistema Único de Saúde.

No entanto, a incidência de interações entre fitoterápicos e nutrientes, com medicamentos convencionais, ainda não é completamente conhecida e atualmente ainda não existe um manual ou órgão que forneça informações confiáveis.

Além disso, a falta de evidências de interações entre fitoterápicos e medicamentos, ou fitoterápicos e nutrientes, pode ser resultante de insuficiência no número de notificações de interações, pois em muitas situações os profissionais de saúde não têm conhecimento que o paciente esteja fazendo uso de fitoterápicos, plantas medicinais ou suplementos dietéticos (nutrientes) simultaneamente ao uso de medicamentos.

Em geral, os mecanismos de interações envolvendo fitoterápicos e nutrientes incluem os mecanismos de interação em nível farmacocinético, com potenciais alterações na absorção, distribuição, biotransformação/metabolização e excreção dos fármacos, mas também podem ocorrer interações por mecanismos farmacodinâmicos, em especial quando há o uso de plantas medicinais/fitoterápicos e medicamentos (BRUNTON; CHABNER; KNOLLMANN, 2016; FUCHS; WANNMACHER, 2017).

Interações entre nutrientes e medicamentos

Os nutrientes são substâncias químicas encontradas nos alimentos, indispensáveis para o funcionamento do organismo (WARDLAW; SMITH, 2013).

A administração concomitante de medicamentos e nutrientes pode provocar interações que alteram a absorção ou o metabolismo da medicação ou do nutriente. De fato, atualmente, em diversas ocasiões os indivíduos têm feito a utilização simultânea de suplementos dietéticos e medicamentos, o que pode acarretar interações entre eles. Para determinados fármacos, pode ocorrer uma diminuição da absorção ou da atividade farmacológica como resultado da quelação e adsorção.

Os minerais são vitais à saúde, essenciais no metabolismo corporal, nos movimentos musculares, no crescimento do corpo, no equilíbrio hídrico e em outros processos fisiológicos. Alguns minerais, como cobre e selênio, funcionam como cofatores, permitindo o trabalho de diversas proteínas, como as enzimas. Por exemplo, o ferro é um componente das hemácias. Sódio, potássio e cálcio auxiliam na transferência de impulsos nervosos por todo o corpo. O crescimento e o desenvolvimento corporal também dependem de determinados minerais, como cálcio e fósforo. O equilíbrio hídrico requer sódio, potássio, cálcio e fósforo (WARDLAW; SMITH, 2013).

Medicamentos podem alterar as concentrações fisiológicas dos minerais em razão de diminuição da absorção, aumento da excreção ou alteração do metabolismo de tais micronutrientes. Os resultados de tais interações podem ser clinicamente insignificantes ou graves. Vejamos agora alguns exemplos de interações envolvendo medicamentos e nutrientes.

Há evidências de que suplementos de cálcio podem diminuir a absorção de zinco. Por isso, não se deve tomar suplementos de cálcio com refeições ricas em zinco. Um efeito da suplementação de cálcio na diminuição da absorção de ferro é possível; entretanto, tal efeito parece ser pequeno a longo prazo. Por segurança, as pessoas devem notificar seus médicos se usarem suplementos de cálcio de modo regular.

O tratamento prolongado com diuréticos tiazídicos e diuréticos de alça pode levar a deficiências totais de potássio e magnésio, que não são detectáveis utilizando os métodos padrão de análise sérica e podem ocorrer apesar dos suplementos de potássio. Para esses indivíduos, alimentos ricos em potássio são boas opções à dieta, bem como suplementos de cloreto de potássio, se prescritos por um médico. Por outro lado, o aumento dos níveis séricos de potássio (hipercalemia) tem sido relatado com o uso de fármacos betabloqueadores em associação com diuréticos poupadores de potássio.

A deficiência de vitamina D e, por conseguinte, a diminuição da absorção de cálcio podem também ocorrer com medicamentos que prejudicam a absorção de gordura, tais como medicamentos antiobesidade (por exemplo, orlistat) e agentes hiperlipidêmicos (por exemplo, colestiramina). A gentamicina tem sido associada à hipocalcemia (baixos níveis de cálcio) em humanos. No entanto, o excesso de suplementação oral de cálcio pode reduzir o dano renal induzido por gentamicina. A prednisona e outros glicocorticoides causam má absorção de cálcio e aumento da excreção renal, que pode levar à perda óssea e ao hiperparatireoidismo secundário.

O uso de aspirina tem sido associado com menor nível sérico de ferritina em pacientes com quadro clínico de inflamação, infecção ou doença hepática. Além disso, o alto pH induzido por antiácidos pode formar agregados de ferro e converter o ferro em sua forma férrica, diminuindo a absorção. Os géis de hidróxido de alumínio se complexam e quelam os íons ferro, diminuindo também a sua absorção.

Interações entre fitoterápicos e medicamentos

De acordo com a Agencia Nacional de Vigilância Sanitária (Anvisa), "fitoterápicos são medicamentos obtidos a partir de plantas medicinais. Eles são obtidos empregando-se exclusivamente derivados de droga vegetal (extrato, tintura, óleo, cera, exsudato, suco e outros)". Os fitoterápicos, assim como todos os medicamentos, devem oferecer garantia de qualidade, ter efeitos terapêuticos comprovados, composição padronizada e segurança de uso para a população.

Importante ressaltar que em algumas situações, a equipe de saúde não associa o agravamento do quadro clínico do paciente, seja por ineficácia terapêutica ou surgimento de efeitos colaterais, à interação entre os medicamentos e fitoterápicos. Um exemplo da diminuição na eficácia de medicamentos pode ser observado pela interação entre *Hypericum* (hipérico, erva-de-São-João) e ciclosporina (imunossupressor), em que o hipérico causa redução dos níveis plasmáticos de ciclosporina, em alguns casos resultando na rejeição de transplantes (FUCHS; WANNMACHER, 2017).

A seguir, vamos demonstrar alguns exemplos de interações ou potenciais interações entre fitoterápicos mais comumente utilizados (MEMENTO..., 2016).

Estudos têm demonstrado que o alho (*Allium sativum L.*), tradicionalmente, tem sido indicado como coadjuvante no tratamento de bronquite crônica e asma, como expectorante, como preventivo de alterações vasculares, como coadjuvante no tratamento de hiperlipidemia, hipertensão arterial leve a moderada e sintomas de gripes e resfriados e, ainda, auxiliar na prevenção da aterosclerose. No entanto, vale ressaltar que existem algumas precauções e contraindicações, como a recomendação de não usar em casos de hemorragia e tratamento com anticoagulantes e anti-hipertensivos.

Foi descrita interação medicamentosa potencial entre *Allium sativum* e varfarina. Pacientes que utilizam anticoagulantes orais como a varfarina poderão apresentar aumento do tempo de sangramento quando forem administrados medicamentos contendo alho; efeito semelhante será observado no uso dos antiplaquetários. Esse fitoterápico não pode ser utilizado em associação com anticoagulantes orais, heparina, agentes trombolíticos, antiagregantes plaquetário (como AAS) e anti-inflamatórios não esteroidais, por aumentarem o risco de hemorragias. Também deve se ter cuidado com o uso do alho em pacientes diabéticos, pois o alho poderá intensificar o efeito de fármacos hipoglicemiantes (insulina e glipizida), causando uma hipoglicemia grave (MEMENTO..., 2016).

Hypericum perforatum L. (erva-de-São-João) é indicado para o tratamento dos estados depressivos leves a moderados. Há relatos de interações medicamentosas, como a administração de hipérico com lansoprazol, omeprazol, piroxicam e sulfonamida, poderá aumentará a fotossensibilidade. O hipérico potencializa o efeito de inibidores da monoaminoxidase, aumentando a pressão sanguínea. Quando administrada com fármacos como ciclosporina (para evitar a rejeição em transplantes) e indinavir (para tratamento de AIDS), os níveis sanguíneos desses fármacos poderão ser reduzidos gerando consequências graves. Outros fármacos que poderão ter redução nos níveis sanguíneos e comprometimento da ação se usados conjuntamente com o hipérico são: digoxina, teofilina e varfarina.

Além disso, o hipérico interfere nas enzimas hepáticas citocromo P450 e, como consequência, os níveis sanguíneos dos fármacos metabolizados pelo sistema microssomal hepático poderão ser aumentados em pequeno espaço de tempo, causando aumento dos efeitos ou potencializando reações adversas sérias. Exemplos de fármacos que poderão ser afetados: omeprazol, tolbutamida, cafeína, carbamazepina, ciclosporina, midazolam, nifedipina, sinvastatina, teofilina, antidepressivos tricíclicos, varfarina, inibidores de transcriptase reversa não nucleosídea, ou inibidores de protease (ANVISA, 2016).

O ginseng (*Panax ginseng C. A. Meyer*) é indicado para pacientes que apresentam um quadro de fadiga física e mental. Estudos em humanos sugerem que o ginseng pode reduzir a ação anticoagulante da varfarina e aumentar o risco de sangramentos quando utilizado com ácido acetilsalicílico, heparina, clopidogrel, além de anti-inflamatórios não esteroidais (AINEs). Também é relatado que o uso de ginseng com antidepressivos IMAO pode desencadear tremores, cefaleias e insônia. Ginseng pode interferir no metabolismo de fármacos metabolizados pelo sistema enzimático hepático P450 e a consequência é o aumento da concentração de tais fármacos na corrente sanguínea, podendo aumentar o efeito ou intensificar os efeitos colaterais (MEMENTO..., 2016).

Concluindo, mesmo em situações comprovadas de interações dos fitoterápicos com medicamentos ou alimentos, a importância clínica de alguns casos relatados não pode ser avaliada com precisão em razão da variação na natureza própria da planta e dos produtos produzidos a partir dela. Portanto, o profissional da saúde deve avaliar com muito cuidado tais informações antes da orientação aos pacientes quanto à segurança, ou não, de combinações de fitoterápicos ou outros suplementos dietéticos com medicamentos convencionais.

Link

A Política Nacional de Práticas Integrativas e Complementares no SUS, publicada por meio de Portaria GM nº 971, de 3 de maio de 2006, propõe a inclusão de plantas medicinais e fitoterapia, homeopatia, medicina tradicional chinesa/acupuntura e termalismo social/crenoterapia como opções terapêuticas no SUS. Acesse os links:

https://goo.gl/mq9Mx1
https://goo.gl/rNfQ3T

Exercícios

1. Interações medicamentosas constituem alterações de respostas farmacológicas, em que os efeitos de um ou mais medicamentos são alterados pela administração simultânea ou anterior de outros medicamentos. As interações entre medicamentos são decorrentes de mecanismos farmacocinéticos ou mecanismos farmacodinâmicos ou interações farmacêuticas ou incompatibilidades farmacêuticas.
  I. Interações farmacocinéticas surgem quando um fármaco modifica absorção, distribuição, metabolismo ou excreção de outro fármaco, alterando, assim, a concentração desse fármaco ativo no organismo.
  II. Interações farmacodinâmicas são aquelas em que o efeito de um fármaco é alterado pela presença de outro fármaco no sítio de ação.
  III. Incompatibilidades farmacêuticas ocorrem *in vivo*, antes da administração ao paciente.

Com relação aos mecanismos envolvidos nas interações medicamentosas, assinale a alternativa correta.
  a) As afirmativas I, II e III estão corretas.
  b) As afirmativas I e II estão corretas.
  c) As afirmativas I e III estão corretas.
  d) As afirmativas II e III estão corretas.
  e) Nenhuma afirmativa está correta.

2. A absorção de fármacos no TGI pode ser afetada pelo uso concomitante de outros fármacos, ou de alimentos ou nutrientes, em que a absorção pode ser aumentada ou diminuída, acelerada ou retardada. Considerando interações farmacocinéticas em nível de absorção, é correto afirmar que:
 a) a absorção de fármacos como tetraciclinas no TGI pode ser aumentada por alimentos contendo íons cálcio em razão da formação de quelatos.
 b) a absorção de fármacos como tetraciclinas no TGI pode ser diminuída por alimentos contendo íons cálcio em razão da formação de quelatos.
 c) a alteração do pH gástrico ou a alteração da motilidade intestina não interferem na absorção de fármacos no TGI.
 d) a diminuição da absorção gastrointestinal de fármacos não promove alteração das concentrações no sangue.
 e) o aumento da absorção gastrointestinal de fármacos não promove alteração das concentrações no sangue.

3. O metabolismo dos fármacos, em especial o metabolismo que acontece no citocromo P450 (CYP450), pode ser estimulado ou inibido pelo uso concomitante de fármacos em um mesmo regime terapêutico.
 I. Fármacos indutores são aqueles que potencializam a ação de outros fármacos em razão do aumento na concentração plasmática do segundo fármaco.
 II. Fármacos inibidores são aqueles que diminuem a ação de outros fármacos em razão da diminuição na concentração plasmática do segundo fármaco.
 III. Quando dois fármacos são metabolizados pela mesma enzima CYP450, a inibição competitiva ou irreversível dessa enzima pode provocar aumento na concentração plasmática do segundo fármaco.
 IV. Por outro lado, a indução de uma enzima CYP450 específica por um fármaco pode resultar em diminuição das concentrações plasmáticas de outros fármacos metabolizados pela mesma enzima.

Sobre as interações que podem envolver enzimas CYP450, assinale a alternativa correta.
 a) As afirmativas I, II e IV estão corretas.
 b) As afirmativas II, III e IV estão corretas.
 c) As afirmativas I, II e IV estão corretas.
 d) As afirmativas II e IV estão corretas.
 e) As afirmativas III e IV estão corretas.

4. Em algumas situações, ocorre o agravamento do quadro clínico do paciente, seja por ineficácia terapêutica ou surgimento de efeitos colaterais em razão da interação entre medicamentos e fitoterápicos. Assinale a afirmativa correta em relação à associação entre alguns fitoterápicos e medicamentos.

a) É recomendável a associação do uso de *Allium sativum* em pacientes usuários de heparina.
b) É recomendável a associação do uso de *Allium sativum* em pacientes diabéticos usuários de insulina.
c) O uso de *Hypericum* (erva-de-São-João) pode resultar em ineficácia terapêutica do imunossupressor ciclosporina.
d) É recomendável a associação do uso de *Allium sativum* em pacientes usuários de antiagregantes plaquetários (como AAS).
e) É recomendável a associação do uso de *Allium sativum* em pacientes usuários de varfarina.

5. Medicamentos e suplementos alimentares podem alterar as concentrações fisiológicas dos minerais em razão de diminuição da absorção, aumento da excreção ou alteração do metabolismo de tais micronutrientes. Assinale a afirmativa correta em relação à associação entre medicamentos e micronutrientes.
a) Suplementos de cálcio podem aumentar a absorção de zinco.
b) Diuréticos tiazídicos e diuréticos de alça podem causar hiperpotassemia.
c) A diminuição dos níveis séricos de potássio tem sido relatada com o uso de diuréticos poupadores de potássio.
d) A prednisona pode causar má absorção e aumento da excreção renal de cálcio, que pode levar à perda óssea.
e) Antiácidos como hidróxido de alumínio aumentam a absorção de íons ferro.

Referências

BRUNTON, L. L.; CHABNER, B. A.; KNOLLMANN, B. C. *As bases farmacológicas da terapêutica de Goodman & Gilman*. 12. ed. Porto Alegre: AMGH, 2016.

FUCHS, F. D.; WANNMACHER, L. *Farmacologia clínica*: fundamentos da terapêutica racional. 5. ed. Rio de Janeiro: Guanabara Koogan, 2017.

GOLAN, D. E. et al. *Princípios de farmacologia*: a base fisiopatológica da farmacoterapia. 3. ed. Rio de Janeiro: Guanabara Koogan, 2014.

KATZUNG, B. G.; TREVOR, A. J. *Farmacologia básica e clínica*. 13. ed. Porto Alegre: AMGH, 2017. (Lange).

MEMENTO fitoterápico: farmacopeia brasileira. Brasília, DF: ANVISA, 2016. Disponível em: <http://portal.anvisa.gov.br/documents/33832/2909630/Memento+Fitoterapico/a80ec477-bb36-4ae0-b1d2-e2461217e06b>. Acesso em: 16 jun. 2018.

WARDLAW, G. M.; SMITH, A. M. *Nutrição contemporânea*. 8. ed. Porto Alegre: AMGH, 2013.

Leituras recomendadas

ALTERNATIVE MEDICINE FOUNDATION. 2010. Disponível em: <www.amfoundation.org/>. Acesso em: 16 jun. 2018.

BRASIL. Ministério da Saúde. Secretaria de Ciência, Tecnologia e Insumos Estratégicos. Departamento de Assistência Farmacêutica. *A fitoterapia no SUS e o Programa de Pesquisa de Plantas Medicinais da Central de Medicamentos*. Brasília, DF: Ministério da Saúde, 2006a. Disponível em: <http://bvsms.saude.gov.br/bvs/publicacoes/fitoterapia_no_sus.pdf>. Acesso em: 16 jun. 2018.

BRASIL. Ministério da Saúde. Secretaria de Ciência, Tecnologia e Insumos Estratégicos. Departamento de Assistência Farmacêutica. *Política nacional de plantas medicinais e fitoterápicos*. Brasília, DF: Ministério da Saúde, 2006b.

LÜLLMANN, H.; MOHR, K.; HEIN, L. *Farmacologia*: texto e atlas. 7. ed. Porto Alegre: Artmed, 2017.

NATIONAL INSTITUTES OF HEALTH NATIONAL CENTER FOR COMPLEMENTARY AND ALTERNATIVE MEDICINE (NCCAM). 2017. Disponível em: <www.nccam.nih.gov/>. Acesso em: 16 jun. 2018.

SILVA, P. *Farmacologia*. 8. ed. Rio de Janeiro: Guanabara Koogan, 2010.

WHALEN, K.; FINKEL, R.; PANAVELLI, T. A. *Farmacologia ilustrada*. 6. ed. Porto Alegre: ARTMED, 2016.

WILLIAMSON, E.; DRIVER, S.; BAXTER, K. *Interações medicamentosas de Stockley*. Porto Alegre: Artmed, 2012.

Farmacodinâmica I – modo de ação dos fármacos

Objetivos de aprendizagem

Ao final deste texto, você deve apresentar os seguintes aprendizados:

- Identificar os princípios do modo de ação e resposta farmacológica de um fármaco.
- Diferenciar fármacos de ação agonista e de ação antagonista.
- Explicar a relação entre a dose e a resposta clínica do fármaco.

Introdução

A farmacodinâmica é o estudo dos efeitos bioquímicos e fisiológicos decorrente da interação fármaco-receptor e de seus modos de ação.

Assim, os efeitos terapêuticos da maioria dos fármacos resultam de suas interações com os alvos moleculares, ou seja, com os receptores localizados nos órgãos e tecidos dos pacientes. A molécula do fármaco interage com o receptor, dando início a uma cadeia de eventos bioquímicos e fisiológicos que resultam nos efeitos observados para os fármacos. Essa interação do ligante-receptor e seus resultados são parte da farmacodinâmica (BRUNTON; CHABNER; KNOLLMANN, 2016).

Na farmacologia, receptor é definido como qualquer molécula biológica à qual um fármaco interage e produz uma resposta biológica. Enzimas, ácidos nucleicos e principalmente as proteínas estruturais podem atuar como receptores de fármacos ou de agonistas endógenos.

No estudo da farmacodinâmica, são investigados os locais de ação, os mecanismos de ação, o efeito dos fármacos no organismo, a relação entre dose do fármaco e magnitude dos efeitos e a variação das respostas aos fármacos (SILVA, 2010).

Neste capítulo, vamos abordar os princípios do modo de ação e resposta farmacológica, as ações agonista e antagonista e a relação entre a dose e a resposta clínica do fármaco.

Princípios do modo de ação e resposta farmacológica de um fármaco

Os efeitos farmacológicos da maioria dos fármacos são atribuídos à sua interação com os componentes macromoleculares (receptores) do organismo. As interações fármaco-receptoras alteram a função do componente biológico envolvido e iniciam as alterações bioquímicas e fisiológicas que caracterizam a resposta ao fármaco. Os fármacos não produzem reações biológicas, mas, em geral, alteram a velocidade ou a magnitude de uma resposta celular intrínseca.

Nesse contexto, é extremamente importante conhecer os modos pelos quais um fármaco interage com o receptor e desencadeia a resposta farmacológica ou tóxica, pois constitui as bases para o uso terapêutico racional dos fármacos (BRUNTON; CHABNER; KNOLLMANN, 2016).

Os **receptores** dos fármacos geralmente se localizam nas superfícies das células, mas também podem estar localizados nos compartimentos intracelulares específicos, como no núcleo (Figura 1). Enzimas, ácidos nucleicos e proteínas podem atuar como receptores de fármacos ou de agonistas endógenos e, sob o ponto de vista quantitativo, as proteínas constituem o grupo mais importante de receptores farmacológicos. De fato, os receptores de fármacos mais bem caracterizados são as proteínas reguladoras, que mediam as ações de sinais químicos endógenos, como neurotransmissores, autacoides e hormônios. Outras classes de proteínas que têm sido identificadas como receptores de fármacos incluem enzimas, que podem ser inibidas (ou, menos comumente, ativadas) por ligação com um fármaco (por exemplo, diidrofolato redutase, o receptor para o fármaco antineoplásico metotrexato); proteínas de transporte (por exemplo, Na^+/K^+-ATPase, o receptor de membrana para glicosídeos digitálicos cardioativos); e proteínas estruturais (por exemplo, tubulina, o receptor para a colchicina, um agente anti-inflamatório). A ligação específica dos fármacos aos outros componentes celulares (como o DNA) também é explorada com finalidades terapêuticas. Por exemplo, os ácidos nucleicos são receptores farmacológicos particularmente importantes para determinados agentes quimioterápicos (usados no tratamento do câncer) e fármacos antivirais (BRUNTON; CHABNER; KNOLLMANN, 2016; KATZUNG; TREVOR, 2017).

Farmacodinâmica I – modo de ação dos fármacos | 85

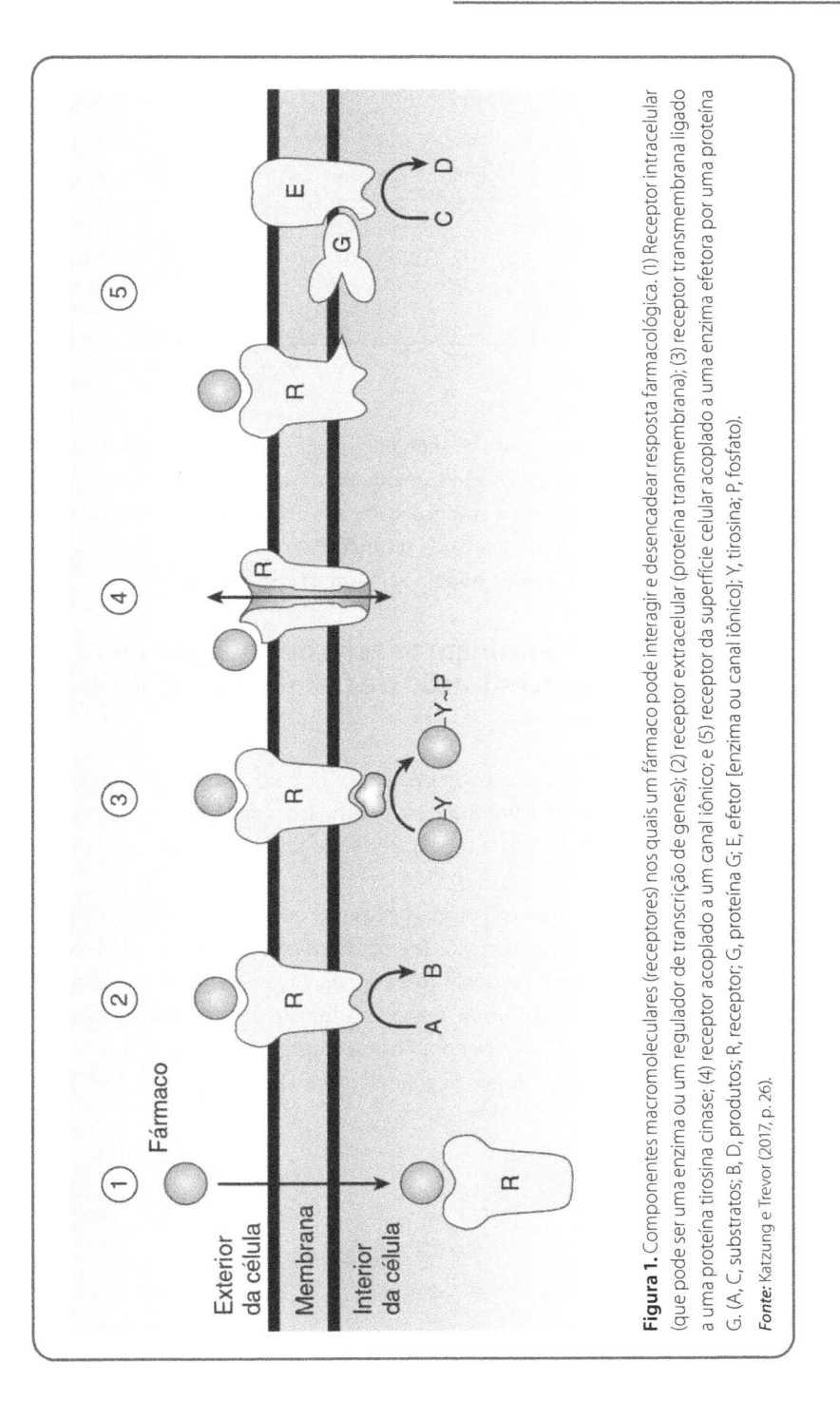

Figura 1. Componentes macromoleculares (receptores) nos quais um fármaco pode interagir e desencadear resposta farmacológica. (1) Receptor intracelular (que pode ser uma enzima ou um regulador de transcrição de genes); (2) receptor extracelular (proteína transmembrana); (3) receptor transmembrana ligado a uma proteína tirosina cinase; (4) receptor acoplado a um canal iônico; e (5) receptor da superfície celular acoplado a uma enzima efetora por uma proteína G. (A, C, substratos; B, D, produtos; R, receptor; G, proteína G; E, efetor [enzima ou canal iônico]; Y, tirosina; P, fosfato).

Fonte: Katzung e Trevor (2017, p. 26).

> **Saiba mais**
>
> Muitos fármacos também interagem com aceptores (por exemplo, albumina sérica) existentes no organismo. Os aceptores são componentes que não causam diretamente qualquer alteração na resposta bioquímica ou fisiológica. Entretanto, a interação das moléculas dos fármacos com os aceptores pode alterar a farmacocinética dos fármacos, alterando a concentração de fármaco livre e, assim, podendo interferir na intensidade e duração de ação.

Ressalta-se a importância do conhecimento das consequências práticas das interações fármaco-receptoras não somente para o desenvolvimento de novos fármacos, mas também para a compreensão das ações e dos usos clínicos de fármacos para a tomada de decisões terapêuticas na prática clínica (KATZUNG; TREVOR, 2017). Elas podem ser sumarizadas da seguinte forma:

Os receptores determinam as relações quantitativas entre dose (ou concentração de fármacos) e efeitos farmacológicos

A afinidade do fármaco para se ligar ao receptor determina a sua concentração necessária para formar um número significativo de complexos fármaco-receptores, e o número total de receptores pode limitar o efeito máximo que um fármaco produz.

A teoria de ocupação dos receptores pressupõe que a resposta farmacológica seja gerada por meio da ocupação de um receptor por um fármaco. Nesse cenário, a curva de dose-resposta (ou concentração-resposta), que representa o efeito observado de um fármaco, em função da sua concentração no compartimento receptor, explica como os receptores determinam as relações quantitativas entre dose e efeitos farmacológicos (BRUNTON; CHABNER; KNOLLMANN, 2016).

Conforme a concentração do fármaco aumenta, seu efeito farmacológico também aumenta gradualmente até que todos os receptores estejam ocupados (efeito máximo). Lançando a intensidade da resposta *versus* as doses crescentes de um fármaco, produz-se uma **curva dose-resposta gradual,** que tem a estrutura geral como uma hipérbole retangular, apresentada na Figura 2 (a). Duas importantes propriedades dos fármacos, **potência** e **eficácia**, podem ser determinadas nas curvas doses-resposta graduais.

Potência é uma medida da quantidade de fármaco necessária para produzir um efeito de determinada intensidade. A concentração de fármaco que produz 50% do efeito máximo (CE_{50}), em geral, é usada para determinar a potência. Na Figura 2, a CE_{50} dos fármacos A e B indica que o fármaco A é mais potente do que o B porque menor quantidade de fármaco A é necessária para obter 50% do efeito, quando comparado com o fármaco B. Como a faixa de concentração dos fármacos em geral é muito ampla, são usados gráficos semilogarítmicos para poder representar a faixa de doses completa (Figura 2 [b]), em que as curvas assumem a forma sigmoide, o que simplifica a interpretação da curva dose-resposta (WHALEN; FINKEL; PANAVELLI, 2016).

Eficácia é a magnitude da resposta que o fármaco produz quando interage com um receptor. A eficácia depende do número de complexos fármaco-receptores formados e da **atividade intrínseca** do fármaco (sua capacidade de ativar o receptor e causar a resposta celular). A eficácia máxima de um fármaco ($E_{máx}$) considera que todos os receptores estão ocupados pelo fármaco, e não se obterá aumento na resposta com o aumento da concentração do fármaco. Por isso, a resposta máxima difere entre agonistas totais e parciais, mesmo que 100% dos receptores sejam ocupados pelos fármacos. De modo similar, mesmo que um antagonista ocupe 100% dos receptores, não ocorre ativação, e o $E_{máx}$ é zero. A eficácia é uma característica clinicamente mais útil do que a potência, pois um fármaco com maior eficácia é mais benéfico terapeuticamente do que um que seja mais potente. A Figura 3 apresenta a resposta induzida por fármacos de diferentes potências e eficácias (WHALEN; FINKEL; PANAVELLI, 2016).

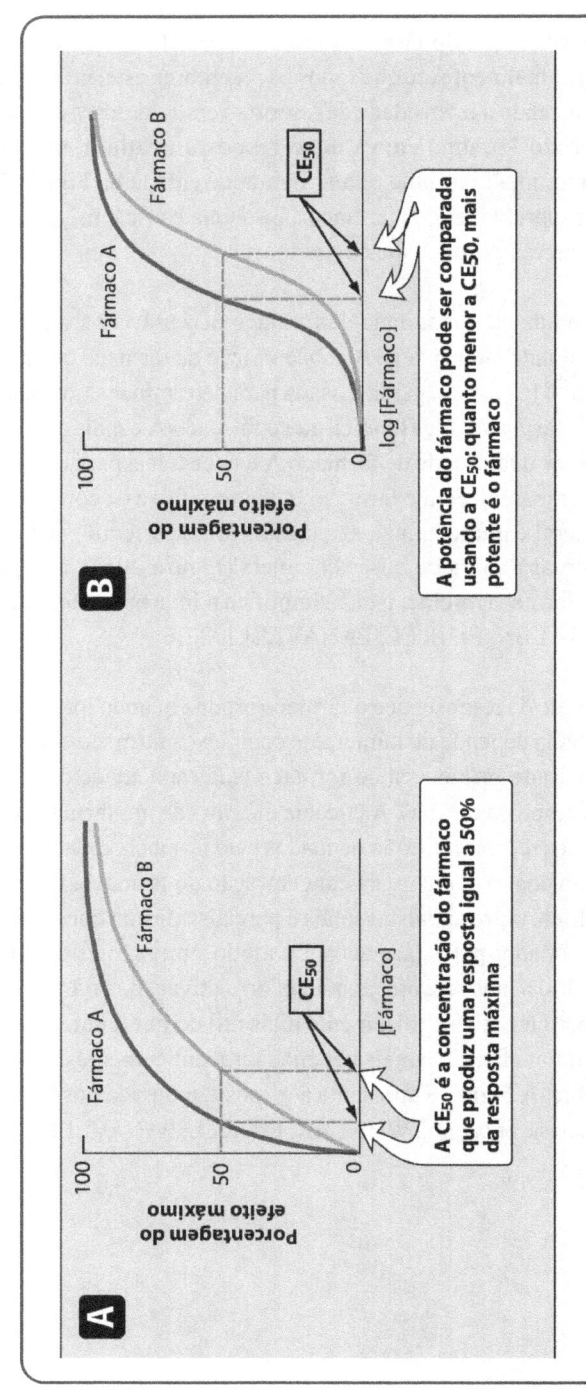

Figura 2. O efeito da dose na intensidade da resposta farmacológica. (a) Gráfico em escala linear. (b) Lançamento semilogarítmico dos mesmos dados. CE_{50}, dose de fármaco que causa 50% da resposta máxima.

Fonte: Whalen, Finkel e Panavelli (2016, p. 30).

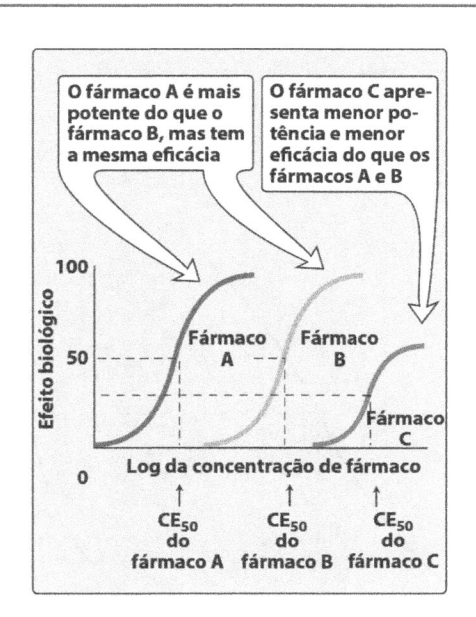

Figura 3. Curvas doses-resposta típicas para fármacos que mostram diferenças em potência e eficácia. CE_{50}, dose do fármaco que provoca 50% da resposta máxima.
Fonte: Whalen, Finkel e Panavelli (2016, p. 31).

Além da potência e da eficácia, é importante conhecer o **índice terapêutico (IT)**. A concentração terapêutica de um fármaco se situa entre as concentrações capazes de produzir um efeito mínimo eficaz (limite mínimo) e um efeito tóxico (concentração máxima tolerada, limite máximo), e a relação entra as concentrações terapêuticas e tóxicas é chamada IT do fármaco, que é uma medida da segurança do fármaco, pois um valor elevado de IT indica uma ampla margem entre a dose que é efetiva e a que é tóxica.

O IT de um fármaco é a relação entre a dose que produz toxicidade em metade da população (DT_{50}) e a dose que produz o efeito eficaz ou clinicamente desejado em metade da população (DE_{50}):

$$IT = DT_{50}/DE_{50}$$

O IT é uma medida indireta da toxicidade do fármaco obtido com animais de laboratório e está correlacionado com a sua margem de segurança (Figura 4). O IT significativamente superior a 1 indica larga margem de segurança para os animais de laboratório. O IT muito próximo de 1 indica que as doses terapêuticas e tóxicas estão muito próximas.

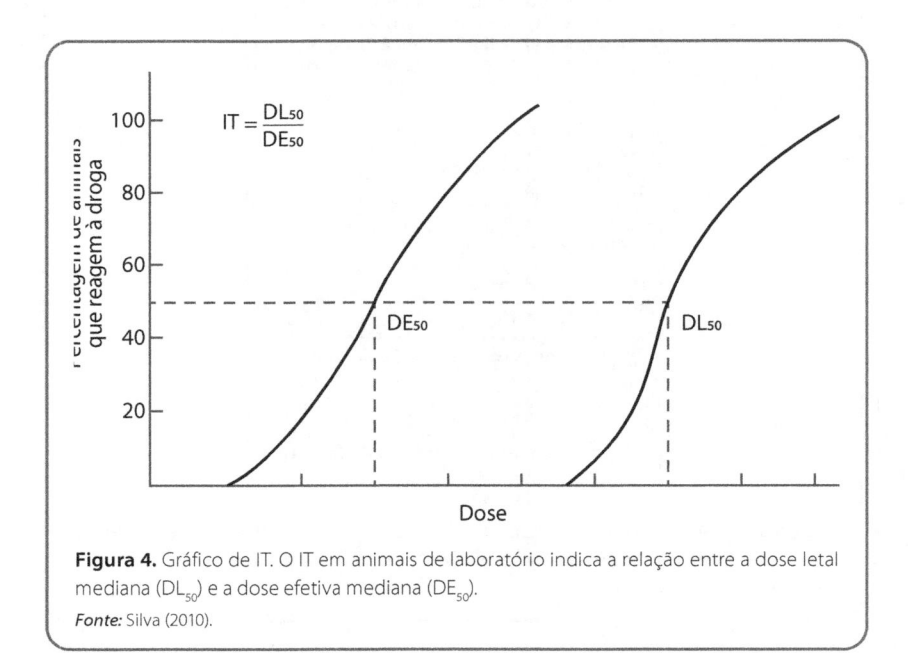

Figura 4. Gráfico de IT. O IT em animais de laboratório indica a relação entre a dose letal mediana (DL_{50}) e a dose efetiva mediana (DE_{50}).
Fonte: Silva (2010).

Assim, medicamentos com amplo IT apresentam uma ampla faixa de concentração que leva ao efeito requerido, pois as concentrações potencialmente tóxicas excedem nitidamente as terapêuticas. Essa faixa de concentração é denominada **janela terapêutica** (faixa entre as doses mínima eficaz e máxima eficaz). Importante ressaltar que, no mercado, muitos fármacos em uso na prática clínica apresentam uma estreita janela terapêutica (IT < 10), por apresentarem uma pequena diferença entre as concentrações terapêuticas e tóxicas. Portanto, para tais fármacos, há a necessidade de cuidadosa monitorização da dose, dos efeitos clínicos e mesmo das concentrações sanguíneas desses fármacos (por exemplo, varfarina, heparina, fenitoína e lítio), visando a assegurar eficácia sem toxicidade (GOLAN et al., 2014).

Os receptores são responsáveis pela seletividade da ação do fármaco

Embora nenhum fármaco seja completamente específico para agir exclusivamente em um só tipo de alvo celular, a ação farmacológica de fármacos se baseia em determinado grau de **seletividade**. Os mecanismos de seletividade determinam a margem de segurança entre os efeitos desejados e indesejados dos fármacos e também a amplitude de aplicações clínicas (SILVA, 2010).

A afinidade de um fármaco por seu receptor e sua atividade intrínseca são determinadas por sua estrutura química. Em geral, essa relação é muito específica. O tamanho, o formato e a carga elétrica molecular de um fármaco determinam se – e com que afinidade – ele se acoplará a um receptor em particular, dentro da diversidade de sítios de ligação quimicamente diferentes disponíveis em uma célula, um tecido ou um paciente. Em conformidade, mudanças na estrutura química de um fármaco podem aumentar ou diminuir drasticamente as afinidades de um novo fármaco por classes diferentes de receptores, com alterações resultantes em efeitos terapêuticos e tóxicos.

Os receptores são moléculas específicas com as quais os fármacos interagem para produzir mudanças na função das células do paciente. Os receptores devem ser seletivos nas suas características de ligação, a fim de responder a estímulos químicos específicos. Os fármacos que se ligam a um grupo limitado de tipos de receptor podem ser classificados como **específicos**, já os fármacos que se ligam a um grande número de tipos de receptor podem ser considerados **não específicos** (Figura 5). Os fármacos interagem com os receptores por meio de três principais tipos de ligação química: covalente, eletrostática e hidrofóbica. As ligações covalentes são fortes e, em muitos casos, irreversíveis sob condições biológicas; as ligações eletrostáticas são mais fracas que as covalentes, mais comuns e frequentemente reversíveis; por fim, as ligações hidrofóbicas são as mais fracas.

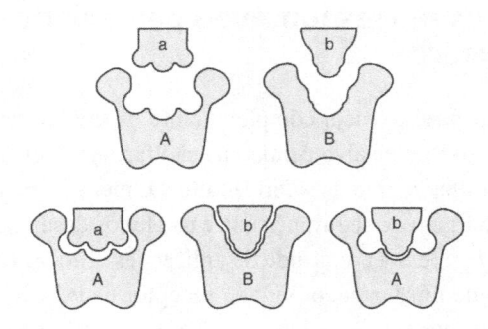

Figura 5. Especificidade de um fármaco pelo receptor. A estrutura do fármaco a permite a ligação apenas no receptor A. Diferentemente, a estrutura do fármaco b permite a ligação ao receptor A ou B. A conformação do fármaco a é de modo tal que esse fármaco pode ser considerado específico do receptor A.
Fonte: Panus et al. (2012, p. 9).

Com relação à **especificidade do fármaco**, a força da interação reversível entre um fármaco e seu receptor, que pode ser medida por sua constante de dissociação, é definida como afinidade de um pelo outro. A **afinidade** de um fármaco por seu receptor e sua **atividade intrínseca** são determinadas pela estrutura química da substância. A estrutura química do fármaco também contribui para sua especificidade farmacológica. Um fármaco que interage com apenas um tipo de receptor expresso em apenas algumas células diferenciadas são altamente específicas. Um exemplo desse tipo de fármaco é a ranitidina, um antagonista dos receptores H_2 utilizado para tratar úlceras. Por outro lado, se o receptor for expresso por diferentes células distribuídas por todo o organismo, os fármacos que atuam nesse tipo de receptor produzem efeitos generalizados e poderiam causar efeitos adversos ou tóxicos potencialmente graves, se o receptor desempenhasse funções importantes em vários tecidos (BRUNTON; CHABNER; KNOLLMANN, 2016).

Alguns fármacos produzem efeitos por uma ação e geram efeitos no corpo inteiro. Por exemplo, os fármacos antineoplásicos que bloqueiam a síntese do folato (como metotrexato) por inibição da diidrofolato redutase, uma enzima necessária a todas as células para a síntese das purinas e do timidilato. Ainda, pode-se exemplificar a ação da lidocaína, um bloqueador do canal de Na^+, que produz efeitos nos nervos periféricos, no coração e no sistema nervoso central (SNC), uma vez que os canais de Na^+ estão expressos em todos estes tecidos. Assim, a lidocaína produz efeitos anestésicos locais quando administrada por via tópica para evitar ou atenuar a dor, mas também pode produzir efeitos no coração e no SNC quando atinge a circulação sistêmica.

Vale ressaltar que alguns fármacos usados rotineiramente na prática clínica apresentam especificidade ampla porque conseguem interagir com vários receptores em diversos tecidos. Isso, por um lado, aumenta a sua utilidade clínica e, por outro lado, contribui para a ocorrência de vários efeitos adversos atribuídos às interações diversas. Um exemplo de fármaco que interage com vários receptores é a amiodarona, usada para tratar arritmias cardíacas. No músculo cardíaco, a amiodarona inibe os canais de Na^+, Ca^+ e K^+ e inibe não competitivamente os receptores beta-adrenérgicos, interações que contribuem para sua eficácia terapêutica e sua utilização ampla para tratar diversos tipos de arritmia. Contudo, a amiodarona também causa alguns efeitos tóxicos graves, alguns sendo atribuídos à semelhança estrutural do fármaco com o hormônio tireoideo e sua capacidade de interagir com os receptores tireoideos nucleares (BRUNTON; CHABNER; KNOLLMANN, 2016).

Alguns fármacos são administrados como misturas racêmicas de estereoisômeros e, dessa forma, podem apresentar diferentes propriedades farmacodinâmicas e farmacocinéticas. Por exemplo, o agente antiarrítmico sotalol é prescrito na forma de uma mistura racêmica; os enantiômeros D e L são equipotentes como bloqueadores dos canais de K^+, mas o L-enantiômero é um antagonista beta-adrenérgico muito mais potente.

Porém, nem todos os efeitos farmacológicos são mediados por alvos moleculares. Como exemplos, pode-se citar a neutralização terapêutica do ácido gástrico por meio das bases antiácidas como os hidróxidos de alumínio e magnésio (Al $[OH]_3$ e Mg $[OH]_2$). O manitol aumenta a osmolaridade de vários líquidos corporais e promove alterações na distribuição da água para estimular a diurese, a catarse, a expansão do volume circulante do compartimento vascular ou a redução do edema cerebral. A administração oral dos agentes redutores do colesterol (por exemplo, resina de colestiramina) reduz os níveis de colesterol sérico por meio da limitação da absorção do colesterol oriundo da dieta, pelo intestino.

Ainda, os agentes anti-infecciosos como os antibióticos, os antivirais e os fármacos usados para tratar infecções parasitárias atuam em receptores ou processos celulares fundamentais à proliferação ou à sobrevivência do agente infeccioso, mas que não são essenciais ou não existem no organismo do hospedeiro. Por exemplo, a penicilina inibe uma enzima fundamental necessária à síntese das paredes celulares das bactérias, e essa enzima não existe nos seres humanos ou nos animais. Porém, um problema significativo, encontrado com muitos agentes anti-infecciosos, é o desenvolvimento rápido de resistência aos fármacos, que pode ser causada por vários mecanismos, inclusive mutação do receptor-alvo, ampliação da expressão das enzimas que degradam ou aumentam o efluxo do fármaco pelo agente infeccioso e desenvolvimento de reações bioquímicas alternativas, que evitam os efeitos dos fármacos no agente infeccioso (BRUNTON; CHABNER; KNOLLMANN, 2016).

Em suma, em todas as situações, deve-se lembrar que determinado fármaco tem vários mecanismos de ação, que dependem de muitos fatores, como especificidade dos receptores, expressão tecidual do(s) receptor(es) específico(s), acesso do fármaco aos tecidos-alvo, concentração do fármaco nos diferentes tecidos, farmacogenética e interações com outros compostos terapêuticos (BRUNTON; CHABNER; KNOLLMANN, 2016).

Os receptores medeiam as ações de agonistas e antagonistas farmacológicos

Alguns fármacos e muitas substâncias endógenas (denominados de ligantes naturais, como hormônios e neurotransmissores) regulam a função de macromoléculas receptoras como agonistas; ou seja, eles ativam o receptor para sinalizar como um resultado direto de sua ligação. Outros fármacos atuam como antagonistas; isto é, se ligam a receptores, mas não ativam a geração de um sinal; consequentemente, interferem na capacidade de um agonista ativar o receptor. O efeito de um chamado, antagonista "puro" sobre uma célula ou sobre um paciente, depende inteiramente de que ele impeça a ligação de moléculas agonistas e bloqueie suas ações biológicas. Outros antagonistas, além de prevenir a ligação do agonista, suprimem a atividade "constitutiva" (sinalização basal) de receptores. Alguns dos medicamentos mais úteis na medicina clínica são antagonistas farmacológicos. Exemplo: propranolol é antagonista de receptores beta-1 adrenérgicos, interfere na interação da norepinefrina com os referidos receptores e, então, desencadeia diminuição da frequência cardíaca (BRUNTON; CHABNER; KNOLLMANN, 2016).

Fármaco de ação agonista e fármaco de ação antagonista

Muitos receptores farmacológicos são as proteínas, que também atuam como receptores de ligandos reguladores endógenos. Esses alvos farmacológicos são conhecidos como receptores fisiológicos e muitos fármacos atuam nesses receptores fisiológicos e são particularmente seletivos porque os receptores fisiológicos reconhecem e respondem com grande seletividade às moléculas sinalizadoras específicas (BRUNTON; CHABNER; KNOLLMANN, 2016).

Os fármacos que se ligam aos receptores fisiológicos e simulam os efeitos reguladores dos compostos sinalizadores endógenos são conhecidos como **agonistas**. Alguns fármacos interagem com os receptores produzindo resposta máxima e são denominados agonistas totais (ou agonistas plenos). No entanto, alguns compostos mostram apenas eficácia parcial como os agonistas, independentemente da concentração utilizada, e são denominados **agonistas parciais**. Ainda, muitos receptores exibem alguma atividade constitutiva (basal) na ausência de um ligando regulador e os fármacos que estabilizam o receptor em uma conformação inativa são conhecidos como agonistas inversos (Figura 6). É importante salientar que os agonistas parciais e os agonistas inversos que interagem pelo mesmo sítio de ação com um agonista total comportam-se como antagonistas competitivos (BRUNTON; CHABNER; KNOLLMANN, 2016).

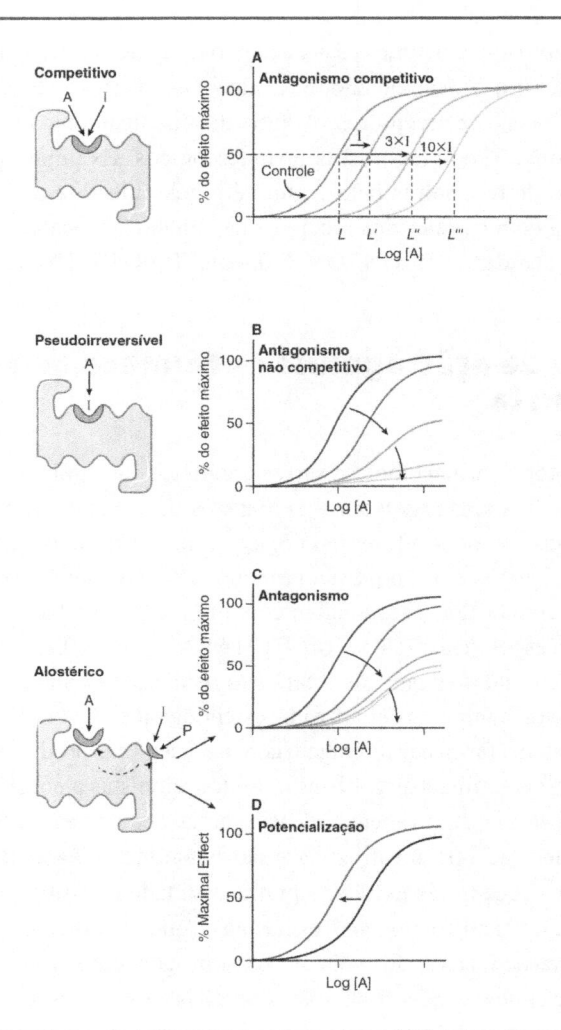

Figura 7. Mecanismos do antagonismo nos receptores. (a) O antagonismo competitivo ocorre quando o agonista A e o antagonista I competem pelo mesmo local de ligação do receptor. As curvas de resposta ao agonista são desviadas pelo antagonista para a direita com uma relação dependente de concentração, de tal forma que a EC_{50} do agonista aumenta (por exemplo, L versus L', L'' e L''') com a concentração do antagonista. (b) Se o antagonista se ligar ao mesmo local do agonista, mas não de forma irreversível ou pseudoirreversível (dissociação lenta, mas sem ligação covalente), causa um desvio à direita na curva de dose--resposta, com redução adicional da resposta máxima. (c) Os efeitos alostéricos ocorrem quando um ligando alostérico I ou P se une a um local diferente do receptor para inibir (I) a resposta. (d) Ou potencializar (P) a resposta. Esse efeito é saturável, pois a inibição ou a potencialização atinge um valor limitante quando o local alostérico está totalmente ocupado.
Fonte: Brunton, Chabner e Knollmann, 2016, p. 47).

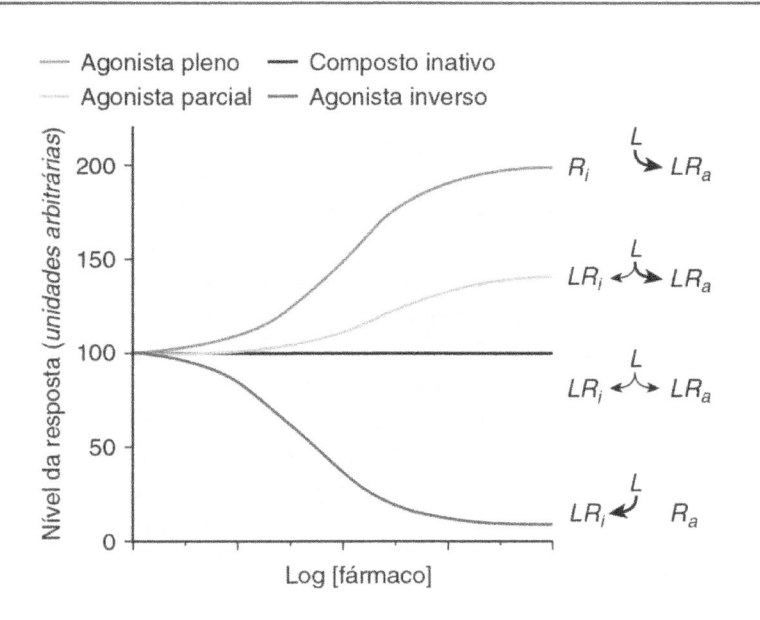

Figura 6. Regulação da atividade de um receptor com fármacos seletivos para sua conformação. A ordenada representa a atividade do receptor produzida por Ra, ou conformação ativa do receptor (por exemplo, estimulação da adenilil ciclase por um receptor β-adrenérgico). Se um fármaco L se ligar seletivamente ao Ra, a resposta produzida será máxima. Se L tiver a mesma afinidade por Ri e Ra, não causará alteração alguma no equilíbrio entre os dois e não produzirá nenhum efeito na atividade final; o fármaco L pareceria ser um composto inativo. Se o fármaco se ligar seletivamente ao Ri, então a quantidade final de Ra diminuirá. Se L puder se ligar ao receptor Ra em uma conformação ativa, mas também se ligar ao receptor Ri inativo com menos afinidade, o fármaco produzirá uma resposta parcial e L será um agonista parcial. Se houver Ra em quantidade suficiente para produzir uma elevação da resposta basal na ausência do ligando (atividade constitutiva independente do agonista), então a atividade será inibida; neste caso, o fármaco L será um agonista inverso. Os agonistas inversos se ligam seletivamente à forma inativa do receptor e desviam o equilíbrio conformacional no sentido do estado inativo. Nos sistemas que não são constitutivamente ativos, os agonistas inversos comportam-se como antagonistas competitivos e isso ajuda a entender porque as propriedades dos agonistas inversos e alguns fármacos descritos antes como antagonistas competitivos foram reconhecidos apenas recentemente. Os receptores que apresentam atividade constitutiva e são sensíveis aos agonistas inversos incluem os receptores dos benzodiazepínicos, da histamina, dos opioides, dos canabinoides, da dopamina, da bradicinina e da adenosina.

Fonte: Brunton, Chabner e Knollmann (2016, p. 42).

Alguns fármacos podem ocupar um receptor sem ativar o mecanismo de sinalização fisiológica e são denominados **antagonistas**, pois têm afinidade pelo receptor, porém não apresentam eficácia. Fármacos antagonistas bloqueiam ou reduzem a ação de um agonista.

Na maioria dos casos, o antagonismo resulta da competição com um agonista pelo mesmo sítio de ligação do receptor, mas também pode ocorrer por interação com outros sítios do receptor (antagonismo alostérico), por combinação com o agonista (antagonismo químico), ou por antagonismo funcional com inibição indireta dos efeitos celulares ou fisiológicos do agonista (BRUNTON; CHABNER; KNOLLMANN, 2016).

Os padrões característicos de antagonismo estão associados a determinados mecanismos de bloqueio dos receptores. Um deles é o **antagonismo competitivo** direto, por meio do qual um fármaco com afinidade por seu receptor, mas sem eficácia intrínseca, compete com o agonista pelo sítio de ligação primário do receptor. O padrão característico desse antagonismo é a produção concentração-dependente de um desvio proporcional à direita da curva de dose-resposta do agonista, sem qualquer alteração da resposta máxima (Figura 7 [a]). A magnitude do desvio da curva à direita depende da concentração do antagonista e da sua afinidade pelo receptor.

No caso do **antagonismo não competitivo**, o antagonista pode dissociar-se tão lentamente do seu receptor que sua ação seja extremamente prolongada, como o que ocorre com o anlodipino, bloqueador do canal de Ca^{2+} (Figura 7 [b]). Nesse caso, a resposta máxima ao agonista é deprimida com algumas concentrações do antagonista.

Um antagonista também pode interagir irreversivelmente com um receptor, produzindo efeitos relativamente irreversíveis. Um **antagonista irreversível** que compete pelo mesmo sítio de ligação que o agonista pode produzir o padrão de antagonismo ilustrado na Figura 7 (b). O antagonismo não competitivo também pode ser produzido por outro tipo de fármaco conhecido como **antagonista alostérico**. Esse tipo de fármaco produz seu efeito ligando-se a um sítio receptor diferente do que é usado pelo agonista e, desse modo, altera a afinidade do receptor por seu agonista. No caso de um antagonista alostérico, a afinidade do receptor por seu agonista é reduzida pelo antagonista (Figura 7 [c]). Já o fármaco que se liga a um sítio alostérico pode potencializar os efeitos dos agonistas (Figura 7 [d]); esse fármaco poderia ser descrito como **agonista** ou **coagonista alostérico** (BRUNTON; CHABNER; KNOLLMANN, 2016). Antagonistas irreversíveis e antagonistas alostéricos são considerados antagonistas não competitivos. Uma diferença fundamental entre antagonistas competitivos e não competitivos é que os competitivos diminuem a potência do agonista e os não competitivos diminuem a eficácia do agonista.

> **Fique atento**
>
> Nem todos os mecanismos de antagonismo envolvem interações de fármacos ou ligantes endógenos a um só tipo de receptor, e alguns tipos de antagonismo não envolvem nenhum receptor. Por exemplo, a protamina, uma proteína que tem carga positiva em pH fisiológico, pode ser usada clinicamente para contra-atacar os efeitos da heparina, um anticoagulante que tem carga negativa. Nesse caso, a protamina age como **antagonista químico** da heparina, pois a ligação iônica torna a heparina indisponível para interações com proteínas envolvidas na coagulação do sangue.
>
> Outro tipo é o **antagonismo fisiológico** que ocorre entre vias reguladoras endógenas mediadas por receptores diferentes. Por exemplo, várias ações catabólicas dos hormônios glicocorticoides levam ao aumento da glicemia, efeito ao qual a insulina é um antagonista fisiológico. Embora glicocorticoides e insulina atuem em sistemas receptor-efetor bastante diferentes, às vezes na prática clínica é preciso administrar insulina para se opor aos efeitos hiperglicemiantes em caso de elevação de síntese endógena do hormônio glicocorticoide, como ocorre no tumor do córtex suprarrenal ou como resultado de terapia glicocorticoide (KATZUNG; TREVOR, 2017).

Relação entre a dose e a resposta clínica do fármaco

O efeito de um fármaco depende da quantidade administrada, isto é, da **dose**. Dose constitui a quantidade adequada de um fármaco que é necessária para produzir um determinado grau de resposta em determinado paciente. Se a dose estiver abaixo de um limiar crítico (dose sublimiar), não há efeito. Dependendo da natureza do efeito, o aumento da dose pode causar um aumento da intensidade do efeito, obtendo-se, então, uma relação dose-efeito. Assim, o efeito de um antipirético ou hipotensor pode ser quantificado de forma gradual, mensurando-se a diminuição da temperatura corporal ou da pressão arterial. A relação dose-efeito pode variar entre indivíduos, isto é, para obter o mesmo efeito, podem ser necessárias doses distintas em diferentes indivíduos.

Os pacientes podem variar quanto à magnitude de suas respostas a uma mesma concentração de um único fármaco ou de compostos semelhantes, e, ainda, um determinado indivíduo nem sempre pode responder da mesma forma à mesma concentração do fármaco.

Ao longo dos últimos anos, pesquisadores têm desenvolvido estudos visando a definir e medir a "sensibilidade" (ou "resistência") individual aos fármacos na prática clínica e, recentemente, foram realizados avanços no sentido de entender alguns dos determinantes da sensibilidade aos fármacos que atuam em receptores específicos (BRUNTON; CHABNER; KNOLLMANN, 2016).

Nesse contexto, foi observado que a reatividade (resposta) a um determinado fármaco pode se alterar em consequência de doenças ou em razão da administração prévia de tal composto. Os receptores são dinâmicos e seu número e sua função podem ser regulados para cima ou para baixo por fatores endógenos e exógenos.

Os dados relativos à correlação entre as concentrações dos fármacos e sua eficácia e toxicidade devem ser interpretados no contexto da variabilidade farmacodinâmica populacional (por exemplo, genética, idade, comorbidades e outros fármacos administrados). Muitos fatores podem afetar a eficácia e a segurança terapêuticas de um fármaco em determinado paciente. Esses mesmos fatores são responsáveis pela variabilidade interindividual das doses necessárias para obter efeito terapêutico máximo com efeitos adversos mínimos.

Portanto, o sucesso e a segurança terapêutica resultam da integração das evidências de segurança e eficácia aos conhecimentos dos fatores individuais que determinam a resposta em determinado paciente. Os determinantes farmacocinéticos da variação interindividual da resposta aos fármacos incluem alterações causadas por doenças (por exemplo, reduções das depurações renal e hepáticas em razão dos distúrbios renais e hepáticos), falência circulatória, alteração da ligação dos fármacos às proteínas plasmáticas, redução da absorção gastrointestinal e interações farmacocinéticas dos fármacos.

Fatores que influenciam a resposta farmacológica

Os efeitos dos fármacos podem variar de indivíduo para indivíduo, de acordo com a influência de diversos fatores (BRUNTON; CHABNER; KNOLLMANN, 2016; SILVA, 2010).

Fatores que afetam a variação das respostas aos fármacos de acordo com a raça, o grupo étnico e o sexo dos pacientes pertencem a três categorias: ambientais, culturais (psicossociais) e genéticas. Fármacos que demonstram variação de respostas, segundo raça, grupos étnicos e sexo dos pacientes, são: antipsicóticos, benzodiazepínicos, antidepressivos, anti-hipertensivos e outros medicamentos cardiovasculares, atropina e analgésicos.

Fatores ambientais interferem de maneira significativa nos parâmetros farmacocinéticos dos fármacos e, consequentemente, nos efeitos dos fármacos. Como fatores ambientais, pode-se citar alcoolismo, patologias, dieta alimentar, febre, fumo, gravidez, estresse e ritmos diurnos. A variação étnica da dieta interfere na absorção e, consequentemente, nos níveis de concentração plasmática do fármaco. Sabe-se que o uso de tabaco e o alcoolismo promovem ativação das enzimas hepáticas, aumentando assim o metabolismo dos fármacos.

A desobediência ao regime terapêutico no tratamento de doenças crônicas representa um dos grandes problemas no uso de medicamentos e, em geral, a desobediência está relacionada a fatores culturais e psicossociais. Os fatores culturais ou psicossociais incluem as atitudes, as crenças, a influência da família e dos amigos e as expectativas do tratamento.

Alguns indivíduos apresentam variação nos efeitos dos fármacos em razão da variabilidade genética. Como exemplo típico, podem ser citados os polimorfismos genéticos – formas múltiplas de enzimas que controlam o metabolismo dos fármacos – responsáveis pelas diferenças interindividuais no metabolismo de fármacos que são controladas por um único gene. Os diferentes tipos de polimorfismos genéticos podem variar de acordo com diferenças étnicas e raciais. As classes de fármacos que demonstram maior variação nos seus efeitos em relação às diferenças raciais e étnicas são os cardiovasculares, especialmente os anti-hipertensivos e os psicotrópicos.

O sexo é um fator que frequentemente provoca diferenças interindividuais na resposta aos fármacos. Com relação aos parâmetros farmacocinéticos, verifica-se, na mulher, em relação ao homem, que a absorção é inferior; o volume de distribuição de fármacos lipofílicos é superior e o volume de distribuição de fármacos hidrofílicos é menor; não há diferença de significância clínica com relação à taxa de ligação dos fármacos às proteínas plasmáticas; e a meia-vida de eliminação dos fármacos é mais prolongada nas mulheres. As diferenças fisiológicas entre os sexos, nos níveis hormonal, enzimático e basal, também influenciam no metabolismo de diversos fármacos. Além disso, há outros fatores que devem ser levados em conta, como ciclo menstrual, gravidez, lactação, menopausa e uso de anticoncepcionais. Existem inúmeros estudos clínicos mostrando as diferenças de efeitos dos fármacos no homem e na mulher, especialmente com antipsicóticos, antidepressivos, ansiolíticos e analgésicos.

O organismo sofre ritmos circadianos significativos, com alterações na secreção de hormônios, e, portanto, a hora do dia em que se administra o medicamento pode influir nos seus efeitos. Alterações na resposta aos fármacos também podem ser causadas por quadros patológicos (por exemplo, hipertireoidismo, insuficiência renal e insuficiência hepática). A idade também influencia, havendo variabilidade da resposta aos fármacos em pacientes neonatos que, em geral, apresentam uma imaturidade enzimática, enquanto, por outro lado, em pacientes idosos apresentam falência enzimática quando comparados a adultos jovens (BRUNTON; CHABNER; KNOLLMANN, 2016; SILVA, 2010).

Exercícios

1. Os efeitos terapêuticos da maioria dos fármacos resultam de suas interações com os alvos moleculares, ou seja, com os receptores localizados nos órgãos e tecidos dos pacientes. Essa interação do ligante-receptor e seus resultados são parte da farmacodinâmica. Qual das afirmativas a seguir está corretamente relacionada à farmacodinâmica?
   a) A farmacodinâmica estuda a biodisponibilidade dos fármacos no organismo.
   b) A farmacodinâmica estuda o movimento do fármaco pelo organismo, envolvendo absorção, distribuição, biotransformação e eliminação.
   c) A farmacodinâmica corresponde ao estudo da correlação entre variações genéticas e resposta aos fármacos.
   d) A farmacodinâmica estuda a preparação das formas farmacêuticas sob as quais os medicamentos são administrados, como em cápsulas, suspensões, comprimidos e outras formas.
   e) A farmacodinâmica estuda o local de ação, o mecanismo de ação e os efeitos dos fármacos no organismo.

2. Com relação à interação fármaco-receptor e ao efeito farmacológico, como é caracterizado um fármaco Y que promove contração máxima da musculatura lisa uterina, semelhante ao ligante endógeno?
   a) Agonista total.
   b) Agonista parcial.
   c) Antagonista competitivo.
   d) Antagonista irreversível.
   e) Agonista inverso.

3. Na presença de naloxona, é necessária maior concentração de morfina para obter alívio completo da dor. A naloxona, por si mesma, não tem efeito analgésico. Qual das seguintes afirmações é correta com relação a essas medicações?
   a) A morfina é um agonista total e a naloxona é um agonista parcial.

- b) A morfina é um agonista parcial e a naloxona é um agonista total.
- c) A morfina é um agonista total e a naloxona é um agonista inverso.
- d) A morfina é um agonista total e a naloxona é um antagonista não competitivo.
- e) A morfina é um agonista total e a naloxona é um antagonista competitivo.

4. Na presença de picrotoxina, o diazepam é menos eficaz para causar sedação, independentemente da dosagem. A picrotoxina não tem efeito sedativo, mesmo em maior dosagem. Assim, qual das seguintes afirmativas está correta?
- a) O diazepam é um agonista total e a picrotoxina é um antagonista competitivo.
- b) O diazepam é um agonista total e a picrotoxina é um agonista parcial.
- c) O diazepam é um agonista total e a picrotoxina é um agonista parcial.
- d) O diazepam é um agonista total e a picrotoxina é um antagonista não competitivo.
- e) O diazepam é menos potente que a picrotoxina.

5. Muitos fatores podem afetar a eficácia e a segurança terapêuticas de um fármaco em determinado paciente. Esses mesmos fatores são responsáveis pela variabilidade interindividual das doses necessárias para obter efeito terapêutico máximo com efeitos adversos mínimos. Analise as afirmativas a seguir:

I. Polimorfismos genéticos não estão relacionados a uma variabilidade individual na resposta ao fármaco.

II. As diferenças fisiológicas entre os sexos, nos níveis hormonal, enzimático e basal, também influenciam no metabolismo de diversos fármacos.

III. O ciclo circadiano pode interferir nos efeitos de alguns fármacos.

Com relação aos fatores que podem influenciar a resposta de um fármaco, assinale a alternativa correta.
- a) As afirmativas I, II e III estão corretas.
- b) As afirmativas I e II estão corretas.
- c) As afirmativas I e III estão corretas.
- d) As afirmativas II e III estão corretas.
- e) Nenhuma das afirmativas estão corretas.

Referências

BRUNTON, L. L.; CHABNER, B. A.; KNOLLMANN, B. C. *As bases farmacológicas da terapêutica de Goodman & Gilman*. 12. ed. Porto Alegre: AMGH, 2016.

GOLAN, D. E. et al. *Princípios de farmacologia*: a base fisiopatológica da farmacoterapia. 3. ed. Rio de Janeiro: Guanabara Koogan, 2014.

KATZUNG, B. G.; TREVOR, A. J. *Farmacologia básica e clínica*. 13. ed. Porto Alegre: AMGH, 2017. (Lange).

SILVA, P. *Farmacologia*. 8. ed. Rio de Janeiro: Guanabara Koogan, 2010.

WHALEN, K.; FINKEL, R.; PANAVELLI, T. A. *Farmacologia ilustrada*. 6. ed. Porto Alegre: ARTMED, 2016.

Leituras recomendadas

FUCHS, F. D.; WANNMACHER, L. *Farmacologia clínica*: fundamentos da terapêutica racional. 5. ed. Rio de Janeiro: Guanabara Koogan, 2017.

LÜLLMANN, H.; MOHR, K.; HEIN, L. *Farmacologia*: texto e atlas. 7. ed. Porto Alegre: Artmed, 2017.

PANUS, P. C. et al. *Farmacologia para fisioterapeutas*. Porto Alegre: AMGH, 2011.

TOZER, T. N.; ROWLAND, M. *Introdução à farmacocinética e à farmacodinâmica*: as bases quantitativas da terapia farmacológica. Porto Alegre: Artmed, 2009.

WILLIAMSON, E.; DRIVER, S.; BAXTER, K. *Interações medicamentosas de Stockley*. Porto Alegre: Artmed, 2012.

Farmacodinâmica II – teoria dos receptores

Objetivos de aprendizagem

Ao final deste texto, você deve apresentar os seguintes aprendizados:

- Definir os diferentes tipos de receptores farmacológicos.
- Relacionar mecanismo de sinalização e ação de fármacos.
- Explicar o mecanismo pelo qual os segundos mensageiros afetam a fisiologia celular e desencadeiam a resposta farmacológica.

Introdução

Os efeitos terapêuticos e também os efeitos indesejados dos fármacos resultam de suas interações com moléculas do paciente. A maioria dos fármacos atua por integração a macromoléculas específicas, de modo a alterar suas atividades bioquímicas e biofísicas dessas moléculas (KATZUNG; TREVOR, 2017).

Embora os fármacos possam, teoricamente, ligar-se a qualquer tipo de alvo, a maioria deles produz seus efeitos desejados (terapêuticos) pela interação seletiva com moléculas-alvo, que desempenham importantes papéis fisiológicos e fisiopatológicos. Em muitos casos, a seletividade da ligação do fármaco a receptores também estabelece os efeitos indesejáveis (adversos) da medicação (GOLAN et al., 2014).

Portanto, é extremamente importante conhecer os detalhes moleculares das interações fármaco-receptor, enfatizando a variedade de receptores existentes e seus mecanismos moleculares.

Neste capítulo, serão apresentados os diferentes tipos de receptores farmacológicos, o mecanismo de sinalização e ação de fármacos e como os segundos mensageiros afetam a fisiologia celular e desencadeiam a resposta farmacológica.

Tipos de receptores farmacológicos

Os receptores farmacológicos são corresponsáveis pela maioria das respostas fisiológicas e farmacológicas do organismo, e a estrutura molecular de um fármaco determina as propriedades físicas e químicas que contribuem para a ligação específica do fármaco ao receptor (SILVA, 2010). Tais propriedades, que incluem lipossolubilidade, estado de ionização (pKa), conformação e estereoquímica da molécula do fármaco, se combinam para estabelecer a complementaridade do fármaco com o sítio de ligação.

O **sítio de ligação** refere-se ao local em que o fármaco se liga ao receptor, e cada sítio de ligação de fármacos tem características químicas singulares, determinadas pelas propriedades específicas das moléculas que o compõem. A premissa é que haja afinidade entre fármaco e estrutura orgânica desse sítio. A ligação fármaco-receptor resulta de múltiplas interações químicas das duas moléculas, as quais induzem recíprocas modificações de conformação, permitindo complementaridade dinâmica. A soma total dessas interações proporciona a especificidade da interação fármaco-receptor (FUCHS; WANNMACHER, 2017).

Saiba mais

Importante ressaltar que os sítios de ligação são altamente específicos e pequenas alterações no fármaco podem modificar de forma acentuada o efeito sobre a afinidade da interação fármaco-receptor. Por exemplo, a estereoquímica do fármaco tem grande impacto sobre a força de ligação da interação. A varfarina é sintetizada e administrada como mistura racêmica (mistura contendo 50% da molécula dextrógira e 50% da levógira); todavia, o enantiômero S é quatro vezes mais potente do que o enantiômero R. A estereoquímica também pode afetar a toxicidade nos casos em que um enantiômero de determinado fármaco produz o efeito terapêutico desejado, enquanto o outro enantiômero, efeito tóxico indesejável, talvez em razão de interação com um segundo receptor ou seu metabolismo, com uma espécie tóxica. Exemplo inclui a tragédia da talidomida ocorrida na década de 1960, pois apenas um dos isômeros da talidomida tem os efeitos terapêuticos desejados (R-talidomida), enquanto que o outro (S-talidomida) tem atividade teratogênica (GOLAN et al., 2014).

Os receptores desempenham as seguintes funções: (a) reconhecem seus ligantes (neurotransmissores, hormônios e fármacos) dentre todas as outras substâncias que circulam no organismo; (b) acoplam-se aos seus ligantes com elevada afinidade; (c) atuam como transdutores, isto é, transformam uma modalidade de sinal extracelular noutra modalidade de sinal intracelular; (d) determinam as relações entre dose ou concentração do fármaco e efeitos farmacológicos; (e) são responsáveis pela seletividade das ações dos fármacos; e (f) determinam as ações dos agonistas e antagonistas (SILVA, 2010). Ainda, os receptores basicamente determinam as relações quantitativas entre dose, ou concentração do fármaco e os efeitos farmacológicos. Primeiro: a afinidade do receptor pela ligação com um fármaco determina a concentração necessária para formar um número significativo de complexos ligante-receptor, podendo o número total de receptores limitar o efeito máximo que um fármaco pode produzir. Segundo: os receptores são responsáveis pela seletividade da ação do fármaco. Terceiro: a ativação e o bloqueio do receptor têm papel-chave nos mecanismos de muitos efeitos clínicos dos fármacos (BRUNTON; CHABNER; KNOLLMANN, 2016).

Um grupo importante de receptores farmacológicos são as **proteínas**, que normalmente atuam como receptores de ligandos reguladores endógenos. Esses alvos farmacológicos são conhecidos como receptores fisiológicos. Importante lembrar que os fármacos que se ligam aos receptores fisiológicos e simulam os efeitos reguladores dos compostos sinalizadores endógenos são conhecidos como **agonistas**. Se o fármaco ligar-se ao mesmo sítio de reconhecimento que o agonista endógeno, diz-se que o fármaco é um agonista total. Os fármacos que bloqueiam ou reduzem a ação de um agonista são conhecidos como **antagonistas**. Na maioria dos casos, o antagonismo resulta da competição com um agonista pelo mesmo sítio de ligação, mas também pode ocorrer por interação com outros sítios do receptor (antagonismo alostérico), por combinação com o agonista (antagonismo químico) ou por antagonismo funcional com inibição indireta dos efeitos celulares ou fisiológicos do agonista. Os compostos que mostram apenas eficácia parcial como os agonistas, independentemente da concentração utilizada, são descritos como agonistas parciais. Muitos receptores exibem alguma atividade constitutiva na ausência de um ligando regulador; os fármacos que estabilizam o receptor em uma conformação inativa são conhecidos como agonistas inversos (BRUNTON; CHABNER; KNOLLMANN, 2016).

Como já informado anteriormente, de forma geral, em sua maioria, os receptores clinicamente relevantes que estão relacionados aos fármacos são proteínas. De fato, os receptores de fármacos mais bem caracterizados são **proteínas reguladoras**, que medeiam as ações de sinais químicos endógenos, como neurotransmissores, autacoides e hormônios, e também essa classe de receptores medeia os efeitos de muitos dos fármacos. As estruturas moleculares e os mecanismos bioquímicos desses receptores reguladores serão descritos adiante com o título **Mecanismos de sinalização e ação de fármacos**. Outras classes de proteínas identificadas como receptores de fármacos incluem **enzimas**, que podem ser inibidas (ou, menos comumente, ativadas) por ligação com um fármaco (por exemplo, diidrofolato redutase, o receptor para o fármaco antineoplásico metotrexato); **proteínas de transporte** (por exemplo, Na^+/K^+-ATPase, o receptor de membrana para glicosídeos digitálicos cardioativos); e **proteínas estruturais** (por exemplo, tubulina, o receptor para a colchicina, um agente anti-inflamatório) (KATZUNG; TREVOR, 2017).

O local da proteína (ou de subunidade proteica) em que ocorre a ligação do fármaco ao receptor é chamado de **domínio de ligação**, já a porção da molécula envolvida nesse desencadeamento é denominada **domínio efetor**. Os sítios de ação podem ter localização **extracelular** (por exemplo, a heparina se combina com proteínas da coagulação sanguínea), **intracelular** (por exemplo, anti-inflamatórios esteroides influenciam a transcrição gênica, ligando-se a receptores citoplasmáticos) ou em **superfície da membrana celular** (grande número de fármacos acoplam-se a receptores da membrana celular) (FUCHS; WANNMACHER, 2017).

Os receptores desencadeiam muitos tipos diferentes de efeitos celulares, em que alguns são muito rápidos, como os efeitos envolvidos com a transmissão sináptica que ocorre em milissegundos, mas, por outro lado, outros efeitos podem ocorrer dentro de algumas ou horas após a interação ligando-receptor, como é o que ocorre com os efeitos produzidos pelos hormônios da tireoide ou pelos hormônios esteroides. Baseados na estrutura molecular e no mecanismo de transdução do sinal decorrente da interação ligante-receptor, pode-se distinguir quatro tipos de receptores (Figura 1) (WHALEN; FINKEL; PANAVELLI, 2016). A Figura 1 apresenta os diferentes tipos de receptores e mecanismos de sinalização transmembrana. São quatro diferentes tipos de receptores:

(1A) Canais iônicos controlados por ligantes (também conhecidos como receptores ionotrópicos). São proteínas de membrana com um sítio de ligação localizado no domínio extracelular. Tipicamente são receptores nos quais neurotransmissores de ação rápida atuam, como o receptor nicotínico da acetilcolina e receptores glutamatérgicos (NMDA).

(1B) Receptores acoplados a proteína G (GPCRs, do inglês G *protein--coupled receptors*), também conhecidos como receptores metabotrópicos ou receptores que atravessam sete vezes a membrana (heptaelicoidais). São receptores de membrana que estão acoplados a sistema efetores intracelulares por uma proteína G (ver adiante). Tais receptores são os mais numerosos e incluem receptores para vários hormônios e neurotransmissores lentos, como por exemplo o receptor muscarínico da acetilcolina e receptores adrenérgicos da epinefrina.

(1C) Receptores ligados a enzimas. Também conhecido como receptores ligados a cinases, essa é uma grande e heterogênea família de receptores de membrana que responde principalmente a mediadores proteicos. São receptores para insulina e várias citocinas e fatores de crescimento.

(1D) Receptores intracelulares. São receptores que regulam a transcrição gênica. O receptor encontra-se em nível intracelular, e, portanto, o ligante precisa difundir-se para dentro da célula para interagir com ele. Compreendem receptores para hormônios esteroides, hormônio da tireoide e agentes como ácido retinoico e vitamina D.

Figura 1. Tipos de receptores e mecanismos de sinalização transmembrana. (a) O ligante une-se a domínio extracelular do canal estimulado por ligante. (b) O ligante une-se a um domínio do receptor transmembrana que está acoplado à proteína G. (c) O ligante une-se ao domínio extracelular de um receptor que ativa uma enzima cinase. (d) O ligante lipossolúvel difunde-se através da membrana para interagir com seu receptor intracelular. R, proteína inativa.

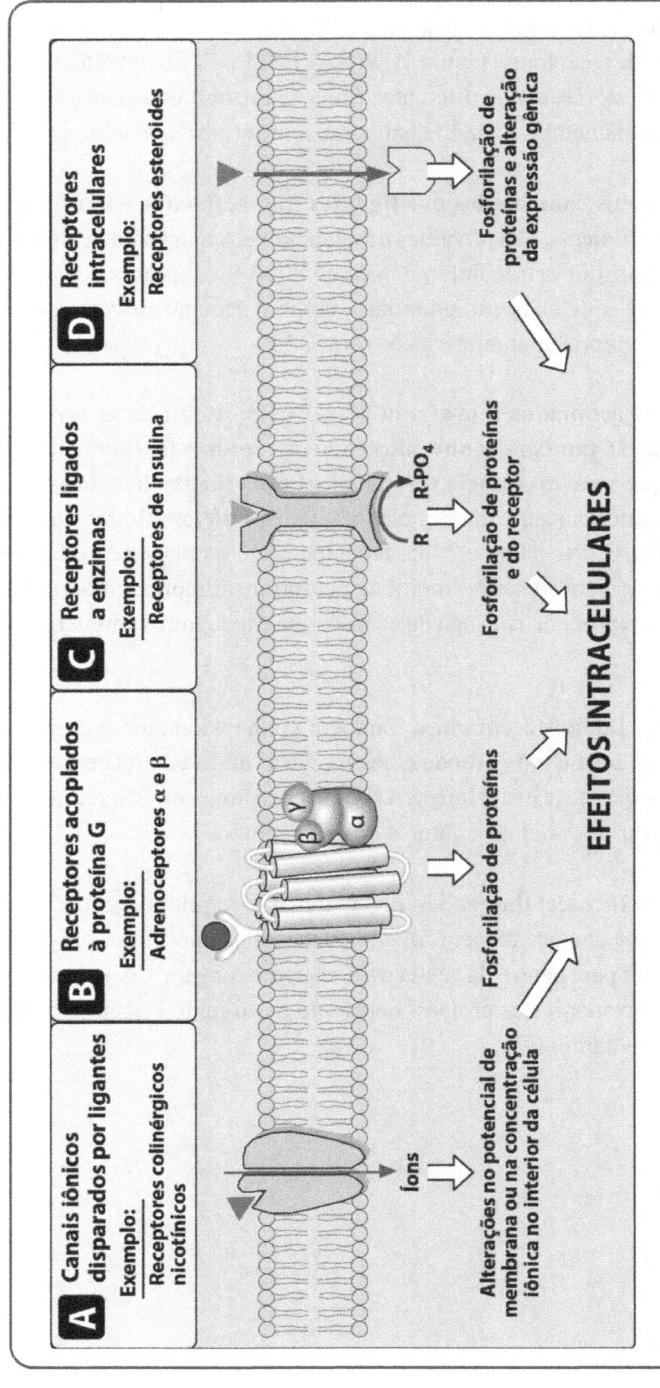

Fonte: Whalen, Finkel e Panavelli (2016, p. 26).

Mecanismos de sinalização e ação de fármacos

Qual o impacto da ligação do fármaco ao receptor? Como a ligação do fármaco produz uma alteração bioquímica e/ou fisiológica no organismo? Para responder tais questionamentos, é necessário compreender os mecanismos moleculares pelos quais um fármaco atua.

As células respondem a muitos tipos de sinais, alguns originados de fora do organismo, outros gerados no seu interior. Aqueles que são gerados internamente podem ser descritos conforme alcançam seu alvo e assim algumas moléculas sinalizadoras são transportadas por longas distâncias pelo sangue; outras têm efeitos locais. Assim, a sinalização por moléculas extracelulares pode ser classificada em três tipos: endócrina, parácrina e autócrina.

Da mesma forma, é preciso considerar famílias estruturais diferentes de proteínas de receptores, e isso induz o surgimento de perguntas básicas com implicações clínicas importantes (KATZUNG; TREVOR, 2017), como: por que alguns fármacos produzem efeitos que persistem por minutos, horas, ou mesmo dias, depois que o fármaco não está mais presente? Como mecanismos celulares para ampliação de sinais químicos externos explicam o fenômeno dos receptores de reserva?

Na maioria das vezes, a sinalização transmembrana é efetuada por poucos mecanismos moleculares diferentes, onde cada tipo de mecanismo tem sido adaptado, decorrente da evolução de famílias distintas de proteínas, para efetuar a transdução de muitos sinais diferentes. Essas famílias de proteínas incluem receptores na superfície celular e dentro da célula, bem como enzimas e outros componentes que geram, ampliam, coordenam e terminam a sinalização pós-receptor por segundos mensageiros químicos no citoplasma (KATZUNG; TREVOR, 2017).

A Figura 2 apresenta os mecanismos básicos de sinalização transmembrana mais bem elucidados. Cada mecanismo está relacionado a uma família diferente de proteína de receptor e usa uma estratégia diferente para contornar a barreira representada pela bicamada lipídica da membrana plasmática. Vejamos tais estratégias: (1) um ligante lipossolúvel que permeia a membrana e age sobre um receptor intracelular; (2) uma proteína receptora transmembrana cuja atividade enzimática intracelular é regulada de maneira alostérica por um ligante que se liga a um sítio no domínio extracelular da proteína; (3) um receptor transmembrana que se liga e estimula uma proteína tirosina-cinase; (4) um canal iônico transmembrana com portão de ligante que pode ser induzido a se abrir ou fechar pela ligação a um ligante; e (5) uma proteína do receptor transmembrana que estimula uma proteína transdutora de sinal (proteína G) ligadora de GTP, a qual, por sua vez, modula a síntese de um mensageiro secundário intracelular, denominado de segundo mensageiro. Importante ressaltar que, embora os cinco mecanismos estabelecidos não sejam responsáveis por todos os sinais químicos transmitidos pelas membranas celulares, eles de fato realizam a transdução dos sinais químicos mais importantes explorados em farmacoterapia (KATZUNG; TREVOR, 2017).

Receptores intracelulares: vários ligantes biológicos são suficientemente lipossolúveis para atravessar a membrana plasmática e agir sobre receptores intracelulares. Esse tipo de receptor responde a um agonista lipossolúvel que atravessa a membrana e age sobre uma molécula de receptor intracelular (Figura 2 [1]). Um exemplo é o gás óxido nítrico, o qual estimula a enzima intracelular guanilil ciclase que produz a guanidina monofosfato cíclico (cGMP), um **segundo mensageiro**.

Outras classes de agonistas que atuam sobre receptores intracelulares são os hormônios derivados do colesterol (adrenocorticosteroides, hormônios sexuais e vitamina D) e os hormônios da tireoide. Esses agonistas se ligam a seus receptores e estimulam a transcrição do gene. O mecanismo usado pelos hormônios que agem regulando a expressão gênica tem duas consequências terapêuticas importantes: (a) todos esses hormônios produzem seus efeitos após um período de latência de 30 minutos a várias horas, tempo necessário para a síntese de novas proteínas. Assim, não se pode esperar que os hormônios ativadores de genes alterem um quadro patológico em minutos (por exemplo, glicocorticoides não aliviarão de imediato os sintomas da asma brônquica); e (b) o efeito fisiológico a partir da estimulação desses receptores pode persistir por horas ou dias, após a concentração do agonista ter sido reduzida a zero (KATZUNG; TREVOR, 2017).

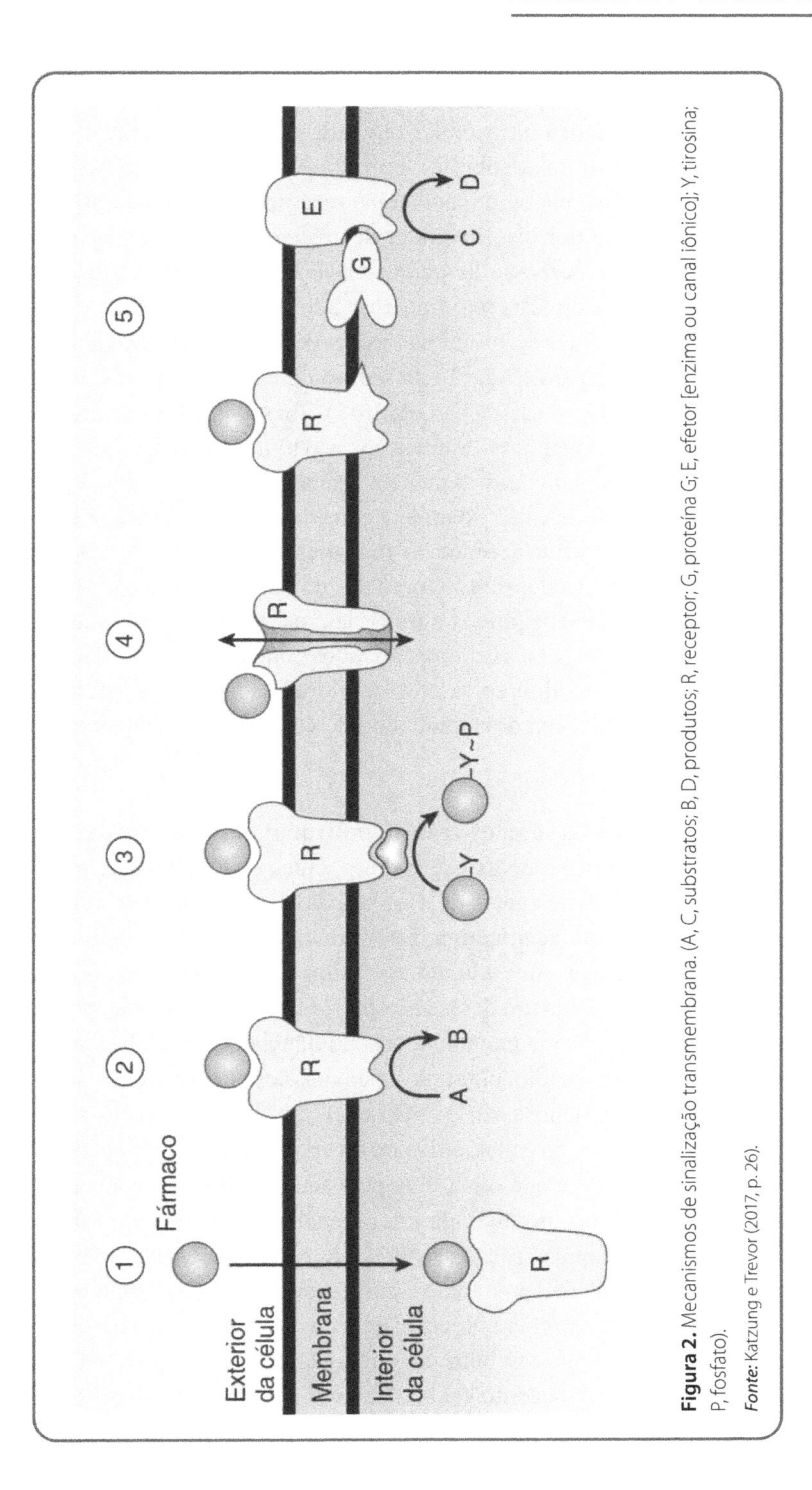

Figura 2. Mecanismos de sinalização transmembrana. (A, C, substratos; B, D, produtos; R, receptor; G, proteína G; E, efetor [enzima ou canal iônico]; Y, tirosina; P, fosfato).

Fonte: Katzung e Trevor (2017, p. 26).

Receptores nas proteínas transmembrana: alguns receptores transmembrana têm atividade enzimática intracelular regulada alostericamente quando um agonista se liga a um local sobre o domínio extracelular da proteína (Figura 2 [2] e [3]). Essa classe de moléculas receptoras medeia as primeiras etapas na sinalização por insulina, fator de crescimento epidérmico (EGF), fator de crescimento derivado de plaquetas (PDGF), peptídeo natriurético atrial (ANP), fator de crescimento transformador β (TGF-β) e muitos outros hormônios tróficos. Tais receptores são polipeptídios que consistem em um domínio extracelular para a ligação do hormônio e um domínio enzimático citoplasmático (KATZUNG; TREVOR, 2017). Em todos estes receptores, os dois domínios são conectados por um segmento hidrofóbico do polipeptídeo que cruza a dupla camada lipídica da membrana plasmática. A via de sinalização do receptor cinase é um exemplo e começa com um ligante se ligando ao domínio extracelular do receptor. A mudança resultante na conformação do receptor aproxima os domínios cinase dos dois receptores adjacentes que se tornam enzimaticamente ativos e fosforilam as proteínas adicionais sinalizadoras descendentes. Os receptores ativados catalisam a fosforilação dos resíduos de tirosina em diferentes proteínas sinalizadoras-alvo, permitindo que um único tipo de receptor ativado module vários processos bioquímicos (PANUS et al., 2012).

Receptores nos canais iônicos transmembrana: muitos fármacos agem mimetizando ou bloqueando as ações dos agentes endógenos que regulam o fluxo de íons através de canais da membrana plasmática (Figura 2 [4]). Os ligantes endógenos são acetilcolina, serotonina, ácido gama-aminobutírico (GABA), glicina, aspartato e glutamato. Todas essas moléculas são transmissores sinápticos. Cada um desses receptores transmite seu sinal por meio da membrana plasmática, aumentando a condutância transmembrana do íon envolvido (geralmente sódio, potássio, cálcio ou cloreto), alterando, assim, o potencial elétrico na membrana (PANUS et al., 2012). Por exemplo, a acetilcolina causa a abertura do canal iônico no receptor nicotínico de acetilcolina (nAChR), o que permite que o Na^+ flua pelo seu gradiente de concentração para dentro das células, produzindo um potencial excitatório pós-sináptico localizado – uma despolarização (KATZUNG; TREVOR, 2017). Por outro lado, a estimulação do receptor ácido γ-aminobutírico (GABA) pelo agonista aumenta o influxo de cloretos e hiperpolariza os neurônios. Os canais iônicos disparados por voltagem também podem ter locais de fixação de ligantes que podem regular a função do canal. Por exemplo, os anestésicos locais se ligam ao canal de sódio disparado por voltagem, inibindo o influxo de sódio e diminuindo a condução neuronal (WHALEN; FINKEL; PANAVELLI, 2016).

O tempo decorrido entre a ligação do agonista a um canal com portão controlado por ligante e a resposta celular frequentemente pode ser mensurado em milissegundos. A rapidez desse mecanismo de sinalização é muito importante para a transferência de informações, momento a momento, por meio das sinapses. Os **canais iônicos com canais controlados por ligantes** podem ser regulados por múltiplos mecanismos, inclusive fosforilação e endocitose. No sistema nervoso central, esses mecanismos contribuem para a plasticidade sináptica envolvida em aprendizado e memória. Por outro lado, os **canais iônicos com portão controlado por voltagem** não ligam neurotransmissores diretamente, mas são controlados por potencial de membrana; esses canais também são alvos importantes de fármacos. Um exemplo é o verapamil, que inibe os canais de cálcio com portão controlado por voltagem que estão presentes no coração e no músculo liso vascular, produzindo efeitos antiarrítmicos e reduzindo a pressão arterial sem mimetizar ou antagonizar qualquer transmissor endógeno conhecido (KATZUNG; TREVOR, 2017).

Receptores ligados à proteína G: muitos ligantes extracelulares atuam ligados, aumentando as concentrações intracelulares dos **segundos mensageiros** (Figura 2 [5]). Na maioria dos casos, usam um sistema de sinalização transmembrana com três componentes distintos. Em primeiro lugar, o ligante extracelular é detectado seletivamente por um receptor da superfície celular. O receptor, por sua vez, desencadeia a ativação de uma proteína que liga GTP (proteína G) localizada na face citoplasmática da membrana plasmática. A proteína G ativada, então, muda a atividade de um elemento efetor (em geral, uma enzima ou canal iônico). Esse elemento modifica a concentração do mensageiro secundário intracelular. Para a AMPc, a enzima efetora é a adenilil ciclase, uma proteína de membrana que converte trifosfato de adenosina (ATP) intracelular, em AMPc. A proteína G correspondente, G_s (proteína G-estimuladora), estimula a adenilil ciclase depois de ser ativada por hormônios e neurotransmissores que atuam por meio de receptores específicos acoplados a G_s. Exemplos desses receptores: β-adrenoceptores, receptores de glucagon, receptores de tireotrofina e alguns subtipos de receptores de dopamina e serotonina (KATZUNG; TREVOR, 2017).

A proteína G_s e outras proteínas G ativam seus efetores quando ligadas por GTP, e também têm a capacidade de hidrolisar GTP (Figura 3). Essa reação de hidrólise inativa a proteína G, mas pode ocorrer em uma velocidade relativamente lenta, ampliando de forma efetiva o sinal transduzido, por possibilitar que a proteína G ativada (ligada a GTP) tenha uma meia-vida mais longa na célula do que o próprio receptor ativado. Por exemplo, um neurotransmissor como a norepinefrina pode interagir com seu receptor de membrana por apenas poucos milissegundos. Quando o encontro gera uma molécula G_s ligada a GTP, entretanto, a duração da ativação de adenilil ciclase depende da longevidade da ligação de GTP a G_s, e não da afinidade do receptor por norepinefrina. De fato, como outras proteínas G, a G_s ligada a GTP pode permanecer ativa por dezenas de segundos, amplificando, assim, o sinal original. Tal mecanismo também ajuda a explicar como a sinalização por proteínas G produz o fenômeno dos receptores de reserva.

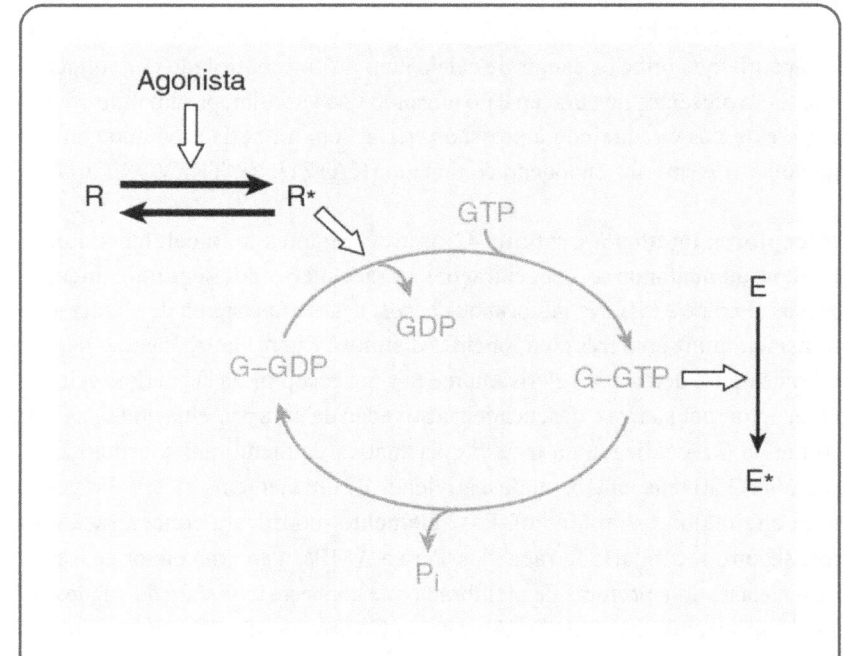

Figura 3. Ciclo de ativação-inativação de proteínas G dependentes de nucleotídeo de guanina. O agonista ativa o receptor (R→R*), o qual promove liberação de GDP da proteína G (G), possibilitando a entrada de GTP no sítio de ligação do nucleotídeo. Em seu estado de ligação a GTP (G-GTP), a proteína G regula a atividade de uma enzima ou um canal iônico efetor (E→E*). O sinal é terminado por hidrólise de GTP, seguida pelo retorno do sistema ao estado basal não estimulado. As setas abertas denotam efeitos reguladores. (Pi, fosfato inorgânico).
Fonte: Katzung e Trevor (2017, p. 30).

A família das proteínas G é constituída de várias subfamílias funcionalmente diversas, e cada uma delas medeia efeitos de um conjunto particular de receptores para um grupo distinto de efetores (Quadro 1). As proteínas G são classificadas de acordo com a estrutura e sequência da subunidade α, sendo que as três principais isoformas são a G_s, a G_q e a G_i. Também existem outras isoformas, como a G_t (proteína transducina), que liga o fotorreceptor da rodopsina na retina, a Go, que regula canais de cálcio, e a G_k, reguladora de canais de potássio.

Quadro 1. Proteínas G e seus receptores e efetores

Proteína G	Receptores	Efetor/via de sinalização
G_s	Aminas β-adrenérgicas, histamina, serotonina, glucagon, e muitos outros hormônios	↑ Adenililciclase → ↑ AMPc
G_{i1}, G_{i2}, G_{i3}	Aminas $α_2$-adrenérgicas, acetilcolina (muscarínico), opioides, serotonina e muitos outros	Vários, inclusive: ↓ Adenililciclase → ↑ AMPc Canais de K⁺ cardíacos abertos → ↓ frequência cardíaca
G_{olf}	Odorantes (epitélio olfatório)	↑ Adenililciclase → ↑ AMPc
G_o	Neurotransmissores no cérebro (ainda não identificados especificamente)	Ainda obscuro
G_q	Acetilcolina (muscarínico), bombesina, serotonina (5-HT_2), e muitos outros	↑ Fosfolipase C → ↑, IP_3, diacilglicerol, Ca^{2+} citoplasmático
G_{t1}, G_{t2}	Fótons (rodopsina e opsinas de cores nas células dos bastonetes e cones da retina)	↑ GMPc fosfodiesterase → ↓ GMPc (fototransdução)

AMPc, monofosfato de adenosina cíclico; GMPc, monofosfato de guanosina cíclico; IP_3, trifosfato 1,4,5 de inositol.

Fonte: Adaptado de Katzung e Trevor (2017, p. 31).

> **Fique atento**
>
> Observe que um ligante endógeno, como norepinefrina, acetilcolina e serotonina, pode se ligar e estimular receptores que se acoplam a diferentes subgrupos de proteínas G. Nesse cenário, observa-se que uma não aparente seletividade do ligante permite que ele provoque respostas dependentes de proteína G diferentes em diversas células. Por exemplo, com o uso de catecolaminas (norepinefrina e epinefrina), atuando sobre β-adrenoceptores acoplados a G_s e α-adrenoceptores acoplados a G_q, respectivamente pode-se obter tanto o aumento da frequência cardíaca como a constrição de vasos sanguíneos na pele (KATZUNG; TREVOR, 2017).

O término da ação do fármaco no receptor resulta de um entre vários processos. Nos sistemas de receptor ligado à proteína G, o segundo mensageiro (como exemplificado pela cAMP) é inativado pela fosfodiesterases. Por outro lado, fecha o canal de íon aberto pelo receptor, encerrando o evento. Em alguns casos, o efeito dura o tempo que o fármaco ocupa o receptor; assim, a dissociação do fármaco, do receptor, encerra automaticamente o efeito. Em muitos casos, entretanto, a ação pode durar após o fármaco ter se dissociado – pois, por exemplo, algumas moléculas da ligação ainda estão presentes na forma ativa. No caso dos fármacos que se ligam covalentemente ao receptor, o efeito pode durar até o complexo ligante-receptor ser destruído e novos receptores serem sintetizados (PANUS et al., 2012).

Importante informar que, apesar de todos os receptores acoplados à proteína G compartilharem a mesma estrutura básica, diferentes subtipos de receptores de proteínas G (GPCRs) podem se ligar ao mesmo ligante, causando diferentes efeitos celulares. Para ilustrar a versatilidade desses receptores, considere o grupo de receptores acoplados à proteína G para a epinefrina, encontrado em diferentes tipos de células de mamíferos. Epinefrina é particularmente importante como mediadora da resposta corporal ao estresse, também conhecido como resposta de luta ou fuga. Durante momentos de medo ou de exercício pesado, quando os tecidos podem ter uma necessidade aumentada de catabolizar glicose e ácidos graxos para produzir ATP, a epinefrina sinaliza a rápida degradação de glicogênio à glicose no fígado, e de triacilgliceróis a ácidos graxos nas células adiposas (de gordura); em segundos, esses principais combustíveis metabólicos são fornecidos ao sangue. Em mamíferos, a liberação de glicose e ácidos graxos é desencadeada pela ligação da epinefrina (ou seu derivado norepinefrina) a receptores β-adrenérgicos na superfície das células hepáticas (do fígado) e adipócitos.

Por outro lado, a epinefrina ligada a receptores β-adrenérgicos das células musculares cardíacas, por exemplo, aumenta a taxa de contração, que eleva o suprimento de sangue aos tecidos. Em contrapartida, o estímulo por epinefrina dos receptores β-adrenérgicos em células musculares lisas do intestino provoca o relaxamento dessas células. Outro tipo de GPCR para a epinefrina, o receptor α-adrenérgico, é encontrado nas células musculares lisas das paredes dos vasos sanguíneos do trato intestinal, da pele e dos rins. A ligação da epinefrina a esses receptores causa a constrição das artérias, interrompendo a circulação para esses órgãos. Os diferentes efeitos da epinefrina ajudam a formar respostas integradas pelo corpo, direcionadas a um final comum: o fornecimento de energia aos músculos locomotores principais, e, ao mesmo tempo, o desvio da energia de outros órgãos não tão cruciais para a execução da resposta na situação de estresse corporal (LODISH et al., 2013).

Mecanismos pelos quais os segundos mensageiros afetam a fisiologia celular e desencadeiam a resposta farmacológica

A ligação dos ligantes ("primeiros mensageiros") a muitos receptores da superfície celular leva ao aumento ou à diminuição de curta duração na concentração de algumas moléculas sinalizadoras intracelulares de baixo peso molecular, denominadas de **segundos mensageiros**, que, por sua vez, se ligam a outras proteínas, modificando as suas atividades (Figura 4).

Assim, um efetor comum, ativado por G_s e inibido por G_i (proteína G inibitória), é a adenilil ciclase, que produz o segundo mensageiro monofosfato de adenosina cíclico (AMPc). A G_q ativa a fosfolipase C, gerando dois outros segundos mensageiros: o trifosfato 1,4,5-inositol (IP_3) e o diacilglicerol (DAG). O DAG e o AMPc ativam diferentes proteínas-cinases no interior da célula, levando a uma diversidade de efeitos fisiológicos. O IP_3 regula a concentração intracelular de cálcio livre, bem como algumas proteínas-cinases (WHALEN; FINKEL; PANAVELLI, 2016).

Um segundo mensageiro usado em praticamente todas as células são os íons Ca^{2+}. Outro segundo mensageiro bastante comum é o AMP cíclico (AMPc). Em muitas células eucarióticas, um aumento no AMPc desencadeia a ativação de uma proteína-cinase específica, a proteína-cinase A, que, por sua vez, fosforila proteínas-alvo a fim de induzir mudanças específicas no metabolismo celular. Em algumas células, o AMPc regula a atividade de determinados canais iônicos. Adiante, neste capítulo, serão abordadas as funções específicas dos segundos mensageiros nas vias de sinalização ativadas por receptores acoplados à proteína G.

Segundos mensageiros como o Ca^{2+} e o AMPc difundem-se por meio do citosol muito mais rapidamente do que as proteínas; por isso, eles são empregados em vias onde o alvo está localizado em uma organela intracelular distante do receptor da membrana plasmática onde o mensageiro é gerado. Outra vantagem dos segundos mensageiros é que eles facilitam a **amplificação de um sinal extracelular**. Ou seja, a ativação de uma única molécula receptora da superfície celular pode resultar no aumento de até milhares de vezes nas moléculas de AMPc ou nos íons Ca^{2+} no citosol. Cada uma, por sua vez, ativando a sua proteína-alvo, afeta a atividade de muitas proteínas que se encontram a seguir na cascata de sinalização (Figura 4).

Estipula-se que a classe mais numerosa de receptores encontrada em organismos, desde as leveduras até os seres humanos, seja a dos receptores acoplados à proteína G. Como o nome sugere, os GPCRs consistem em proteínas receptoras íntegras de membrana, acopladas a uma proteína G intracelular, que transmite sinais para o interior da célula.

O genoma humano codifica aproximadamente 900 receptores acoplados à proteína G, incluindo receptores dos sistemas olfatório (cheiro), gustativo (sabor) e visual, muitos receptores de neurotransmissores, além da maioria dos receptores de hormônios que controla o metabolismo de carboidratos, de aminoácidos e de lipídeos, e até mesmo o comportamento. A transdução de sinal pelos GPCRs geralmente induz mudanças em curto prazo na função celular, tais como mudanças no metabolismo ou no movimento. No caso dos receptores de hormônios acoplados à proteína G, a amplificação de sinal é possível em parte porque um único receptor é capaz de ativar muitas proteínas G, e cada uma dessas, ativa uma proteína efetora. Por exemplo, um único complexo epinefrina-GPCR causa a ativação de mais de 100 moléculas adenilil ciclase; cada uma delas, por sua vez, catalisa a síntese de moléculas de AMPc durante o período que permanece no estado ativo. Duas moléculas de AMPc ativam uma molécula de proteína-cinase A, que fosforila e ativa múltiplas moléculas-alvo (Figura 5). Assim, a cascata de amplificação permite que níveis de epinefrina tão baixos quanto 10^{-10} M estimulem a glicogenólise (conversão de glicogênio a glicose) pelo fígado e a liberação de glicose na corrente sanguínea em poucos segundos.

3',5'-AMP cíclico (AMPc)

Ativa a proteína-cinase A (PKA)

3',5'-GMP cíclico (GMPc)

Ativa a proteína-cinase G (PKG) e abre canais catiônicos nos bastonetes

1,2-Diacilglicerol (DAG)

Ativa a proteína-cinase C (PKC)

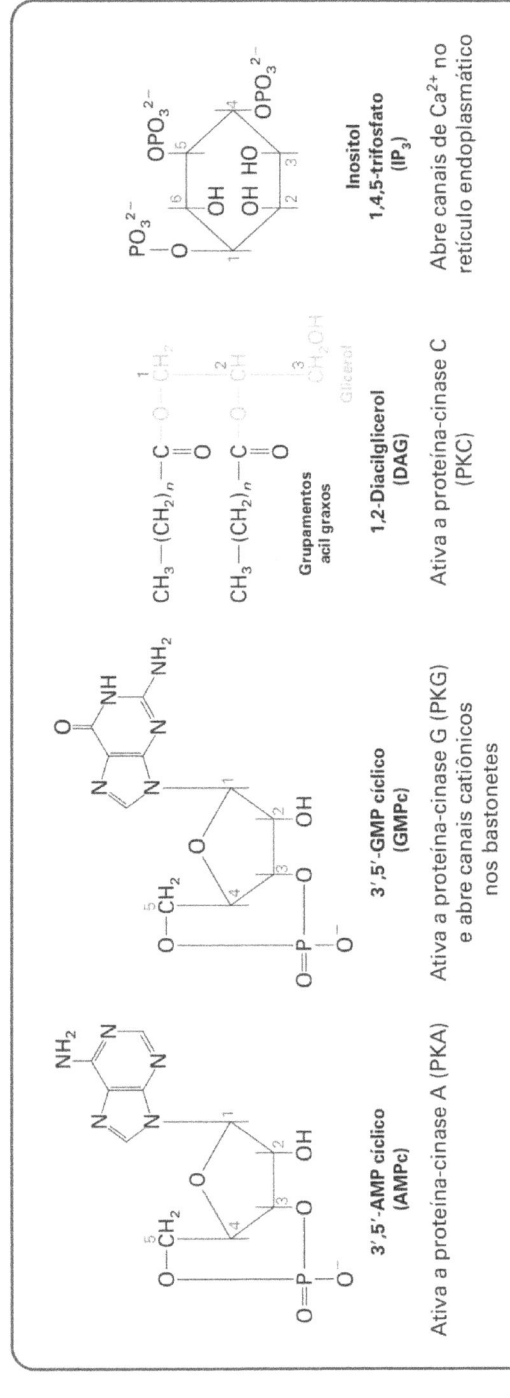

Inositol 1,4,5-trifosfato (IP_3)

Abre canais de Ca^{2+} no retículo endoplasmático

Figura 4. Segundos mensageiros intracelulares comuns. O principal efeito ou efeitos diretos de cada composto está indicado abaixo da sua forma estrutural. Íons de cálcio (Ca^{2+}) e muitos derivados de fosfatidilinositol ligados à membrana também atuam como segundos mensageiros.
Fonte: Lodish et al. (2013, p. 682).

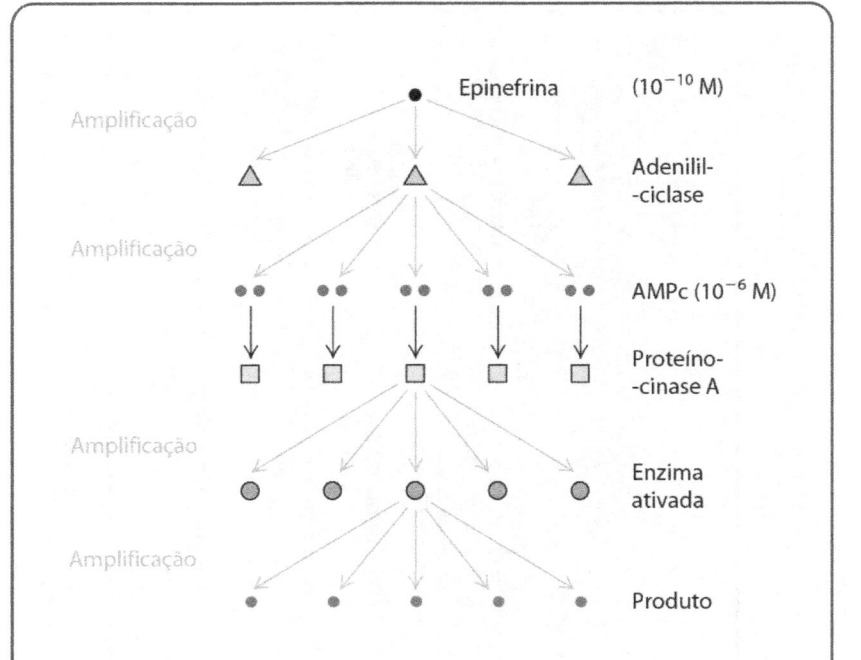

Figura 5. Amplificação de um sinal extracelular. Neste exemplo, a ligação de uma única molécula de epinefrina a uma molécula de receptor acoplado à proteína G induz ativação de várias moléculas de adenilil ciclase, a enzima que catalisa a síntese de AMP cíclico, e cada uma dessas enzimas sintetiza um grande número de moléculas de AMPc, o primeiro nível de amplificação. Duas moléculas de AMPc ativam uma molécula de proteína-cinase A (PKA), mas cada PKA ativada fosforila e ativa muitas proteínas-alvo. Esse segundo nível de amplificação pode envolver muitas reações sequenciais nas quais o produto de uma reação ativa a enzima que catalisa a próxima reação. Quanto mais etapas cada cascata tiver, maior é a possibilidade de amplificação do sinal.
Fonte: Lodish et al. (2013, p. 682).

Monofosfato de adenosina cíclico (AMPc)

O AMPc é sintetizado pela adenilil ciclase em que a estimulação é mediada pela subunidade α da proteína G estimulante (G_s) e a inibição pela subunidade α da proteína G inibitória (G_i) (BRUNTON; CHABNER; KNOLLMANN, 2016).

    Agindo como um segundo mensageiro intracelular, o AMPc medeia respostas hormonais, como a mobilização de energia armazenada, incluindo a quebra de carboidratos no fígado, ou de triglicerídeos em adipócitos, estimulada por catecolaminas β-adrenomiméticas, a conservação de água pelo rim (mediada pela vasopressina), a homeostase do Ca^{2+} (regulada pelo paratormônio) e o aumento da frequência e da força contrátil do músculo cardíaco (catecolaminas β-adrenomiméticas). O AMPc também regula a produção de esteroides suprarrenais e sexuais, em resposta à corticotrofina ou ao hormônio folículo-estimulante, o relaxamento de músculos lisos e muitos outros processos endócrinos e neurais. O AMPc exerce a maioria de seus efeitos por estimulação de proteínas-cinases dependentes de AMPc (Figura 6). Estas são compostas de um dímero regulador R, que liga AMPc e duas cadeias catalíticas (C). Quando o AMPc se liga ao dímero R, cadeias C ativas são liberadas para se difundir no citoplasma e no núcleo, onde transferem fosfato do ATP para proteínas de substrato apropriados, frequentemente enzimas. A especificidade dos efeitos reguladores do AMPc reside nos substratos proteicos distintos das cinases, expressos em células diferentes. Por exemplo, o fígado é rico em fosforilase cinase e glicogênio sintetase, enzimas cuja regulação recíproca por fosforilação dependente de AMPc governam o armazenamento e a liberação de carboidratos.

    Quando o estímulo hormonal cessa, as ações intracelulares do AMPc são terminadas por enzimas. A fosforilação de substratos de enzimas, estimulada por AMPc, é revertida rapidamente por um grupo distinto de fosfatasses específicas e inespecíficas. O próprio AMPc é degradado a 5′-AMP por várias fosfodiesterases de nucleotídeo cíclicas (PDE) (Figura 6). A milrinona, inibidor seletivo de fosfodiesterases tipo 3, que são expressas em células musculares cardíacas, tem sido usada como agente adjuvante no tratamento da insuficiência cardíaca aguda. A inibição competitiva da degradação do AMPc é o modo de ação pelo qual a cafeína, a teofilina e outras metilxantinas produzem seus efeitos farmacológicos.

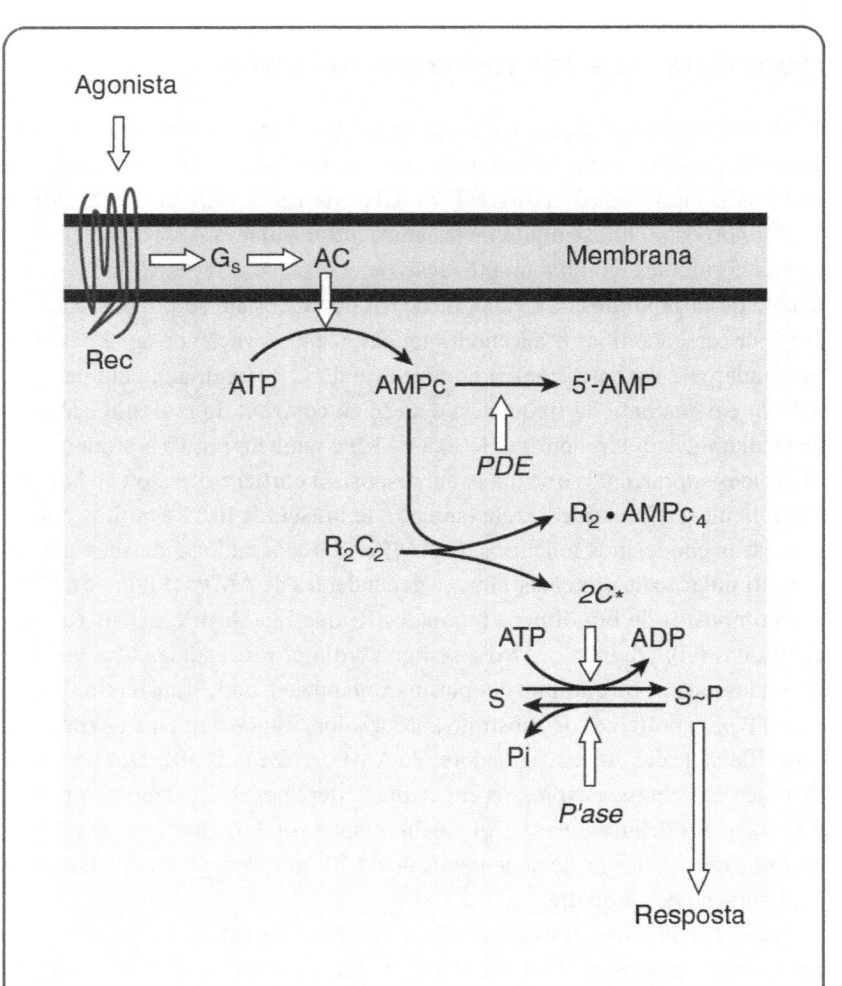

Figura 6. Via do AMPc segundo mensageiro. Proteínas-chave incluem receptores hormonais (Rec), proteína G estimuladora (G_s), adenilil ciclase (AC) catalítica, fosfodiesterases (PDE) que hidrolisam AMPc, cinases dependentes de AMPc, subunidades reguladoras (R) e catalíticas (C), substratos de proteína (S) das cinases e fosfatases (P'ase), que removem fosfatos das proteínas do substrato. As setas abertas denotam efeitos reguladores.
Fonte: Katzung e Trevor (2017, p. 33).

Cálcio e fosfoinositídeos

O cálcio (Ca^{2+}) é um mensageiro importante em todas as células e pode regular diversas respostas, inclusive expressão de genes, contração, secreção, metabolismo e atividade elétrica. O Ca^{2+} pode entrar na célula por meio dos canais de cálcio da membrana plasmática ou ser liberado das reservas intracelulares por hormônios ou fatores de crescimento (BRUNTON; CHABNER; KNOLLMANN, 2016; KATZUNG; TREVOR, 2017).

Outro sistema de segundos mensageiros envolve a estimulação hormonal da hidrólise de fosfoinositídeos (Figura 7). Alguns hormônios, neurotransmissores e fatores de crescimento que desencadeiam essa via, se ligam a receptores acoplados a proteínas G, ao passo que outros se ligam a tirosinas-cinase receptoras. Em todos os casos, a etapa crucial é a estimulação de uma enzima da membrana, a fosfolipase C (PLC), que parte um componente fosfolipídio menor da membrana plasmática, bifosfato de fosfatidilinositol-4,5 (PIP_2), em dois segundos mensageiros, **DAG** e **trifosfato de inositol 1,4,5 (IP_3)**. O DAG é confinado à membrana, onde ele ativa uma proteína-cinase sensível a fosfolipídeos e cálcio, denominada proteína-cinase C.

Por outro lado, o IP_3 é hidrossolúvel e se difunde pelo citoplasma para desencadear a liberação de Ca^{2+} por ligação a canais de cálcio com portões de ligante, nas membranas limitantes das vesículas de armazenamento internas. A concentração citoplasmática elevada de Ca^{2+} resultante da abertura desses canais, promovida por IP_3, favorece a ligação de Ca^{2+} à proteína ligadora de cálcio calmodulina, que regula a atividade de outras enzimas, inclusive proteínas-cinases dependentes de cálcio (KATZUNG; TREVOR, 2017).

Com seus múltiplos segundos mensageiros e proteínas-cinases, a via de sinalização de fosfoinositídeos é muito mais complexa que a via AMPc. Como no sistema AMPc, múltiplos mecanismos diminuem ou interrompem a sinalização por essa via. O IP_3 é inativado por desfosforilação; o DAG é fosforilado para gerar ácido fosfatídico e, então, convertido de volta a fosfolipídeos, ou perde a diacila para gerar ácido araquidônico; o Ca^{2+} é removido ativamente do citoplasma por bombas de Ca^{2+}. Estes e outros elementos não receptores da via de sinalização cálcio-fosfoinositídeo são de importância considerável em farmacoterapia. Por exemplo, o íon de lítio, usado no tratamento do transtorno bipolar (maníaco-depressivo), afeta o metabolismo celular de fosfoinositídeos (KATZUNG; TREVOR, 2017).

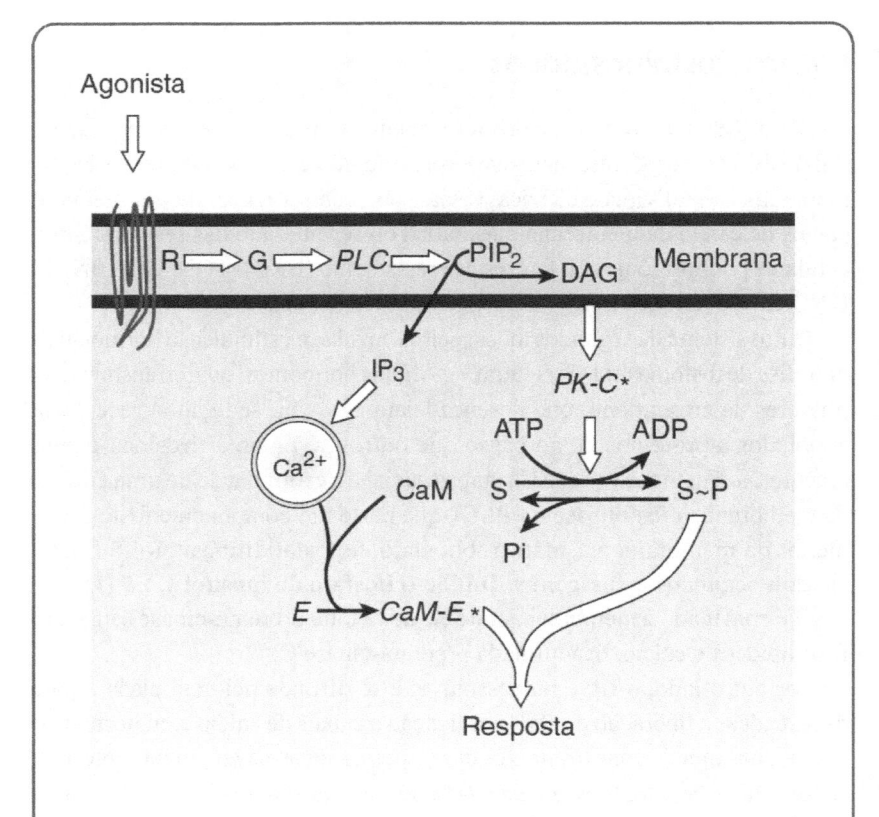

Figura 7. Via de sinalização Ca²⁺-fosfoinositídeo. Proteínas-chave incluem receptores hormonais (R), proteína G (G), fosfolipase C fosfoinositídeo-específica (PLC), substratos da cinase de proteína-cinase C (S), calmodulina (CaM) e enzimas que ligam calmodulina (E), inclusive cinases, fosfodiesterases, etc. (PIP_2, bifosfato de fosfati-dilinositol-4,5; DAG, diacilglicerol; IP_3, trifosfato de inositol. O asterisco denota estado ativado. As setas abertas denotam efeitos reguladores).
Fonte: Katzung e Trevor (2017, p. 33).

Monofosfato de guanosina cíclico (GMPc)

Ao contrário do AMPc, envolvido em diversas mensagens de sinalização, o GMPc estabeleceu funções de sinalização em poucos tipos de células. Na mucosa intestinal e no músculo liso vascular, o mecanismo de transdução de sinais baseado em GMPc é semelhante ao mecanismo de sinalização mediado por AMPc. Ligantes detectados por receptores da superfície celular estimulam a guanilil ciclase ligada à membrana a produzir GMPc, e o GMPc atua estimulando proteínas-cinase dependentes de GMPc. As ações do GMPc nessas células são terminadas por degradação enzimática do nucleotídeo cíclico e por desfosforilação dos substratos de cinase (BRUNTON; CHABNER; KNOLLMANN, 2016).

A concentração aumentada de GMPc causa relaxamento do músculo liso vascular por um mecanismo mediado por cinases, que resulta em desfosforilação das cadeias leves de miosina. Nessas células musculares lisas, a síntese de GMPc pode ser elevada por dois mecanismos de sinalização transmembrana, utilizando duas guanilil ciclases diferentes. O ANP, hormônio peptídeo veiculado pelo sangue, estimula um receptor transmembrana por ligação a seu domínio extracelular, ativando dessa forma à ação da guanilil ciclase que reside no domínio intracelular do receptor. O outro mecanismo medeia respostas ao óxido nítrico gerado em células endoteliais vasculares, em resposta a agentes vasodilatadores naturais, como acetilcolina e histamina. Depois de entrar na célula-alvo, o óxido nítrico se liga e ativa uma guanilil ciclase citoplasmática. Vários fármacos vasodilatadores úteis, como nitroglicerina e nitroprussiato de sódio, usados no tratamento de isquemia cardíaca e hipertensão aguda, agem pela geração ou pelo mimetismo de óxido nítrico. Outros fármacos produzem vasodilatação pela inibição de fosfodiesterases específicas, assim interferindo na quebra metabólica de GMPc. Um desses fármacos é a sildenafila, usada no tratamento de disfunção erétil e hipertensão pulmonar (KATZUNG; TREVOR, 2017).

Exercícios

1. Para a grande maioria dos fármacos, seus efeitos farmacológicos são resultantes de interação com receptores presentes na superfície ou no interior das células. Assinale a alternativa que apresenta a sequência correta de V (verdadeiro) e F (falso) para as assertivas a seguir, em relação aos mecanismos de sinalização desencadeados pela interação fármaco-receptor.
   ( ) Estímulo da produção ou mobilização celular de um segundo mensageiro que inicia a sinalização celular por meio de uma via bioquímica específica.
   ( ) Regulação de fluxo de íons através das membranas celulares.
   ( ) Ativação ou inibição de enzima citosólica.
   ( ) Regulação da expressão gênica.
   a) F, F, V, V.
   b) V, F, F, V.
   c) V, V, V, F.
   d) V, V, V, V.
   e) V, F, F, F.

2. Os efeitos das catecolaminas, como epinefrina, são mediados por

receptores de superfície celular. Os adrenoceptores sã típicos receptores acoplados à proteína G. Receptores acoplados à proteína G constituem uma numerosa superfamília de receptores responsáveis por muitos alvos farmacológicos. Com relação a sua constituição fisiológica, é correto afirmar que:
a) são proteínas de membrana intracelular que estão relacionadas ao movimento de neurotransmissores dentro das células.
b) são proteínas de membrana celular que promovem a endocitose das moléculas dos fármacos.
c) são proteínas de membrana celular com domínio extracelular no qual o fármaco se liga e desencadeia respostas intracelulares ligados à proteína G.
d) são proteínas intracelulares que promovem sinalização primária de transcrição gênica.
e) são proteínas intracelulares que promovem sinalização primária de abertura ou fechamento de canal iônico.

3. Muitos ligantes extracelulares atuam ligados aumentando as concentrações intracelulares dos segundos mensageiros, como 3',5' monofosfato de adenosina cíclico (AMPc), íon cálcio, ou os fosfoinositídeos (diacilglicerol e trifosfato de inositol 1,4,5). Os segundos mensageiros são essenciais na condução e amplificação dos sinais oriundos da ativação de receptores acoplados à proteína G. Qual das afirmações a seguir está corretamente relacionada aos segundos mensageiros?
a) São substâncias que medeiam as respostas intracelulares desencadeadas pela sua ligação aos fármacos (primeiros mensageiros) em nível extracelular.
b) São substâncias que medeiam as respostas intracelulares desencadeadas pela sua ligação aos fármacos (primeiros mensageiros) na membrana celular.
c) São substâncias que medeiam as respostas intracelulares desencadeadas por fármacos que se ligam a receptores acoplados à proteína G.
d) São hormônios secretados pelas células em resposta à ativação desencadeados por outro hormônio.
e) São hormônios secretados pelas células em resposta à abertura de canais iônicos.

4. A cascata de amplificação permite que baixos níveis de epinefrina estimulem a glicogenólise (conversão de glicogênio a glicose) pelo fígado e a liberação de glicose na corrente sanguínea.
Etapa I: a ativação da proteína G por receptores.
Etapa II: a ativação da adenilil ciclase (AC) pela proteína G.
Etapa III: a ativação da proteína-cinase A (PKA) pelo AMPc.
Etapa IV: a fosforilação da glicogênio fosforilase-cinase (GPK) pela PKA.
Quais das etapas amplificam a resposta ao sinal da epinefrina nas células?

Amplificação

Epinefrina (10⁻¹⁰ M)

Adenilil--ciclase

Amplificação

AMPc (10⁻⁶ M)

Proteíno--cinase A

Amplificação

Enzima ativada

Amplificação

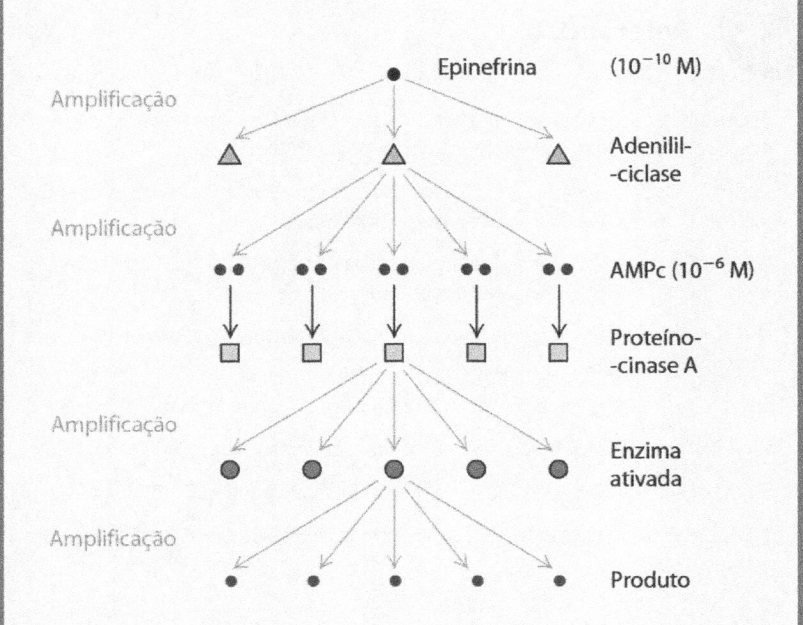

Produto

a) As etapas I, II e III amplificam a resposta ao sinal da epinefrina.
b) As etapas I, II e IV amplificam a resposta ao sinal da epinefrina.
c) As etapas II, III e VI amplificam a resposta ao sinal da epinefrina.
d) As etapas I, II, III e IV amplificam a resposta ao sinal da epinefrina.
e) As etapas I e III amplificam a resposta ao sinal da epinefrina.

5. Em relação aos tipos de receptores e mecanismos celulares, assinale a afirmativa correta.

a) A ativação dos receptores metabotrópicos e os eventos intracelulares subsequentes induzem uma resposta biológica por meio da transcrição gênica.
b) Os receptores ionotrópicos estão presentes no citosol da célula, sendo responsáveis pela modulação da passagem de íons através da membrana.
c) Receptores metabotrópicos são receptores de membrana celular acoplados a sistemas efetores intracelulares mediados pela cinase.
d) O mecanismo de transdução de sinal dos receptores ligados a cinase é dependente da ativação enzimática dessas enzimas para que ocorra a autofosforilação dos resíduos tirosina.
e) Os agonistas dos receptores nucleares são altamente hidrossolúveis e o domínio efetor desses receptores agem diretamente na transcrição gênica, promovendo ou reprimindo genes.

Referências

BRUNTON, L. L.; CHABNER, B. A.; KNOLLMANN, B. C. *As bases farmacológicas da terapêutica de Goodman & Gilman*. 12. ed. Porto Alegre: AMGH, 2016.

FUCHS, F. D.; WANNMACHER, L. *Farmacologia clínica*: fundamentos da terapêutica racional. 5. ed. Rio de Janeiro: Guanabara Koogan, 2017.

GOLAN, D. E. et al. *Princípios de farmacologia*: a base fisiopatológica da farmacoterapia. 3. ed. Rio de Janeiro: Guanabara Koogan, 2014.

KATZUNG, B. G.; TREVOR, A. J. *Farmacologia básica e clínica*. 13. ed. Porto Alegre: AMGH, 2017. (Lange).

LODISH, et al. *Biologia celular e molecular*. 7. ed. Porto Alegre: Artmed, 2013.

PANUS, P. C. et al. *Farmacologia para fisioterapeutas*. Porto Alegre: AMGH, 2011.

SILVA, P. *Farmacologia*. 8. ed. Rio de Janeiro: Guanabara Koogan, 2010.

WHALEN, K.; FINKEL, R.; PANAVELLI, T. A. *Farmacologia ilustrada*. 6. ed. Porto Alegre: Artmed, 2016.

Leituras recomendadas

TOZER, T. N.; ROWLAND, M. *Introdução à farmacocinética e à farmacodinâmica*: as bases quantitativas da terapia farmacológica. Porto Alegre: Artmed, 2009.

WILLIAMSON, E.; DRIVER, S.; BAXTER, K. *Interações medicamentosas de Stockley*. Porto Alegre: Artmed, 2012.

UNIDADE 3

Farmacologia do sistema nervoso autônomo

Objetivos de aprendizagem

Ao final deste texto, você deve apresentar os seguintes aprendizados:

- Listar as funções do sistema nervoso simpático e parassimpático.
- Diferenciar receptores adrenérgicos de receptores colinérgicos.
- Descrever os mecanismos pelos quais os fármacos podem atuar para alterar a função fisiológica do sistema nervoso autônomo.

Introdução

A parte motora (eferente) do sistema nervoso pode ser dividida em duas grandes subdivisões: somática e autônoma. O sistema somático está, em grande parte, envolvido com as funções de controle consciente, como o movimento e a postura. O sistema nervoso autônomo (SNA), também denominado **sistema nervoso visceral**, **vegetativo** ou **involuntário**, é o principal componente do sistema nervoso responsável pela homeostasia, mantendo sob controle funções fisiológicas involuntárias, tais como respiração, digestão, metabolismo, sudorese, controle da temperatura corporal e secreção de determinadas glândulas endócrinas. Na periferia, ele é estruturado em nervos, gânglios e plexos que inervam o coração, os vasos sanguíneos, as glândulas e outras vísceras e, ainda, os músculos lisos em vários tecidos (BRUNTON; CHABNER; KNOLLMANN, 2016).

O SNA é composto por três divisões anatômicas: o sistema nervoso simpático, o sistema nervoso parassimpático e o sistema nervoso entérico (localizado no interior do trato gastrintestinal). No SNA, a transmissão química ocorre entre as células nervosas, bem como entre as células nervosas e suas células efetoras. Essa transmissão química é efetuada por meio da liberação de pequenas quantidades de substâncias transmissoras das terminações nervosas para a fenda sináptica. O transmissor atravessa o espaço da fenda por difusão e ativa ou inibe as células pós-sinápticas por meio de sua ligação a uma molécula receptora especializada.

Os fármacos que simulam ou bloqueiam as ações dos transmissores químicos podem modificar seletivamente muitas funções autônomas, as quais envolvem uma variedade de tecidos efetores, como os músculos cardíaco e liso, o endotélio vascular, as glândulas exócrinas e as terminações nervosas pré-sinápticas (KATZUNG; TREVOR, 2017).

Neste capítulo vamos abordar as subdivisões anatômicas e as funções fisiológicas do SNA, neurotransmissores e receptores, bem como os mecanismos pelos quais os fármacos podem atuar para alterar a função fisiológica do SNA.

Funções dos sistemas nervosos simpático e parassimpático

Para compreender as funções fisiológicas, será apresentada uma breve descrição dos aspectos anatômicos do SNA.

Anatomia do sistema nervoso autônomo

Do ponto de vista anatômico, o SNA tem duas principais divisões: os sistemas nervosos simpático (toracolombar) e parassimpático (craniossacral), em que alguns órgãos-alvo são inervados por ambas as divisões e outros são controlados por apenas uma (Figura 1). Ainda, as duas têm sua origem em núcleos situados dentro do sistema nervoso central (SNC) e enviam fibras eferentes pré-ganglionares que saem do tronco encefálico ou da medula espinal e terminam nos gânglios motores. As fibras pré-ganglionares simpáticas saem do SNC pelos nervos espinhais torácicos e lombares. As fibras pré-ganglionares parassimpáticas, por sua vez, saem do SNC pelos vários nervos cranianos, bem como da terceira e da quarta raízes espinhais sacrais (BARRETT et al., 2014).

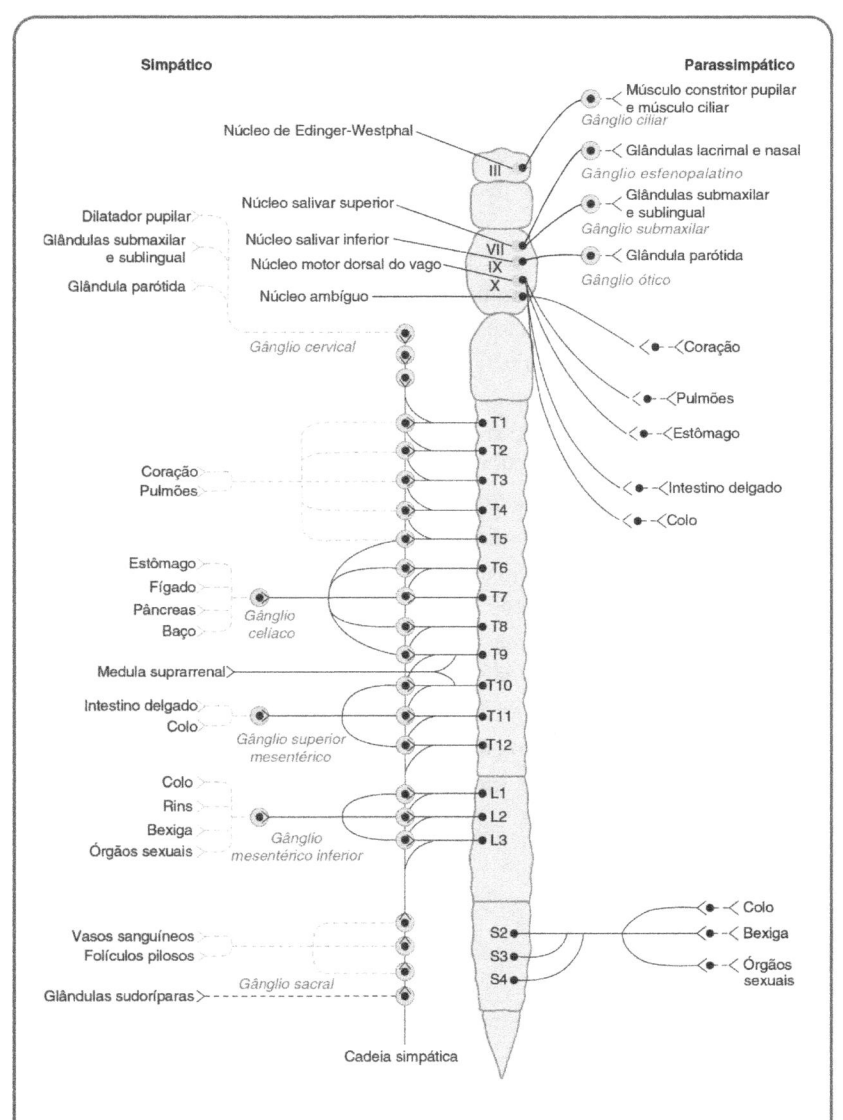

Figura 1. Organização dos sistemas nervosos simpático (esquerda) e parassimpático (direita). Os nervos colinérgicos são mostrados em vermelho e os nervos noradrenérgicos são mostrados em azul. Os nervos pré-ganglionares são linhas contínuas e os nervos pós-ganglionares são linhas tracejadas.
Fonte: Barrett et al. (2014, p. 258).

Importante ressaltar que há diferenças entre os nervos simpáticos e parassimpáticos. O sistema simpático distribui-se a efetores em todo o organismo, enquanto a distribuição do parassimpático é muito mais limitada. Além disso, as fibras simpáticas ramificam-se em uma extensão muito maior. Por exemplo, uma fibra simpática pré-ganglionar pode percorrer uma considerável distância desde a cadeia simpática e passar por vários gânglios antes de finalmente constituir sinapse com um neurônio pós-ganglionar. Suas terminações fazem contato com um grande número de neurônios pós-ganglionares. Em alguns gânglios, a razão entre os axônios pré-ganglionares e as células ganglionares pode ser de 1:20 ou mais. Essa organização permite uma descarga difusa do sistema simpático. Ao contrário, o sistema parassimpático tem gânglios terminais muito próximos ou no interior dos órgãos inervados, tendo, assim, influências mais circunscritas (BRUNTON; CHABNER; KNOLLMANN, 2016).

Os transmissores químicos (neurotransmissor) de todas as fibras autônomas pré-ganglionares, da maioria das fibras parassimpáticas pós-ganglionares e de algumas fibras simpáticas pós-ganglionares é a **acetilcolina** (ACh). Porém, alguns nervos parassimpáticos pós-ganglionares usam óxido nítrico (NO) como neurotransmissor e os nervos que liberam NO são denominados *nitritérgicos*. Já as fibras adrenérgicas abrangem a maioria das fibras simpáticas pós-ganglionares e o neurotransmissor primário é a **norepinefrina** (NE). Os termos **colinérgico** e **adrenérgico** foram sugeridos, originalmente, por Dale para descrever os neurônios que liberavam ACh ou NE, respectivamente (BRUNTON; CHABNER; KNOLLMANN, 2016).

Saiba mais

Outros neurotransmissores autonômicos

A maioria dos neurônios no SNC e no sistema nervoso periférico contém mais de uma substância com potencial ou demonstrada atividade em locais pós-juncionais relevantes. Em alguns casos, especialmente nas estruturas periféricas, estudos já demonstraram que duas ou mais dessas substâncias estão contidas no interior de terminações nervosas individuais e que são liberadas simultaneamente durante a estimulação nervosa. Embora a separação anatômica dos componentes parassimpático e simpático do SNA e das ações dos ACh e da NE (seus neurotransmissores primários) ainda forneça a base estrutural essencial para o estudo da função autônoma, inúmeros outros mensageiros químicos, como purinas, eicosanoides, NO e peptídeos, modulam ou medeiam as respostas que se seguem à estimulação desse sistema. Uma visão mais abrangente da neurotransmissão autônoma evoluiu de forma a incluir situações em que outras substâncias, que não sejam a ACh e a NE, são liberadas e podem funcionar como cotransmissores, neuromoduladores ou até mesmo transmissores primários. Por exemplo, alguns nervos parassimpáticos pós-ganglionares usam NO como neurotransmissor (KATZUNG; TREVOR, 2017).

Funções do sistema nervoso autônomo

A ação integradora do SNA é essencial para o bem-estar do organismo. Em geral, esse sistema regula a atividade de estruturas que não estão sob controle voluntário, abrangendo respiração, circulação, digestão, temperatura corporal, metabolismo e sudorese. Além disso, as secreções de algumas glândulas endócrinas são reguladas, parcial ou absolutamente, pelo SNA. Portanto, o SNA constitui o principal regulador da constância do meio interno do organismo (BRUNTON; CHABNER; KNOLLMANN, 2016).

Com relação às funções fisiológicas, o **sistema simpático** e a medula suprarrenal a ele associada têm a propriedade de adequar a resposta às situações estressantes, como trauma, medo, hipoglicemia, frio e exercício. Assim, o sistema simpático-suprarrenal é ativado durante uma situação de medo, estresse ou raiva, quando as estruturas inervadas pelo simpático em todo o organismo são simultaneamente afetadas. Nesse cenário, a frequência cardíaca acelera, a pressão arterial aumenta, o fluxo sanguíneo é desviado da pele e da região esplâncnica para os músculos esqueléticos, a glicemia aumenta, os bronquíolos e as pupilas se dilatam e o organismo é melhor preparado para o acaso de "lutar ou fugir". Muitos desses efeitos resultam primariamente, ou são reforçados, por ações da epinefrina (EPI) secretada pela medula suprarrenal. A estimulação simpática resulta também na dilatação das pupilas e dos brônquios e afeta a motilidade gastrointestinal, a função da bexiga e dos órgãos sexuais (Figura 2).

O **sistema parassimpático** é organizado principalmente para descargas limitadas e localizadas e está relacionado à conservação de energia e à manutenção da função dos órgãos durante períodos de mínima atividade. Isso quer dizer que a divisão parassimpática está envolvida com a manutenção da homeostasia do organismo e, portanto, é muito importante para a manutenção da vida, pois mantém funções corporais essenciais, como a digestão e a eliminação de resíduos. A divisão parassimpática comumente atua para opor ou equilibrar as ações da divisão simpática e, em geral, predomina sobre o sistema simpático. As fibras parassimpáticas que inervam órgãos específicos tais como intestinos, coração ou olhos são ativadas separadamente, e o sistema funciona afetando esses órgãos individualmente. Assim, o sistema parassimpático diminui a frequência cardíaca e a pressão arterial, estimula os movimentos e as secreções gastrointestinais, ajuda a absorção de nutrientes, protege a retina da luz excessiva e esvazia a bexiga e o reto (Figura 2) (BRUNTON; CHABNER; KNOLLMANN, 2016; WHALEN; FINKEL; PANAVELLI, 2016). A Figura 2 apresenta as ações do sistema simpático e parassimpático nos órgãos efetores nos diferentes sistemas fisiológicos.

Receptores adrenérgicos e colinérgicos

Receptores colinérgicos

Os receptores colinérgicos foram primeiramente descritos por Sir Henry Dale, que observou que vários ésteres de colina deflagravam respostas fisiológicas similares às respostas induzidas pela nicotina ou pela muscarina, de acordo com o órgão avaliado na preparação farmacológica. Uma semelhança na resposta também foi notada entre a muscarina e a estimulação nervosa em órgãos inervados pela divisão craniossacral do SNA. Assim, Dale sugeriu que a ACh ou um outro éster da colina era o neurotransmissor no SNA. O autor também afirmou que o composto tinha ações duplas, uma ele denominou ação de nicotina (**ação nicotínica**) e a outra, ação de muscarina (**ação muscarínica**) (BRUNTON; CHABNER; KNOLLMANN, 2016).

Nesse contexto, constatou-se a existência de receptores colinérgicos específicos à ação nicotínica, denominados **receptores de ACh nicotínicos (RAChn)** e receptores colinérgicos específicos à ação muscarínica, denominados **receptores de ACh muscarínicos (RAChm)**. Os dois receptores, RAChm e RAChn, são alvos naturais da ACh endógena, ou seja, ACh sintetizada, armazenada e liberada dos neurônios colinérgicos, bem como de numerosos fármacos administrados para fins de obtenção de efeitos farmacológicos, tanto agonistas quanto antagonistas, incluindo os alcaloides muscarina e nicotina (BRUNTON; CHABNER; KNOLLMANN, 2016).

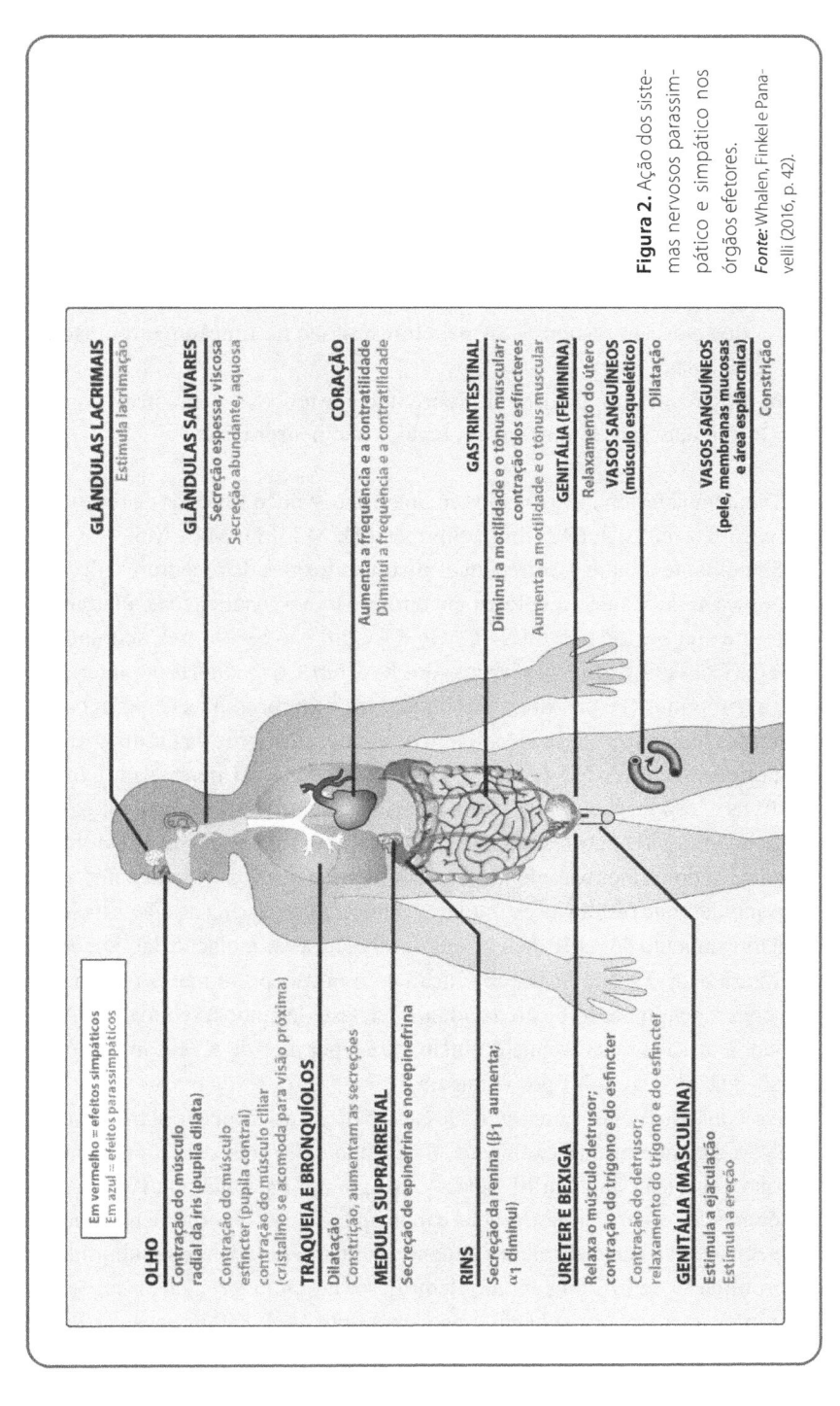

Em vermelho = efeitos simpáticos
Em azul = efeitos parassimpáticos

OLHO
Contração do músculo radial da íris (pupila dilata)

Contração do músculo esfíncter (pupila contrai)
contração do músculo ciliar (cristalino se acomoda para visão próxima)

TRAQUEIA E BRONQUÍOLOS
Dilatação
Constrição, aumentam as secreções

MEDULA SUPRARRENAL
Secreção de epinefrina e norepinefrina

RINS
Secreção da renina (β_1 aumenta; α_1 diminui)

URETER E BEXIGA
Relaxa o músculo detrusor; contração do trígono e do esfíncter

Contração do detrusor; relaxamento do trígono e do esfíncter

GENITÁLIA (MASCULINA)
Estimula a ejaculação
Estimula a ereção

GLÂNDULAS LACRIMAIS
Estimula lacrimação

GLÂNDULAS SALIVARES
Secreção espessa, viscosa
Secreção abundante, aquosa

CORAÇÃO
Aumenta a frequência e a contratilidade
Diminui a frequência e a contratilidade

GASTRINTESTINAL
Diminui a motilidade e o tônus muscular; contração dos esfíncteres
Aumenta a motilidade e o tônus muscular

GENITÁLIA (FEMININA)
Relaxamento do útero

VASOS SANGUÍNEOS (músculo esquelético)
Dilatação

VASOS SANGUÍNEOS (pele, membranas mucosas e área esplâncnica)
Constrição

Figura 2. Ação dos sistemas nervosos parassimpático e simpático nos órgãos efetores.
Fonte: Whalen, Finkel e Panavelli (2016, p. 42).

Já foram identificados subtipos de receptores nicotínicos RAChn, que compõem uma superfamília de canais iônicos regulados por ligando, e eles se localizam na junção neuromuscular esquelética, nos gânglios autônomos, na medula suprarrenal e no SNC. Os RAChn são compostos de cinco subunidades homólogas reunidas ao redor de um poro central. Em geral, os RAChn são subdivididos em dois grupos:

a) tipo muscular: encontrado no músculo esquelético de vertebrados, em que eles são responsáveis pela transmissão na função neuromuscular (JNM);
b) tipo neuronial: distribuído sobretudo por todo o sistema nervoso periférico, o SNC e também em tecidos não neuroniais.

Também já foram identificados em mamíferos cinco subtipos de receptores muscarínicos de ACh (RAChm): subtipos M1, M2, M3, M4 e M5.

Semelhante ao que ocorre com as distintas formas de receptores nicotínicos, esses subtipos de receptores encontram-se em localizações anatômicas diferentes na periferia e no SNC. Os RAChm são receptores acoplados à proteína G, assim, as funções básicas dos RAChm são mediadas por interações com as proteínas G e por alterações induzidas pelas proteínas G na função de diferentes moléculas efetoras ligadas a diferentes membros da família. Assim, os subtipos M1, M3 e M5 se conectam por meio de Gq/11 insensíveis à toxina pertússis e responsáveis pela estimulação da atividade da fosfolipase C (FLC). A ativação dos receptores M1, M3 e M5 também pode ativar a fosfolipase A2, causando a liberação de ácido araquidônico e a consequente síntese de eicosanoides, que resulta na estimulação autócrina/parácrina da adenilil ciclase e em um aumento do AMP cíclico. Por outro lado, a estimulação dos receptores colinérgicos M2 e M4 leva à interação com outras proteínas G (como Gi e Go) com a resultante inibição da adenilil ciclase, levando à redução do AMP cíclico, à ativação dos canais de influxo regenerador de K^+ e à inibição dos canais de Ca^{2+} regulados por voltagem.

As consequências funcionais desses efeitos são a hiperpolarização e a inibição das membranas excitáveis. Eles estão mais presentes no miocárdio, em que a inibição da adenilil ciclase e o aumento da condutância ao K^+ respondem pelos efeitos cronotrópicos e inotrópicos negativos da ACh. Contudo, a especificidade não é absoluta e depende das características das subunidades de proteína G dentro da célula. Além disso, há muitos registros sugerindo diferentes localizações subcelulares de subtipos de RAChm específicos em vários tipos celulares do sistema nervoso e em várias células não neuroniais polarizadas (BRUNTON; CHABNER; KNOLLMANN, 2016).

Receptores adrenérgicos (adrenorreceptores)

Ahlquist propôs pela primeira vez, a partir de estudos da ação da EPI, NE e outros agonistas reguladores de diversos processos fisiológicos, a existência de mais de um receptor adrenérgico. Esses fármacos podem causar contração ou relaxamento do músculo liso, dependendo do local, da dose e do fármaco escolhido. Por exemplo, a EPI pode excitar ou inibir o músculo liso. Assim, Ahlquist propôs as designações α (alfa) e β (beta) para os receptores existentes sobre o músculo liso, nos quais as catecolaminas produziam respostas excitatórias e inibitórias, respectivamente. Uma exceção é o intestino, que na maioria das vezes é relaxado por ativação de qualquer dos receptores α e β. A partir dessas observações, foi constituída uma ordem hierárquica de potência dos agonistas: isoproterenol > EPI ≥ NE para **receptores β-adrenérgicos** e EPI ≥ NE >> isoproterenol para **receptores α-adrenérgicos** (BRUTON et al., 2016). Essa classificação inicial foi confirmada pelo achado de que certos antagonistas produzem bloqueio seletivo dos efeitos dos impulsos nervosos adrenérgicos e de fármacos simpaticomiméticos nos receptores α (como fenoxibenzamina), ao passo que outros produzem bloqueio seletivo do receptor β (como propranolol).

Posteriormente, os receptores β foram subdivididos em β1 (por exemplo, aqueles do miocárdio) e β2 (músculo liso e muitos outros locais), pois se observou que a EPI e a NE são fundamentalmente equipotentes nos primeiros, enquanto que nos últimos a EPI é 10-50 vezes mais potente. Antagonistas que diferenciam esses receptores, β1 e β2, foram desenvolvidos subsequentemente. Um gene humano que codifica um terceiro receptor β (designado β3) já foi isolado, e ele é cerca de 10 vezes mais sensível à NE do que à EPI e é relativamente resistente ao bloqueio por antagonistas como o propranolol. Ele pode mediar respostas às catecolaminas em locais com características farmacológicas "atípicas" (como o tecido adiposo).

No entanto, embora os adipócitos sejam um importante local de receptores β3-adrenérgicos, os três receptores β-adrenérgicos estão igualmente presentes no tecido adiposo branco e no tecido adiposo marrom. Polimorfismos no gene do receptor β3 podem estar relacionados com o risco de obesidade ou diabetes tipo 2 em algumas populações. Portanto, tem havido interesse na possibilidade de que os agonistas seletivos do receptor β3 possam ser benéficos no tratamento desses distúrbios. Foi proposta a existência de um quarto tipo de adrenorreceptor β, o β4, porém, não obstante os esforços intensos, o adrenorreceptor β4, assim como o adrenorreceptor α1L, não foram clonados (BRUNTON; CHABNER; KNOLLMANN, 2016).

Também existem subtipos de receptores α-adrenérgicos, e tal subdivisão é derivada de considerações anatômicas e funcionais, ao se perceber que os receptores de NE e outros receptores α-adrenérgicos poderiam inibir profundamente a liberação de NE a partir dos neurônios. De fato, quando os nervos simpáticos são estimulados na presença de determinados antagonistas do receptor α, ocorre um aumento considerável da quantidade de NE liberada por impulso nervoso. Esses efeitos de inibição por retroalimentação da NE sobre a sua própria liberação a partir dos terminais nervosos são mediados por α-adrenorreceptores farmacologicamente distintos dos receptores α-pós-sinápticos clássicos. Assim, esses receptores α-adrenérgicos pré-sinápticos foram designados **receptores α2**, ao passo que os receptores α-adrenérgicos pós-sinápticos foram designados **α1**. A clonidina, um fármaco anti-hipertensivo, apresenta atividade agonista mais potente no receptor α2 do que no α1. Contrariamente, a fenilefrina e a metoxamina ativam seletivamente os receptores α1-pós-sinápticos. Embora haja poucas evidências indicando que os receptores α1-adrenérgicos funcionem em situação pré-sináptica no SNA, agora está claro que os receptores α2 também estão presentes em locais pós--juncionais e não juncionais em vários tecidos. Por exemplo, a estimulação de receptores α2-pós-juncionais no cérebro se associa à redução das eferências simpáticas a partir do SNC e parece ser responsável por uma parte significativa do efeito anti-hipertensivo de fármacos, como a clonidina (BRUNTON; CHABNER; KNOLLMANN, 2016).

Todos os receptores adrenérgicos são receptores acoplados à proteína G (RAPG), que se ligam à proteínas G heterodiméricas e ativam a adenilil ciclase. Cada um dos quais exibe preferência por uma classe particular de proteínas G, ou seja, α1 para Gq, α2 para Gi e β para Gs. Assim, as respostas decorrentes da ativação de todos os tipos de receptores adrenérgicos resultam dos efeitos mediados pela proteína G sobre a geração de segundos mensageiros e a atividade dos canais iônicos.

A estimulação dos receptores β-adrenérgicos induz o acúmulo de AMP cíclico, ativação de PKA e alteração da função de inúmeras proteínas celulares, como resultado de sua fosforilação. Além do mais, a Gs pode intensificar diretamente a ativação de canais de Ca^{2+} sensíveis à voltagem na membrana plasmática dos músculos cardíaco e esquelético. Os receptores β-adrenérgicos regulam inúmeras respostas funcionais, incluindo a frequência e a contratilidade cardíacas, o relaxamento do músculo liso e múltiplos eventos metabólicos em vários tecidos, incluindo células adiposas e hepáticas e musculoesqueléticas.

Localização dos receptores adrenérgicos

Os receptores α2 e β2 localizados na região pré-sináptica exercem relevantes papéis na regulação da liberação do neurotransmissor a partir das terminações nervosas simpáticas. Os receptores α2-pré-sinápticos ainda podem mediar a inibição da liberação de outros neurotransmissores que não a EPI no SNC e no sistema nervoso periférico. Além do mais, os receptores α2 e β2 podem ter localização pós-sináptica, como ocorre em diversos tipos de neurônios do cérebro.

Nos tecidos periféricos, os receptores α2-pós-sinápticos são encontrados em células vasculares e em outras células do músculo liso, em que estão relacionados à contração do musculo, em adipócitos e em muitos tipos de células epiteliais secretórias (intestinais, renais e endócrinas). Os receptores β2-pós-sinápticos podem ser encontrados no miocárdio (onde medeiam a contração) e em células vasculares e outras células do músculo liso (onde medeiam o relaxamento) e músculo esquelético (onde podem mediar hipertrofia).

Os receptores α2 e β2 podem se situar em locais relativamente distantes das terminações nervosas que liberam NE. Tais receptores extrajuncionais são tipicamente encontrados nas células do músculo liso vascular e em elementos figurados do sangue (plaquetas e leucócitos) e podem ser preferencialmente ativados por catecolaminas circulantes, particularmente a EPI.

Ao contrário, os receptores α1 e β1 localizam-se muito próximos das terminações nervosas adrenérgicas existentes nos órgãos-alvo periféricos, onde estão estrategicamente localizados para serem ativados durante a estimulação dos nervos simpáticos. Esses receptores também se espalham amplamente no cérebro dos mamíferos (BRUNTON; CHABNER; KNOLLMANN, 2016).

> **Fique atento**
>
> Compreender a classificação e as propriedades dos diferentes tipos de receptores adrenérgicos (ou adrenorreceptores) é crucial para a compreensão dos efeitos adversos das catecolaminas e dos fármacos simpaticomiméticos a elas relacionados. Embora estruturalmente relacionados, eles regulam processos fisiopatológicos distintos, controlando a síntese e a liberação de uma variedade de segundos mensageiros (WHALEN; FINKEL; PANAVELLI, 2016).

Mecanismos pelos quais os fármacos podem atuar para alterar a função fisiológica do sistema nervoso autônomo

Para melhor compreensão dos mecanismos pelos quais os fármacos agem para alterar a função fisiológica do SNA, vamos abordar as transmissões adrenérgica e colinérgica.

Transmissão colinérgica

A ACh é o transmissor na junção neuromuscular, nos gânglios autônomos, nas junções de órgãos que têm como alvo os nervos parassimpáticos pós-ganglionares, e em algumas junções que têm como alvo os nervos simpáticos pós-ganglionares. A ACh é sintetizada no terminal nervoso a partir de colina e de acetil-CoA (AcCoA) por intermédio da enzima colina acetiltransferase (ChAT) (Figura 3). A colina usada na síntese da ACh é transportada do espaço extracelular para o terminal nervoso por meio do transportador de colina dependente de Na^+ (CHT). Após a sua síntese, a ACh é transportada do citoplasma para as vesículas por um transportador associado a vesículas (VAT). A ACh é liberada quando um impulso nervoso desencadeia o influxo de Ca^{2+} para o terminal nervoso. Isto é, a liberação do transmissor depende da presença de cálcio extracelular e ocorre quando um potencial de ação atinge a terminação e desencadeia um influxo suficiente de íons cálcio. A maior concentração intracelular de Ca^{2+} possibilita a fusão das membranas vesiculares com a membrana pré-sináptica terminal. A fusão das membranas resulta na liberação do conteúdo da vesícula na fenda sináptica. Após a sua liberação da terminação pré-sináptica, as moléculas de ACh podem se ligar ao receptor de ACh e ativá-lo. Por fim, toda a ACh liberada difunde-se pela fenda sináptica e é hidrolisada pela acetilcolinesterase (AChE), que cliva a ACh em colina e acetato, resultando na interrupção de sua ação (BARRETT et al., 2014; BRUNTON; CHABNER; KNOLLMANN, 2016).

A remoção da ACh da sinapse ocorre por meio da hidrólise da ACh, produzindo então colina e acetato, uma reação catalisada pela enzima AChE na fenda sináptica. Sua maior afinidade é com a ACh, mas ela também hidrolisa outros ésteres de colina. As moléculas de AChE estão agrupadas na membrana pós-sináptica de sinapses colinérgicas. No corpo, há uma variedade de colinesterases que não são específicas para a ACh. A colinesterase presente no plasma, denominada de pseudocolinesterase é capaz de hidrolisar a ACh, mas com propriedades diferentes da acetilcolinesterase.

A Figura 3 apresenta mecanismos pelos quais alguns fármacos podem interferir na transmissão parassimpática (colinérgica). A colina é transportada para o terminal nervoso pré-sináptico por um transportador de colina dependente de Na$^+$ (CHT), que pode ser bloqueado pelo fármaco **hemicolínio**. A ACh é sintetizada a partir de colina e AcCoA pela enzima ChAT no citoplasma. A ACh é então transportada para vesículas pelo transportador associado a vesículas (VAT) junto com peptídeos (P) e trifosfato de adenosina (ATP). Essa etapa pode ser bloqueada pelo fármaco **vesamicol**. A ACh é liberada pela terminação nervosa quando os canais de Ca^{2+} sensíveis à voltagem se abrem, permitindo um influxo de Ca^{2+}, que leva à fusão de vesículas com a superfície da membrana, e a expulsão de ACh e cotransmissores para a fenda sináptica. Esse processo envolve proteínas associadas ao sinaptossoma (SNAPs) e proteínas de membrana associadas a vesículas (VAMPs) e pode ser evitado pela **toxina botulínica**. A ACh liberada pode atuar nos receptores muscarínicos acoplados à proteína G no alvo pós-sináptico (por exemplo, músculo liso) ou nos receptores ionotrópicos nicotínicos nos gânglios autônomos ou na placa terminal do músculo esquelético (não apresentado). Na junção sináptica, a ACh é prontamente metabolizada pela enzima acetilcolinesterase. Autorreceptores e heterorreceptores na terminação do nervo pré-sináptico modulam a liberação do neurotransmissor.

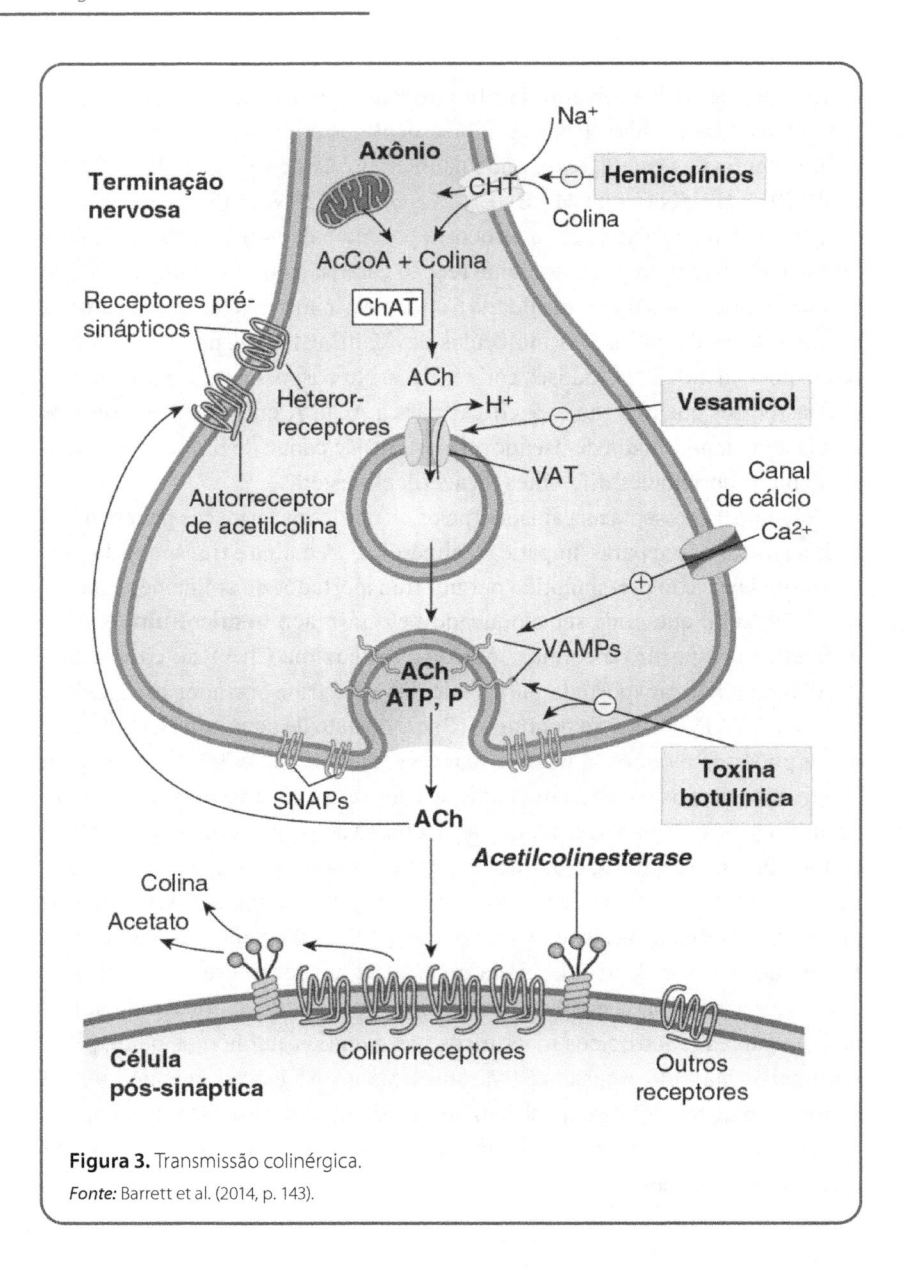

Figura 3. Transmissão colinérgica.
Fonte: Barrett et al. (2014, p. 143).

Transmissão adrenérgica

O transmissor químico presente na maioria dos terminais pós-ganglionares simpáticos é a NE, que é armazenada nos botões sinápticos dos neurônios que a secretam em pequenas vesículas que têm um núcleo denso. A NE e o seu derivado metil, a EPI, também são secretados pela medula suprarrenal, porém, a EPI não é um mediador nas terminações simpáticas pós-ganglionares (BARRETT et al., 2014; BRUNTON; CHABNER; KNOLLMANN, 2016).

A transmissão adrenérgica (Figura 4) é realizada primariamente pela **NE**, o principal transmissor da maioria das fibras simpáticas pós-ganglionares e de certas vias do SNC, a **dopamina** (DA), o transmissor predominante do sistema extrapiramidal dos mamíferos e de várias vias neuronais mesocorticais e mesolímbicas, e a EPI, o principal hormônio da medula suprarrenal. Coletivamente, estas três aminas são chamadas catecolaminas.

As principais catecolaminas encontradas no corpo (NE, EPI e DA) são formadas pela hidroxilação e descarboxilação do aminoácido tirosina. Parte da tirosina é formada a partir da fenilalanina, mas a maioria se origina da dieta. A fenilalanina hidroxilase é encontrada principalmente no fígado. A tirosina é transportada para neurônios secretores de catecolamina por intermédio de um transportador dependente de Na^+. Ela é convertida à di-hidroxifenilalanina (DOPA) e, então, à DA no citoplasma das células, pela tirosina hidroxilase e DOPA descarboxilase, respectivamente. A etapa limitante de velocidade na síntese de catecolaminas é a conversão da tirosina em DOPA. A tirosina hidroxilase está sujeita à inibição por retroalimentação pela DA e pela NE, proporcionando, assim, controle interno do processo sintético.

Uma vez sintetizada, a DA é transportada para a vesícula pelo VMAT. Nesse local, a DA é convertida em NE pela DA β-hidroxilase (DBH). A NE é o único transmissor de molécula pequena que é sintetizado nas vesículas sinápticas, em vez de ser transportado para as vesículas após sua síntese. Alguns neurônios nas células do SNC e nas células da medula suprarrenal também contêm a enzima citoplasmática feniletanolamina-N-metiltransferase (PNMT), que catalisa a conversão de NE em EPI. Nessas células, a NE deixa as vesículas, é convertida em EPI no citoplasma e, então, entra em outras vesículas para ser armazenada até ser liberada por exocitose.

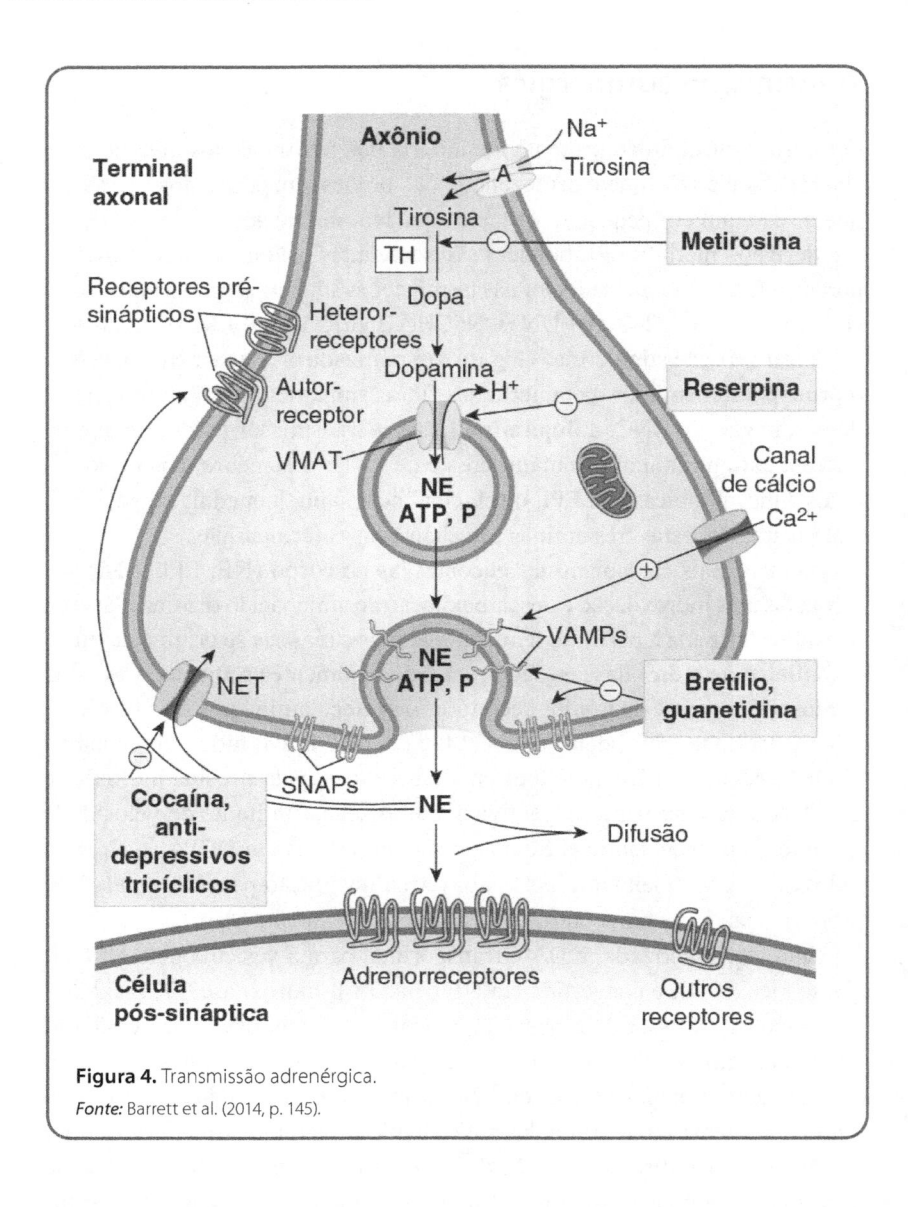

Figura 4. Transmissão adrenérgica.
Fonte: Barrett et al. (2014, p. 145).

A NE, como outras aminas, é removida da fenda sináptica pela ligação a receptores pós-sinápticos, ligação a receptores pré-sinápticos, recaptação para os neurônios pré-sinápticos ou catabolismo. A recaptação é um mecanismo importante para finalizar as ações da NE. A EPI e a NE são metabolizadas em produtos biologicamente inativos por oxidação e metilação. A primeira reação é catalisada pela monoaminoxidase (MAO) e a segunda pela catecol-

-O-metiltransferase (COMT). A MAO está localizada na superfície externa das mitocôndrias e é amplamente distribuída, sendo particularmente abundante nas terminações nervosas em que as catecolaminas são secretadas. A COMT também está vastamente distribuída, sobretudo no fígado, nos rins e no músculo liso. No cérebro, ela está presente nas células da glia e pequenas quantidades são encontradas nos neurônios pós-sinápticos, entretanto, nenhuma é encontrada nos neurônios pré-sinápticos noradrenérgicos.

Vamos apresentar alguns fármacos que atuam sobre o SNA e sobre os seus órgãos efetores e respectivos mecanismos, em uma determinada etapa da neurotransmissão.

Fármacos que alteram a síntese ou a liberação

Alguns fármacos interferem com a síntese ou a liberação da ACh (Figura 3). O **hemicolínio** é um composto sintético que bloqueia o sistema de transporte pelo qual a colina se acumula nas terminações das fibras colinérgicas, limitando a síntese das reservas de ACh disponíveis para liberação. O **vesamicol** bloqueia o transporte de ACh para o interior das suas vesículas de armazenamento, impedindo sua liberação. O local na terminação nervosa pré-sináptica em que ocorre o bloqueio da liberação de ACh pela toxina botulínica foi discutido previamente. A morte usualmente resulta de paralisia respiratória, a menos que os pacientes com essa insuficiência recebam ventilação assistida.

Com relação à transmissão adrenérgica (Figura 4), a **α-metiltirosina** bloqueia a síntese de NE pela inibição da tirosina hidroxilase, a enzima que catalisa o passo limitante na síntese da catecolamina. Esse fármaco pode ser útil no tratamento de determinados pacientes com feocromocitoma. Em contrapartida, o **metildopa**, utilizado no tratamento da hipertensão, que é um inibidor da L-aminoácidos aromáticos descarboxilase, é sucessivamente descarboxilado e hidroxilado em sua cadeia lateral para formar o "falso neurotransmissor" α-metilnorepinefrina. **Bretílio**, **guanadrel** e **guanetidina** atuam impedindo a liberação de NE pelo impulso nervoso. Porém, esses agentes podem estimular transitoriamente a liberação de NE, pela sua capacidade de deslocar a amina dos seus locais de armazenamento (BRUNTON; CHABNER; KNOLLMANN, 2016).

Vários fármacos promovem a liberação de mediadores adrenérgicos. **Tiramina**, **efedrina**, **anfetamina** e os fármacos a elas relacionados originam uma liberação relativamente veloz e abreviada do transmissor e produzem um efeito simpaticomimético. No entanto, a **reserpina**, ao bloquear a captação de aminas pelo transportador vesicular de aminas (TVAM2), produz uma lenta e prolongada depleção do transmissor adrenérgico nas vesículas de armazenamento, que é então amplamente metabolizado pela MAO intraneuronal. A depleção resultante do transmissor produz o equivalente a um bloqueio adrenérgico.

Ações agonistas e antagonistas nos receptores colinérgicos

Os receptores nicotínicos dos gânglios autônomos e dos músculos esqueléticos não são iguais. Eles respondem de forma diferente a certos estimulantes e bloqueadores. O **dimetilfenilpiperazínio** (DMPP) e a **feniltrimetilamônio** (PTMA) mostram alguma seletividade para a estimulação das células dos gânglios autônomos e das placas terminais dos músculos esqueléticos, respectivamente. O **trimetafano** e o **hexametônio** são fármacos bloqueadores ganglionares inibidores competitivos e não competitivos, respectivamente, e relativamente seletivos. Apesar de a **tubocurarina** bloquear com a mesma eficácia a transmissão nas placas terminais motoras e nos gânglios autônomos, a sua ação no primeiro local é predominante. O **suxametônio**, um fármaco despolarizante, produz bloqueio neuromuscular seletivo.

Ações agonistas e antagonistas nos receptores adrenérgicos

Inúmeros compostos sintéticos assemelhados estruturalmente às catecolaminas naturais podem interagir com os receptores adrenérgicos α e β para produzir efeitos simpaticomiméticos. A **fenilefrina** age seletivamente nos receptores α1, enquanto a clonidina é um agonista α2-adrenérgico seletivo. O **isoproterenol** exibe atividade agonista em ambos os receptores β1 e β2. A estimulação preferencial dos receptores β1 cardíacos se segue à administração de **dobutamina**. A **terbutalina** é um exemplo de fármaco com ação relativamente seletiva sobre os receptores β2. Ela produz broncodilatação eficaz com efeitos mínimos sobre o coração.

Quanto ao bloqueio adrenérgico, sabe-se da dissociação parcial dos efeitos nos receptores β1 e β2 com antagonistas subtipo seletivos, exemplificado pelos antagonistas **metoprolol** e **atenolol**, que antagonizam as ações cardíacas das catecolaminas ao mesmo tempo que causam um antagonismo um pouco menor nos bronquíolos. Por exemplo, o **propranolol**, um bloqueador β-adrenoceptor não seletivo, é um agente anti-hipertensivo útil porque diminui o débito cardíaco e, provavelmente, a resistência vascular. Contudo, também impede a broncodilatação induzida por receptor β2 e pode precipitar constrição brônquica em indivíduos suscetíveis. Nessa situação, recomenda-se a substituição do propranolol por **verapamil** (anti-hipertensivo da classe dos bloqueadores de canais de cálcio), que também diminui a pressão sanguínea, mas não causa constrição brônquica nem impede a broncodilatação.

A **prazosina** e a **ioimbina** são representantes dos antagonistas dos receptores α1 e α2, respectivamente, embora a prazosina tenha uma afinidade relativamente mais alta pelos subtipos α2B e α2C, em comparação com os receptores α2A. Diversos fármacos importantes que promovem a liberação de NE ou provocam a depleção do transmissor lembram, em seus efeitos, os ativadores e os bloqueadores dos receptores pós-juncionais (por exemplo, **tiramina** e **reserpina**, respectivamente).

Interferência com a destruição do transmissor colinérgico

Os fármacos anticolinesterásicos compõem um grupo quimicamente diverso de compostos; a sua ação primária é inibir a AChE, com o consequente acúmulo de ACh endógena. Na junção neuromuscular, esse acúmulo produz despolarização das placas terminais e paralisia flácida. Nos locais efetores muscarínicos pós-ganglionares, a resposta é a excessiva estimulação, resultando em contração e secreção, ou resposta inibitória mediada pela hiperpolarização. Nos gânglios, é possível observar a despolarização e a intensificação da transmissão.

Interferência com a destruição do transmissor adrenérgico

A recaptação da NE pelas terminações nervosas adrenérgicas é o principal mecanismo para finalizar a sua ação como transmissor. A interferência com esse processo é a base do efeito potencializador da cocaína sobre as respostas aos impulsos adrenérgicos e às catecolaminas injetadas. Ainda, já se sugeriu que as ações antidepressivas e alguns efeitos adversos da **imipramina** e de fármacos relacionados se devem a uma atuação parecida nas sinapses adrenérgicas do SNC.

A **entacapona** e **tolcapona** são inibidoras da COMT derivadas do nitrocatecol. A entacapona é um inibidor da COMT de ação periférica, enquanto a tolcapona também inibe a atividade da COMT no cérebro. Já se demonstrou que a inibição da COMT ameniza a toxicidade da levodopa sobre os neurônios de DA e intensifica a ação da no cérebro de pacientes com doença de Parkinson. Por outro lado, os inibidores não seletivos da MAO, como a **tranilcipromina**, potencializam os efeitos da tiramina e, possivelmente, dos neurotransmissores. Ainda que a maioria dos inibidores da MAO usados como antidepressivos iniba igualmente a MAO-A e a MAO-B, já há os fármacos seletivos para cada isoenzima. A **selegilina** é um inibidor seletivo e irreversível da MAO-B e ainda foi usado como adjuvante no tratamento da doença de Parkinson (BRUNTON; CHABNER; KNOLLMANN, 2016; KATZUNG; TREVOR, 2017).

Exercícios

1. O SNA, também denominado *sistema nervoso visceral ou involuntário*, é responsável pela homeostasia, mantendo sob controle funções fisiológicas involuntárias, tais como respiração, digestão, metabolismo, sudorese, controle da temperatura corporal e secreção de determinadas glândulas endócrinas. Qual das seguintes opções é correta com relação ao SNA?
   a) Os neurônios aferentes levam sinais do SNC para os órgãos efetores.
   b) O neurotransmissor no gânglio parassimpático é a NE.
   c) O neurotransmissor no gânglio simpático é ACh.
   d) Os neurônios simpáticos liberam ACh nos órgãos efetores.
   e) Os neurônios parassimpáticos liberam NE nos órgãos efetores.

2. Com relação às funções fisiológicas, o sistema simpático e a medula suprarrenal a ele associada têm a propriedade de adequar a resposta a situações estressantes, como trauma, medo, hipoglicemia, frio e exercício. Qual das seguintes alterações fisiológicas pode ocorrer quando a pessoa é surpreendida por um leão?
   a) Diminuição da frequência cardíaca.
   b) Aumento do lacrimejamento.
   c) Constrição da pupila (miose).
   d) Aumento da motilidade gástrica.
   e) Aumento da frequência cardíaca.

3. Alguns fármacos podem simular ou bloquear as ações dos transmissores nas funções fisiológicas mediadas pelo SNA. Qual das seguintes alterações pode ocorrer no paciente quando o sistema parassimpático é inibido por um fármaco?
   a) Redução da frequência cardíaca.
   b) Constrição da pupila (miose).
   c) Aumento da motilidade gástrica.
   d) Boca seca (xerostomia).
   e) Contração do músculo detrusor da bexiga.

4. Do ponto de vista anatômico, o SNA tem duas principais divisões: os sistemas nervosos simpático (toracolombar) e parassimpático (craniossacral). Qual das seguintes afirmações é correta em relação aos sistemas simpático e parassimpático?
   a) O neurotransmissor do sistema simpático é a NE, que ativa receptores muscarínicos.
   b) O neurotransmissor do sistema parassimpático é a ACh, que ativa receptores adrenérgicos.
   c) O neurotransmissor do sistema parassimpático é a ACh, que ativa receptores muscarínicos.
   d) O sistema parassimpático usa NE como neurotransmissor.
   e) O neurotransmissor do sistema simpático é a NE que ativa receptores nicotínicos.

5. Seu João, de 55 anos, foi levado ao pronto-socorro após a ingestão de grande quantidade de comprimidos de carvedilol, um fármaco que bloqueia receptores α1, β1 e β2-adrenérgicos, os quais mediam principalmente efeitos cardiovasculares da EPI e da NE

no organismo. Qual dos seguintes sintomas é esperado no paciente?
a) Aumento da frequência cardíaca (taquicardia).
b) Diminuição da frequência cardíaca (bradicardia).
c) Vasoconstrição.
d) Aumento da pressão arterial.
e) Broncodilatação.

Referências

BARRETT, K. E. et al. *Fisiologia médica de Ganong*. 24. ed. Porto Alegre: AMGH, 2014. (Lange).

BRUNTON, L. L.; CHABNER, B. A.; KNOLLMANN, B. C. *As bases farmacológicas da terapêutica de Goodman & Gilman*. 12. ed. Porto Alegre: AMGH, 2016.

KATZUNG, B. G.; TREVOR, A. J. *Farmacologia básica e clínica*. 13. ed. Porto Alegre: AMGH, 2017. (Lange).

WHALEN, K.; FINKEL, R.; PANAVELLI, T. A. *Farmacologia ilustrada*. 6. ed. Porto Alegre: Artmed, 2016.

Leituras recomendadas

FUCHS, F. D.; WANNMACHER, L. *Farmacologia clínica*: fundamentos da terapêutica racional. 5. ed. Rio de Janeiro: Guanabara Koogan, 2017.

SILVA, P. *Farmacologia*. 8. ed. Rio de Janeiro: Guanabara Koogan, 2010.

TOZER, T. N.; ROWLAND, M. *Introdução à farmacocinética e à farmacodinâmica*: as bases quantitativas da terapia farmacológica. Porto Alegre: Artmed, 2009.

WILLIAMSON, E.; DRIVER, S.; BAXTER, K. *Interações medicamentosas de Stockley*. Porto Alegre: Artmed, 2012.

Adrenérgicos e antiadrenérgicos

Objetivos de aprendizagem

Ao final deste texto, você deve apresentar os seguintes aprendizados:

- Identificar e relacionar as funções fisiológicas dos subtipos de receptores adrenérgicos nos diversos órgãos-alvo.
- Explicar o mecanismo de ação, efeitos farmacológicos e usos terapêuticos dos fármacos adrenérgicos e antiadrenérgicos.
- Relacionar efeitos adversos e contraindicações dos fármacos adrenérgicos e antiadrenérgicos.

Introdução

O sistema simpático é um importante sistema nervoso, regulador de praticamente quase todos os sistemas fisiológicos, e os efeitos decorrentes da estimulação simpática são mediados pela liberação da norepinefrina (ou noradrenalina), que então ativa α-adrenorreceptores ou β-adrenorreceptores (BRUNTON; CHABNER; KNOLLMANN, 2016). Os fármacos que mimetizam as ações da epinefrina (ou adrenalina) ou norepinefrina são denominados fármacos **simpatomiméticos** (ou **adrenérgicos**), enquanto os fármacos que bloqueiam a ativação dos receptores adrenérgicos são denominados **simpaticolíticos** (ou **antiadrenérgicos**) (BRUNTON; CHABNER; KNOLLMANN, 2016).

Na terapêutica clínica, antagonistas de α-adrenorreceptores não seletivos são usados no tratamento de feocromocitomas, enquanto antagonistas α1-seletivos são empregados no tratamento da hipertensão primária e hiperplasia prostática benigna. Já os fármacos antagonistas de β-adrenorreceptores são úteis em inúmeras condições clínicas e têm sido utilizados no tratamento de hipertensão, cardiopatia isquêmica, arritmias, distúrbios endocrinológicos e neurológicos e glaucoma.

Neste capitulo, serão abordadas as funções fisiológicas dos subtipos de receptores adrenérgicos nos diversos órgãos-alvo, o mecanismo de ação, os efeitos farmacológicos, os usos terapêuticos, os efeitos adversos e as contraindicações dos fármacos adrenérgicos e antiadrenérgicos.

Receptores e funções do sistema nervoso simpático

O transmissor químico presente na maior parte dos terminais pós-ganglionares simpáticos é a norepinefrina. Ela é armazenada nos botões sinápticos dos neurônios, secretando-a em pequenas vesículas que têm um núcleo denso (vesículas granuladas). A norepinefrina e o seu derivado metil, a epinefrina, também são secretados pela medula suprarrenal, porém a epinefrina não é um mediador nas terminações simpáticas pós-ganglionares.

Para entender as funções fisiológicas decorrentes da ativação dos receptores adrenérgicos, primeiramente será apresentada uma breve descrição da neurotransmissão do sistema nervoso simpático, ou seja, da neurotransmissão noradrenérgica (BARRETT et al., 2014).

Neurotransmissão noradrenérgica

Catecolaminas são substâncias químicas que contêm um anel benzênico com dois grupos hidroxila adjacentes (catecol) e uma cadeia lateral amina. Do ponto de vista farmacológico, as catecolaminas mais importantes são a norepinefrina, a epinefrina e a dopamina (BRUNTON; CHABNER; KNOLLMANN, 2016), que são as mais encontradas do corpo.

Essas catecolaminas mais encontradas no corpo são formadas pela hidroxilação e descarboxilação do aminoácido tirosina (Figura 1), em que parte da tirosina é formada a partir da fenilalanina (a maioria é oriunda da dieta) por ação da enzima fenilanina hidroxilase, encontrada sobretudo no fígado. A tirosina é transportada para neurônios secretores de catecolaminas por intermédio de um transportador dependente de Na^+. Ela é convertida a di-hidroxifenilalanina (DOPA) e, então, a dopamina no citoplasma das células pelas enzimas tirosina hidroxilase e DOPA descarboxilase, respectivamente. Importante ressaltar que a etapa limitante de celeridade na síntese das catecolaminas é a conversão da tirosina em DOPA, pois a tirosina hidroxilase está sujeita à inibição por retroalimentação, pela dopamina e pela norepinefrina, proporcionando, assim, controle interno do processo sintético. Depois, a norepinefrina deixa as vesículas, é convertida em epinefrina (citoplasma) e, então, entra em outras vesículas para ser armazenada até ser liberada por exocitose (BARRETT et al., 2014).

TIROSINA

$$HO-\underset{4}{\overset{3}{\bigcirc}}-\underset{H}{\overset{H}{\underset{|}{C}}}-\underset{COOH}{\overset{\alpha}{\underset{|}{CH}}}-NH_2$$

↓ tirosina-3-monoxigenase
(tirosina hidroxilase)
tetraidrobiopterina

DOPA

$$HO-\underset{HO}{\bigcirc}-\underset{H}{\overset{H}{\underset{|}{C}}}-\underset{COOH}{\overset{}{\underset{|}{CH}}}-NH_2$$

↓ L-aminoácidos aromáticos descarboxilase
fosfato de piridoxal

DOPAMINA

$$HO-\underset{HO}{\bigcirc}-\underset{H}{\overset{H}{\underset{|}{C}}}-CH_2-NH_2$$

↓ dopamina β-hidroxilase
ascorbato

NOREPINEFRINA

$$HO-\underset{HO}{\bigcirc}-\underset{OH}{\overset{H}{\underset{|}{C}}}-CH_2-NH_2$$

↓ feniletanolamina-N-metiltransferase
S-adenosilmetionina

EPINEFRINA

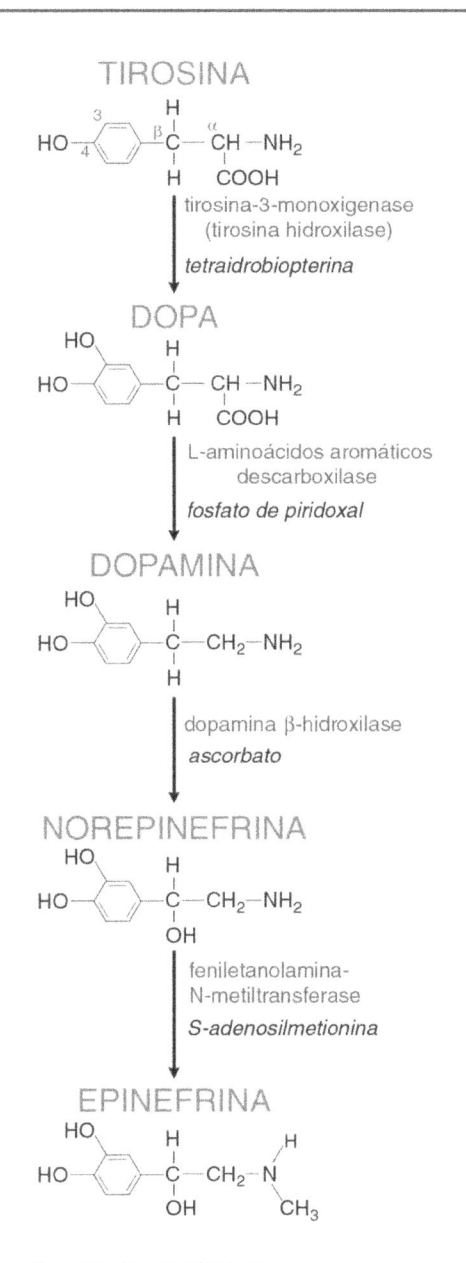

$$HO-\underset{HO}{\bigcirc}-\underset{OH}{\overset{H}{\underset{|}{C}}}-CH_2-\underset{CH_3}{\overset{H}{N}}$$

Figura 1. Biossíntese e liberação de catecolaminas.
Fonte: Brunton, 2016, p. 194.

A norepinefrina, assim como outras aminas, após a liberação, é removida da fenda sináptica por meio da ligação a receptores pós-sinápticos, ligação a receptores pré-sinápticos, recaptação para os neurônios pré-sinápticos ou catabolismo. A recaptação por meio do transportador da norepinefrina (NAT) é um mecanismo importante para concluir as ações da norepinefrina (Figura 2). A epinefrina e a norepinefrina são metabolizadas em produtos biologicamente inativos, por oxidação e metilação. A primeira reação é catalisada pela monoaminoxidase (MAO) e a segunda pela catecol-O-metiltransferase (COMT). A MAO se localiza na superfície externa das mitocôndrias e é amplamente distribuída, sendo particularmente abundante nas terminações nervosas em que as catecolaminas são secretadas. A COMT também está amplamente distribuída, particularmente no fígado, nos rins e no músculo liso. No cérebro, ela está presente nas células da glia e pequenas quantidades são encontradas nos neurônios pós-sinápticos, entretanto, nenhuma é encontrada nos neurônios pré-sinápticos noradrenérgicos.

Assim, verifica-se que o metabolismo das catecolaminas tem dois padrões diferentes: a epinefrina e a norepinefrina extracelulares são, em sua maior parte, O-metiladas, e a dosagem urinária das concentrações dos derivados O-metilados, normetanefrina e metanefrina, é um bom indicador da taxa de secreção de norepinefrina e epinefrina. Os derivados O-metilados que não são excretados são em grande parte oxidados, e o ácido vanilmandélico (VMA) é o metabólito de catecolamina mais abundante na urina (BARRETT et al., 2014).

Nas terminações nervosas noradrenérgicas, parte da norepinefrina é constantemente convertida pela MAO intracelular em derivados desaminados fisiologicamente inativos, o ácido 3,4-di-hidroximandélico (DOMA) e seu glicol correspondente (DHPG). Estes são subsequentemente convertidos em seus correspondentes derivados de O-metil, o VMA e o 3-metoxi-4--hidroxifenilglicol (MHPG) (Figura 2).

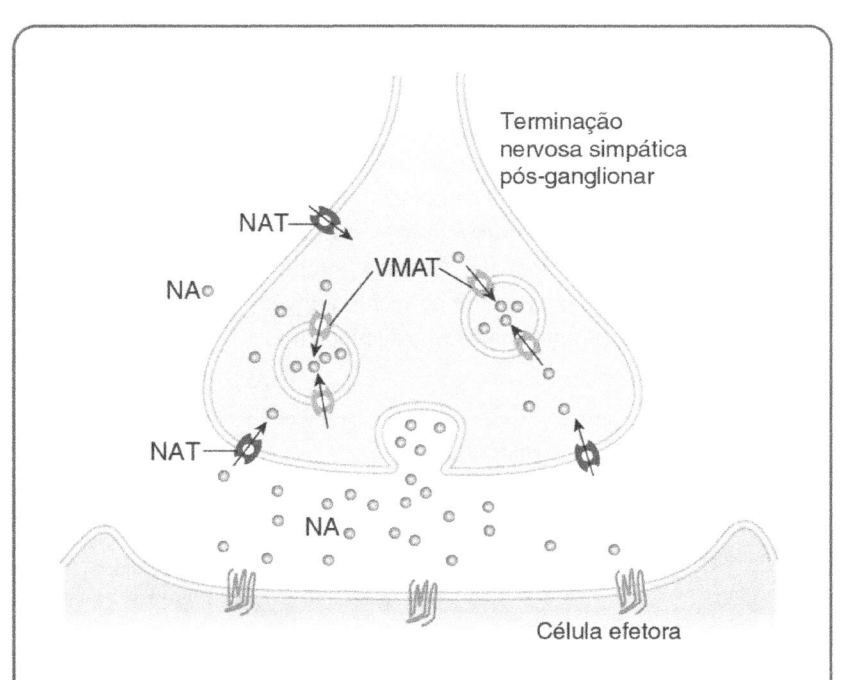

Figura 2. Destino das catecolaminas secretadas nas fendas sinápticas. Em cada neurônio secretor de amina, esta é sintetizada no citoplasma e nos grânulos secretores, e sua concentração em grânulos secretores é mantida pelos dois transportadores vesiculares de monoaminas (VMAT). A monoamina é secretada por exocitose dos grânulos e atua nos receptores acoplados à proteína G. Nesse exemplo, a monoamina é a noradrenalina atuando em adrenorreceptores. Vários desses receptores são pós-sinápticos, mas alguns são pré-sinápticos e outros estão localizados nas células da glia. Além disso, há extensa recaptação de monoamina para o citoplasma do terminal pré-sináptico por intermédio de um transportador de monoamina, nesse caso, o transportador de noradrenalina (NAT).
Fonte: Barrett et al. (2014, p. 140).

Receptores adrenérgicos

Conforme descrito, a neurotransmissão simpática secreta as catecolaminas que se ligam a receptores adrenérgicos nas células-alvo. Os receptores adrenérgicos são divididos em dois tipos: receptor α (alfa) e receptor β (beta), e cada tipo tem subtipos (Quadro 1) (SILVERTHORN, 2017):

1. **Receptores α:** receptores simpáticos mais comuns; respondem de forma intensa à norepinefrina e fracamente à epinefrina. Há dois subtipos de receptores α-adrenérgicos, $α_1$ e $α_2$.
2. **Receptores β:** há três principais subtipos de receptores β que se diferem em suas afinidades pelas catecolaminas. Os receptores $β_1$ respondem de forma igual à norepinefrina e à epinefrina. Os receptores $β_2$ são mais sensíveis à epinefrina do que à norepinefrina. Os receptores $β_3$, encontrados principalmente no tecido adiposo, são inervados e mais sensíveis à norepinefrina do que à epinefrina.

Quadro 1. Propriedades dos receptores adrenérgicos

Receptor	Encontrado em	Sensibilidade	Efeito sobre os sistemas de segundos mensageiros
$α_1$	Maioria dos tecidos-alvo simpáticos	NA > A*	Ativa a fosfolipase
$α_2$	Trato gastrintestinal e pâncreas	NA > A	Diminui o AMPc
$β_1$	Músculo cardíaco e rim	NA = A	Aumenta o AMPc
$β_2$	Alguns vasos sanguíneos e músculo liso de alguns órgãos	A > NA	Aumenta o AMPc
$β_3$	Tecido adiposo	NA > A	Aumenta o AMPc

* NA, noradrenalina; A, adrenalina.

Fonte: Adaptado de Silverthorn (2017, p. 367).

Tanto a epinefrina quanto a norepinefrina atuam nos receptores α e β-adrenérgicos (adrenorreceptores), sendo que a norepinefrina tem maior afinidade pelos α-adrenorreceptores e a epinefrina pelos β-adrenorreceptores.

Com relação aos mecanismos de sinalização, todos os receptores adrenérgicos são receptores metabotrópicos acoplados à proteína G, o que torna um pouco mais lento o início da resposta da célula-alvo. Os efeitos metabólicos duradouros de algumas vias autonômicas resultam da modificação de proteínas existentes ou da síntese de novas proteínas. Os diferentes subtipos de receptores adrenérgicos utilizam diferentes vias de segundos mensageiros (Quadro 2): os receptores α_1 por meio das proteínas Gq ativam a fosfolipase C, causando a produção de inositol trifosfato (IP_3) e diacilglicerol (DAG). O DAG ativa uma sequência ("cascata") de fosforilações de proteínas. O IP_3 provoca a abertura de canais de Ca^{2+}, produzindo sinais intracelulares por meio do uso de Ca^{2+}. Em geral, a ativação de receptores α_1 produz contração muscular ou secreção por exocitose.

Em contrapartida, os α_2-adrenorreceptores acionam as proteínas inibitórias (Gi) para inibir a adenilato-ciclase e diminuir o AMPc intracelular. Tais receptores também podem ativar a proteína G acoplada aos canais de K^+ retificadores de influxo, para provocar a hiperpolarização da membrana e inibir os canais de Ca^{2+} neuronais. Desse modo, a ativação dos α_2-adrenorreceptores inibe o alvo pós-sináptico em muitas sinapses. Os α_2-adrenorreceptores pré-sinápticos são autorreceptores que, quando ativados, inibem a liberação adicional de norepinefrina das terminações nervosas pós-ganglionares simpáticas.

Os α_1-adrenorreceptores estão localizados no músculo liso e no coração, e os α_2-adrenorreceptores estão localizados no sistema nervoso central (SNC), nas células das ilhotas pancreáticas e nos terminais nervosos (SILVERTHORN, 2017).

Todos os receptores β ativam uma proteína estimulatória (Gs) para ativar a adenilato-ciclase, aumentando o AMPc, e ativam a fosforilação de proteínas intracelulares. Os β_1-adrenorreceptores estão localizados no coração e nas células renais justaglomerulares. Os β_2-adrenorreceptores estão localizados no músculo liso dos brônquios e no músculo esquelético. A resposta da célula--alvo, então, depende do subtipo de receptor e da via específica ativada na célula-alvo. Por exemplo, a ativação dos receptores β_1 aumenta a contração muscular cardíaca, entretanto, a ativação dos receptores β_2 produz relaxamento da musculatura lisa de muitos órgãos, como da musculatura lisa traqueobrônquica e da musculatura lisa uterina (SILVERTHORN, 2017).

Os β_3-adrenorreceptores estão localizados no tecido adiposo. No entanto, embora os adipócitos sejam um importante local de receptores β_3-adrenérgicos, os três receptores β-adrenérgicos estão igualmente presentes nos tecidos adiposos branco e marrom. Polimorfismos no gene do receptor β_3 podem estar relacionados com o risco de obesidade ou de diabetes tipo 2 em algumas populações. Portanto, tem havido interesse na possibilidade de que os agonistas seletivos do receptor β_3 possam ser benéficos no tratamento de tais distúrbios (BRUNTON; CHABNER; KNOLLMANN, 2016).

Quadro 2. Distribuição e funções fisiológicas decorrentes da ativação de receptores adrenérgicos

Tipo	Tecido	Ações
α_1	Maioria dos músculos lisos vasculares (inervados)	Contração
	Músculo dilatador pupilar	Contração (dilata pupila)
	Músculo liso pilomotor	Eriça o pelo
	Próstata	Contração
	Coração	Aumento da força de contração
α_2	Neurônios pós-sinápticos do SNC	Provavelmente múltiplas
	Plaquetas	Agregação
	Terminais nervosos adrenérgicos e colinérgicos	Inibição da liberação do transmissor
	Alguns músculos lisos vasculares	Contração
	Adipócitos	Inibe lipólise
β_1	Coração e células justaglomerulares	Aumento da força e frequência de contração; aumento da liberação de renina
β_2	Músculos lisos respiratórios, uterinos e vasculares	Promoção do relaxamento de músculos lisos
	Músculo esquelético	Promoção de captação de potássio
	Fígado humano	Ativação de glicogenólise
β_3	Bexiga	Relaxamento do músculo detrusor

Fonte: Adaptado de Katzung e Trevor (2017, p. 141).

Mecanismo de ação, efeitos farmacológicos e usos terapêuticos dos fármacos adrenérgicos e antiadrenérgicos

Os fármacos que mimetizam as ações da epinefrina ou norepinefrina são chamados **fármacos adrenérgicos** ou **simpatomiméticos**. Os simpatomiméticos são agrupados pelo modo de ação e pelo espectro de receptores que ativam. Alguns desses fármacos (como norepinefrina e epinefrina) são agonistas diretos, ou seja, interagem diretamente com adrenoceptores e os ativam. Outros são agonistas indiretos, porque suas ações dependem de sua capacidade de aumentar as ações de catecolaminas endógenas. Tais agentes indiretos podem ter um entre dois mecanismos diferentes: (1) podem deslocar catecolaminas armazenadas da terminação nervosa adrenérgica (como o mecanismo de ação da tiramina) ou (2) podem diminuir a depuração de norepinefrina liberada; quer por (a) inibir a recaptação de catecolaminas já liberadas (como o mecanismo de ação da cocaína e dos antidepressivos tricíclicos) ou por (b) impedir o metabolismo enzimático da norepinefrina (inibidores da monoaminoxidase e da catecol-O-metiltransferase) (BRUNTON; CHABNER; KNOLLMANN, 2016).

Por outro lado, muitos tipos de fármacos interferem na função do sistema nervoso simpático e, portanto, desempenham efeitos profundos sobre a fisiologia dos órgãos inervados por esse sistema e são chamados **fármacos antiadrenérgicos** ou **simpaticolíticos**. Vários deles são importantes na clínica médica, sobretudo no tratamento das doenças cardiovasculares. De acordo com o modo de ação, eles são classificados em antagonistas dos receptores adrenérgicos, ou seja, fármacos que inibem a interação da norepinefrina, da epinefrina e de outros agentes simpaticomiméticos com os receptores α e β. Quase todos esses fármacos são antagonistas competitivos. Uma importante exceção é a fenoxibenzamina, um antagonista irreversível que se liga de modo covalente aos receptores α (BRUNTON; CHABNER; KNOLLMANN, 2016).

Para melhor compreensão, primeiramente são apresentados os aspectos farmacológicos (mecanismo de ação, efeitos farmacológicos e usos terapêuticos) dos fármacos adrenérgicos. Posteriormente, são apresentados os aspectos farmacológicos dos fármacos antiadrenérgicos.

Fármacos adrenérgicos

Os simpaticomiméticos constituem um grupo bastante importante de agonistas utilizados para condições cardiovasculares, respiratórias e outras. Esses fármacos são divididos em subgrupos primários, com base na seletividade aos seus receptores (α e β), e subtipos de receptores (Figura 3) (WHALEN; FINKEL; PANAVELLI, 2016).

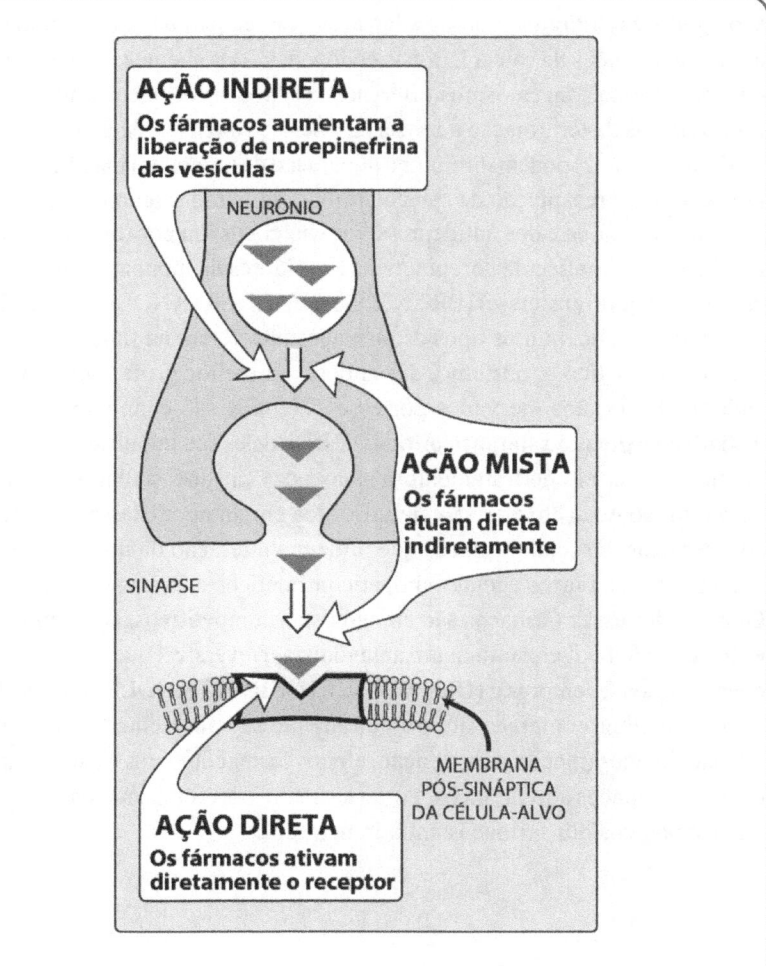

Figura 3. Locais de ação direta, indireta e mista dos agonistas adrenérgicos.
Fonte: Whalen, Finkel e Panavelli (2016, p. 83).

Mecanismo de ação dos agonistas adrenérgicos

1. **Agonistas de ação direta**: os simpaticomiméticos podem ativar diretamente seus receptores adrenérgicos – a epinefrina pode ser considerada como um único protótipo com efeitos em todos os tipos de receptores (α_1, α_2, β_1, β_2 e β_3). Exemplos de agonistas de ação direta: epinefrina, norepinefrina, isoproterenol e fenilefrina.
2. **Agonistas de ação indireta**: podem bloquear a recaptação de norepinefrina ou promover sua liberação das reservas citoplasmáticas ou das vesículas dos neurônios adrenérgicos. A norepinefrina, então, atravessa a sinapse e se liga aos receptores α ou β. Ou seja, atuam de maneira indireta, aumentando a concentração do transmissor catecolamina na sinapse, por meio de: (a) estimulação da liberação (anfetaminas); (b) inibição da recaptação das catecolaminas pelas terminações nervosas pré-sinápticas que as liberam e, portanto, aumentam a atividade sináptica do transmissor liberado (amitriptilina, da classe dos antidepressivos tricíclicos); e (c) bloqueio do metabolismo (bloqueio da COMT e da MAO) que exerce pouco efeito direto sobre a atividade autônoma; entretanto, a inibição da MAO aumenta as reservas de catecolaminas nas vesículas sinápticas adrenérgicas, portanto, pode potencializar a ação de outros simpaticomiméticos de ação indireta. Exemplos de fármacos inibidores da MAO: antidepressivos IMAO, como fenelzina e tranilcipromina.
3. **Agonistas de ação mista**: a efedrina e seu estereoisômero, pseudoefedrina, estimulam os adrenoceptores diretamente e liberam norepinefrina do neurônio adrenérgico.

Química e farmacocinética

Os agonistas endógenos dos receptores adrenérgicos (epinefrina, norepinefrina e dopamina) são catecolaminas que são rapidamente metabolizadas pela COMT e pela MAO. Em decorrência disso, esses agonistas dos receptores adrenérgicos são quase inativos quando administrados por via oral. Esses agonistas apresentam ação de curta duração. Quando ministrados por via parenteral, não penetram no SNC em quantidades significativas.

O Quadro 3 apresenta as características farmacocinéticas e aplicações clínicas de alguns fármacos simpaticomiméticos.

Quadro 3. Aplicações clínicas de alguns simpaticomiméticos

Fármaco	Atividade oral	Duração de ação	Aplicações clínicas
Catecolaminas			
Epinefrina	Não	Minutos	Para anafilaxia, glaucoma e causar vasoconstrição
Norepinefrina	Não	Minutos	Para causar vasoconstrição na hipotensão
Isoproterenol	Fraca	Minutos	Para asma e bloqueio atrioventricular (raramente)
Dopamina	Não	Minutos	Para choque e insuficiência cardíaca
Dobutamina	Não	Minutos	Para choque e insuficiência cardíaca
Outros simpaticomiméticos			
Anfetaminas, femetrazina e outros	Sim	Horas	Para narcolepsia, obesidade e transtorno de déficit de atenção
Efedrina	Sim	Horas	Para incontinência urinária e causar vasoconstrição na hipotensão
Fenilefrina	Fraca	Horas	Para causar sudorese, vasoconstrição e descongestão
Salbutamol, metaproterenol e terbutalina	Moderada	Horas	Para asma
Oximetazolina e xilometazolina	Sim	Horas	Para causar descongestão nasal (ação longa)
Cocaína	Fraca	Minutos a horas	Para causar vasoconstrição e anestesia local

Fonte: Adaptado de Panus et al. (2011, p. 67).

Efeitos farmacológicos

Vejamos os efeitos farmacológicos dos adrenérgicos (PANUS et al., 2011; KATZUNG; TREVOR, 2017).

SNC: as catecolaminas não penetram efetivamente no SNC. Os simpaticomiméticos que podem penetrar no SNC (como as anfetaminas) têm um espectro de efeitos estimulantes, começando com um leve estado de alerta ou redução da fadiga e progredindo para a anorexia, a euforia e a insônia. Doses muito altas resultam em acentuada ansiedade ou agressividade, paranoia e, raramente, convulsões. Por outro lado, agonistas α_2 de ação direta, como a clonidina, são bastante diferentes, uma vez que diminuem o efluxo neuronal simpático e têm efeitos sedativos.

Olho: o músculo dilatador da pupila responde à fenilefrina tópica e agonistas α e resulta em midríase. Os agonistas α_2-seletivos também reduzem a pressão intraocular, ao diminuir a síntese de humor aquoso.

Trato gastrintestinal: é bem provido de receptores α e β, que se localizam na musculatura lisa e nos neurônios do sistema nervoso entérico. A ativação dos receptores α ou β leva ao relaxamento do músculo liso. Os agonistas α_2 podem diminuir a secreção de sódio e de água no intestino.

Trato geniturinário: contém receptores α no trígono da bexiga e na área do esfíncter e tais receptores medeiam a contração do esfíncter. Os simpaticomiméticos são algumas vezes usados para aumentar o tônus do esfíncter. Os agonistas β_2 podem causar relaxamento uterino expressivo em mulheres grávidas próximo ao termo, porém, as doses necessárias também provocam taquicardia significativa.

Sistema vascular: os diferentes leitos vasculares respondem de maneira distinta, dependendo do tipo de receptor dominante. Todos os receptores α e β têm efeito sobre a vascularização. Os agonistas α1 (como fenilefrina) provocam constrição dos vasos sanguíneos da pele e esplâncnicos, aumentando a resistência vascular periférica e a pressão venosa. Como esses fármacos aumentam a pressão arterial, frequentemente induzem uma bradicardia reflexa compensatória. Os agonistas α_2 (como clonidina) provocam vasoconstrição quando administrados por via intravenosa ou na forma tópica (como *spray* nasal). Os agonistas β_2 (como terbutalina) causam redução significativa do tônus arteriolar no leito vascular do músculo esquelético, podendo diminuir a resistência vascular periférica e a pressão arterial. Os agonistas β_1 exercem relativamente pouco efeito sobre os vasos sanguíneos.

Coração: é bem suprido de receptores β_1 e β_2. Os receptores β_1 predominam em algumas áreas cardíacas. A ativação de ambos os receptores resulta em respostas aumentadas da atividade marca-passo normal e anormal (efeito cronotrópico), de contratilidade (efeito inotrópico) e condução (efeito dromotrópico). Assim, as ações cardiovasculares dos simpaticomiméticos com efeitos tanto α quanto β_1 (como norepinefrina) provocam elevação da pressão arterial e induzem aumento da ativação dos barorreceptores (reflexo barorreceptor). A pressão arterial diastólica é afetada especialmente pela resistência vascular periférica e pela frequência cardíaca. Os receptores adrenérgicos com maiores efeitos sobre a resistência vascular são os receptores α e β_2. A pressão arterial sistólica é a soma das pressões diastólica e do pulso. A pressão do pulso é determinada principalmente pelo volume sistólico (uma função da força da contração cardíaca), que sofre influência dos receptores β1.

Brônquios: o músculo liso dos brônquios sofre relevante relaxamento em resposta aos agonistas β_2. Esses agentes constituem os fármacos mais eficazes e confiáveis disponíveis para reverter o broncoespasmo na asma.

Efeitos metabólicos e hormonais: os agonistas β_1 aumentam a secreção renal de renina. Os agonistas β_2 aumentam a secreção de insulina pelo pâncreas. Os dois aumentam a glicogenólise no fígado e a liberação de glicose no sangue. A hiperglicemia resultante é revertida pelos níveis aumentados de insulina. Todos os agonistas β parecem estimular a lipólise.

Usos clínicos e terapêuticos

As aplicações clínicas de simpaticomiméticos selecionados são apresentadas no Quadro 3 (PANUS et al., 2011; KATZUNG; TREVOR, 2017).

SNC: a anfetamina é vastamente usada pelos seus efeitos sobre o SNC. As indicações abrangem narcolepsia, transtorno de déficit de atenção e, com controles apropriados, redução do peso.

Olho: os agonistas α, particularmente fenilefrina, são frequentemente utilizados na forma tópica para produzir midríase e reduzir o prurido e a congestão conjuntivais motivados por irritação ou alergia. Esses fármacos não provocam cicloplegia. A epinefrina e um pró-fármaco, a dipivefrina, têm sido utilizados topicamente no tratamento do glaucoma. A fenilefrina também tem sido utilizada para o glaucoma. A apraclonidina e a brimonidina são agonistas α_2 mais recentes, introduzidos para uso no glaucoma.

Aplicações cardiovasculares: as condições clínicas nas quais se deseja um aumento do fluxo sanguíneo compreendem a insuficiência cardíaca aguda e alguns tipos de choque. Nessas situações clínicas, é preciso um aumento do débito cardíaco e do fluxo sanguíneo para os tecidos. Os agonistas β_1 podem ser benéficos nesse caso, visto que aumentam a contratilidade cardíaca e reduzem (em certo grau) a pós-carga ao diminuir a impedância para a ejeção ventricular por meio de um pequeno efeito β_2. A hipotensão ortostática crônica decorrente de tônus simpático inadequado pode ser tratada com efedrina ou um agonista α_1 mais recente e ativo por via oral, a midodrina.

Saiba mais

Soluções de anestésicos locais podem conter baixas concentrações de epinefrina (por exemplo, 1:100.000 partes). A epinefrina aumenta expressivamente a duração da anestesia local, produzindo vasoconstrição no local da injeção. Isso permite que o anestésico local permaneça no local da injeção antes de ser absorvido para a circulação sistêmica (WHALEN; FINKEL; PANAVELLI, 2016).

Sistema respiratório superior e inferior: os agonistas α_1 são utilizados para produzir vasoconstrição da vasculatura nasal e diminuir a congestão dos seios. Os agonistas β_2-seletivos de ação curta e de ação longa constituem fármacos de escolha no tratamento da asma. Os agonistas β_2-seletivos de ação curta não são recomendados na profilaxia, porém são seguros e eficazes e podem salvar a vida do paciente no tratamento da broncoconstrição asmática aguda. Os agonistas β_2-seletivos de ação longa são indicados para profilaxia.

Trato geniturinário: os agonistas β_2 (ritodrina e terbutalina) são usados para suprimir o trabalho de parto prematuro. Entretanto, o efeito cardioestimulante pode ser perigoso para a mãe e para o feto. Os simpaticomiméticos orais de ação longa, como a efedrina, são algumas vezes usados para melhorar a continência urinária em crianças com enurese e no indivíduo idoso. Essa ação é mediada por receptores α1 no trígono da bexiga e, nos homens, no músculo liso da próstata.

Anafilaxia: a epinefrina constitui o fármaco de escolha para o tratamento imediato do choque anafilático.

> **Fique atento**
>
> O choque anafilático é a forma mais grave de reação de hipersensibilidade, desencadeada por diversos agentes, como medicamentos (por exemplo, penicilina), alimentos e contrastes radiológicos. Os sinais e os sintomas podem ter início segundos após a exposição ao agente ou até uma hora depois. A anafilaxia é uma reação aguda imunomediada a um alérgeno, caracterizada por broncoespasmo, sibilo, taquicardia e hipotensão. A avaliação e o tratamento imediatos são essenciais para evitar a morte. A adrenalina é o fármaco de escolha usado para tratar essa condição, porque neutraliza os processos fisiopatológicos subjacentes à anafilaxia por meio da ativação de adrenoceptores α e β. A sua ação α-adrenérgica causa vasoconstrição periférica, reduz a vasodilatação, o eritema, a urticária e a angioedema, age sobre os receptores β-adrenérgicos com a broncodilatação, no aumento da frequência cardíaca e da contratilidade miocárdica, além de impedir a desgranulação de mastócitos e basófilos. Assim, age com excelência na redução das chances de colapso cardiovascular e de obstrução das vias aéreas, duas principais causas de morte durante um evento anafilático (MUELLER, 2007; WHALEN; FINKEL; PANAVELLI, 2016).

Fármacos antiadrenérgicos

Os fármacos simpaticolíticos, também chamados bloqueadores adrenérgicos ou antiadrenérgicos, causam interferência na ação da epinefrina/norepinefrina e são classificados em bloqueadores α-adrenérgicos, bloqueadores β-adrenérgicos e fármacos que interferem na liberação de norepinefrina.

Há duas classes de antagonistas de receptores α clinicamente relevantes: os antagonistas α não seletivos (como fentolamina e fenoxibenzamina) e os antagonistas $α_1$-seletivos.

Os antagonistas não seletivos do receptor α (como fentolamina) são utilizados para tratar a hipertensão de feocromocitoma (um tumor que secreta catecolaminas) e disfunção erétil masculina. A prazosina e outros antagonistas seletivos de receptores $α_1$ (doxazosina e terazosina) são usados para controlar a hipertensão arterial leve a moderada e a hipertrofia prostática benigna. Os principais efeitos adversos de antagonistas não seletivos de receptores α são estimulação cardíaca, sobretudo taquicardia por causa da descarga simpática mediada por barorreflexo, e hipotensão postural.

Com relação aos bloqueadores β-adrenérgicos, além dos antagonistas não seletivos de receptores, há duas classes de antagonistas seletivos clinicamente importantes, que são os antagonistas de receptores $β_1$ e $β_2$. Os principais usos clínicos dos antagonistas de receptores $β_1$ abrangem doença cardíaca isquêmica, arritmias cardíacas, hipertensão, hipertireoidismo e glaucoma. Quanto os os antagonistas de receptores $β_2$-adrenérgicos, estes são úteis no tratamento da asma (KATZUNG; TREVOR, 2017).

Fármacos bloqueadores dos receptores α

As subdivisões dos antagonistas dos receptores α baseiam-se na sua afinidade seletiva pelos receptores $α_1$ *versus* $α_2$ (Quadro 4). Outros atributos empregados para classificar esses fármacos são a sua reversibilidade e a duração de ação. A fenoxibenzamina é um agente bloqueador protótipo de ação longa e irreversível, apenas ligeiramente $α_1$-seletivo. A fentolamina é um agente bloqueador α não seletivo, competitivo e reversível. A prazosina é um bloqueador $α_1$-seletivo e reversível. Doxazosina, terazosina e tansulosina são fármacos semelhantes. Todos esses fármacos são ativos por vias oral e parenteral, apesar de a fentolamina raramente ser administrada por via oral.

Quadro 4. Seletividade relativa dos antagonistas pelos receptores adrenérgicos

Fármaco	Afinidade pelos receptores
Antagonistas α	
Prazosina, terazosina e doxazosina	$\alpha_1 \ggg \alpha_2$
Fenoxibenzamina	$\alpha_1 > \alpha_2$
Fentolamina	$\alpha_1 = \alpha_2$
Antagonistas mistos	
Labetalol e carvedilol	$\beta_1 = \beta_2 \geq \alpha_1 > \alpha_2$
Antagonistas β	
Metoprolol, acebutolol, alprenolol, atenolol, betaxolol, celiprolol e esmolol	$\beta_1 \ggg \beta_2$
Propranolol, carteolol, pembutolol, pindolol e timolol	$\beta_1 = \beta_2$

Fonte: Adaptado de Panus et al. (2011, p. 73).

Efeitos farmacológicos

Os efeitos sobre o sistema cardiovascular são os mais importantes dos antagonistas dos receptores α não seletivos. A redução do tônus vascular resulta em diminuição das pressões arterial e venosa.

Usos terapêuticos

Os bloqueadores α_1 não seletivos têm aplicações clínicas restritas. A aplicação mais bem registrada é no tratamento pré-cirúrgico do feocromocitoma. A fenoxibenzamina é comumente utilizada durante essa fase preparatória, enquanto a fentolamina é algumas vezes administrada durante a cirurgia.

Os bloqueadores α-seletivos (prazosina, doxazosina e terazosina) são usados na hipertensão e no tratamento da hesitação urinária e prevenção da retenção urinária em homens com hiperplasia prostática benigna. Um fármaco mais recente, a tansulosina, está substituindo hoje em dia muitos dos agentes bloqueadores α_1 previamente usados no tratamento da hiperplasia prostática benigna (PANUS et al., 2011; KATZUNG; TREVOR, 2017).

Fármacos bloqueadores dos receptores β-adrenérgicos

Todos os antagonistas dos receptores β, em uso clínico, são inibidores competitivos e o propranolol é o protótipo dessa classe de fármacos. Os fármacos desse grupo são frequentemente classificados em subgrupos com base na sua seletividade $β_1$, atividade agonista parcial, ação anestésica local e lipossolubilidade (Quadro 5). O labetalol e o carvedilol têm ações bloqueadoras β e α combinadas. O nadolol, o propranolol e o timolol são antagonistas não seletivos típicos dos receptores β.

Os fármacos como o acebutolol, o atenolol, o esmolol, o metoprolol e vários outros antagonistas dos receptores β apresentam maior seletividade pelos receptores $β_1$ em comparação aos receptores $β_2$. O pindolol e o acebutolol têm atividade agonista $β_1$ e $β_2$ parcial. O Quadro 6 apresenta algumas propriedades farmacológicas de antagonistas β-adrenérgicos.

Quadro 5. Propriedades de diversos antagonistas dos receptores β

Fármaco	Seletividade	Atividade agonista parcial	Ação anestésica local	Lipossolubilidade	Meia-vida de eliminação
Acebutolol	$β_1$	Sim	Sim	Baixa	3 a 4 horas
Atenolol	$β_1$	Não	Não	Baixa	6 a 9 horas
Esmolol	$β_1$	Não	Não	Baixa	10 minutos
Carvedilol[1]	Nenhuma	Não	Não	Ausência de dados	7 a 10 horas
Labetalol[1]	Nenhuma	Sim[2]	Sim	Moderada	5 horas
Metoprolol	$β_1$	Não	Sim	Moderada	3 a 4 horas
Nadolol	Nenhuma	Não	Não	Baixa	14 a 24 horas
Pindolol	Nenhuma	Sim[2]	Sim	Moderada	3 a 4 horas
Propranolol	Nenhuma	Não	Sim	Alta	3,5 a 6 horas
Timolol	Nenhuma	Não	Não	Moderada	4 a 5 horas

[1] Também provoca bloqueio dos receptores $α_1$.
[2] Efeitos agonistas parciais nos receptores $β_2$.

Fonte: Adaptado de Panus et al. (2011, p. 74).

Uso terapêutico

As aplicações clínicas do bloqueio β são notavelmente amplas e estão apresentadas no Quadro 6.

Quadro 6. Aplicações clinicas dos antagonistas beta-adrenérgicos

Aplicação	Fármacos	Efeito
Hipertensão	Atenolol, propranolol, metoprolol, timolol e outros	Débito cardíaco reduzido e redução da secreção de renina
Angina de peito	Propranolol, nadolol e outros	Redução da frequência e força cardíacas
Profilaxia da arritmia após infarto do miocárdio	Propranolol, metoprolol e timolol	Automaticidade reduzida de todos os marca-passos cardíacos
Taquicardia supraventricular	Propranolol, esmolol e acebutolol	Alentecimento da velocidade da condução AV
Insuficiência cardíaca	Carvedilol, labetalol e metoprolol	Diminuição da mortalidade e mecanismo não elucidado
Cardiomiopatia hipertrófica	Propranolol	Alentecimento da frequência da contração cardíaca
Enxaqueca	Propranolol	Profilático e mecanismo incerto
Tremor familiar, outros tipos de tremor e "medo de plateia"	Propranolol	Redução dos efeitos β_2 sobre a transmissão neuromuscular; possíveis efeitos sobre o SNC
Tempestade tireoidiana e tireotoxicose	Propranolol	Redução da frequência cardíaca e arritmogênese; outros mecanismos podem estar envolvidos
Glaucoma	Timolol e outros	Secreção reduzida de humor aquoso

AV, atrioventricular; SNC, sistema nervoso central.

Fonte: Adaptado de Panus et al. (2011, p. 75).

Efeitos adversos e contraindicações dos fármacos adrenérgicos e antiadrenérgicos

Efeitos adversos e contraindicações de agonistas adrenérgicos

A epinefrina e a norepinefrina podem causar efeitos adversos no SNC, como ansiedade, medo, tensão, cefaleia e tremores. Na periferia, seus efeitos adversos são extensões de suas ações nos receptores α ou β: vasoconstrição excessiva, arritmias cardíacas, infarto do miocárdio e edema ou hemorragia pulmonares.

Outros simpaticomiméticos, como as fenilisopropilaminas, podem provocar toxicidade leve a grave do SNC, dependendo da dose. Em doses pequenas, induzem a nervosismo, anorexia e insônia; em doses mais altas, podem levar a ansiedade, agressividade ou comportamento paranoide. Os agonistas $α_1$ provocam hipertensão, enquanto os agonistas $β_1$ causam taquicardia sinusal e arritmias graves. Os agonistas $β_2$ provocam tremor do músculo esquelético e, em doses mais altas, arritmias cardíacas. A estimulação dos receptores $β_1$ e $β_2$ pode aumentar a glicemia.

A epinefrina pode causar edema pulmonar e pode ter ações cardiovasculares maiores em pacientes com hipertireoidismo, nos quais a dosagem precisa ser reduzida.

Efeitos adversos e contraindicações de fármacos bloqueadores dos receptores α-adrenérgicos

As principais manifestações consistem em hipotensão ortostática e, no caso dos agentes não seletivos, taquicardia reflexa pronunciada. Em pacientes com doença coronária, a angina pode ser precipitada pela taquicardia. A administração oral de qualquer um desses fármacos pode causar náuseas e vômitos. Os agentes α1 seletivos são associados a uma resposta hipotensiva ortostática exagerada à primeira dose (que deve ser pequena), em alguns pacientes.

Efeitos adversos e contraindicações de fármacos bloqueadores dos receptores β-adrenérgicos

Os efeitos adversos desses fármacos ocorrem principalmente em razão do bloqueio dos receptores $β_2$. Em pacientes com asma ou doença pulmonar obstrutiva crônica (DPOC), o bloqueio $β_2$ pode causar constrição bronquiolar com grave dificuldade respiratória (são contraindicados). Em portadores de diabetes sob tratamento com β-bloqueadores, os sintomas de alerta da hipoglicemia (taquicardia e tremores) podem ser disfarçados e a disponibilização de glicose pelo fígado, por meio da epinefrina, é retardada. Além disso, o bloqueio dos receptores β vasculares provoca mãos e pés frios e distúrbios de vascularização. Os efeitos indesejados em razão do bloqueio dos receptores $β_1$ são bradicardia, hipotensão e bloqueio atrioventricular. Além disso, os β-bloqueadores podem causar cefaleia, depressão e distúrbios de ereção.

Os efeitos adversos cardiovasculares são extensões do bloqueio β induzido por esses agentes e consistem em bradicardia, bloqueio atrioventricular e insuficiência cardíaca. Em nível experimental, foi verificado que os antagonistas dos receptores β reduzem a secreção de insulina, entretanto, não parece ser um efeito clinicamente relevante. Por outro lado, os sintomas iniciais de hipoglicemia em razão de overdose de insulina ou de agentes hipoglicemiantes podem ser disfarçados pelos antagonistas dos receptores β. Essas manifestações consistem em taquicardia, tremores e ansiedade e fornecem aos pacientes sinais de alerta úteis. Os efeitos adversos dos antagonistas dos receptores β sobre o SNC consistem em sedação, fadiga e alterações do sono (LÜLLMANN; MOHR; HEIN, 2017).

O uso recorrente desses fármacos pode resultar em suprarregulação dos receptores β no miocárdio. A interrupção abrupta desses fármacos após uso crônico pode fazer com que os pacientes corram risco de sofrer eventos cardiovasculares adversos, como taquicardia de rebote. Isso é particularmente verdadeiro para os fármacos de ação mais curta, como o propranolol e o metoprolol, portanto, os pacientes devem ser avisados para não interromper abruptamente esses medicamentos.

A Figura 4 apresenta as principais indicações clínicas e os efeitos indesejados dos fármacos β-bloqueadores.

Indicações e efeitos indesejados dos β-bloqueadores

Uso terapêutico

- Enxaqueca (profilaxia)
- Glaucoma
- Hipertireoidismo
- Insuficiência cardíaca crônica
- Doença coronariana
- Arritmias taquicárdicas — ↓ Força / ↓ Frequência β₁
- Hipertensão essencial — ↓ Renina / ↓ Simpático β₁
- Tremor

Efeitos indesejados

- Cefaleia
- Depressão
- Broncoconstrição β₂
- Bradicardia / Bloqueio AV / Queda da pressão arterial β₁
- Hipoglicemia β₂
- Distúrbios de ereção

Figura 4. Indicações e efeitos indesejados dos fármacos β-bloqueadores.
Fonte: Lüllmann, Mohr e Hein (2017, p. 117).

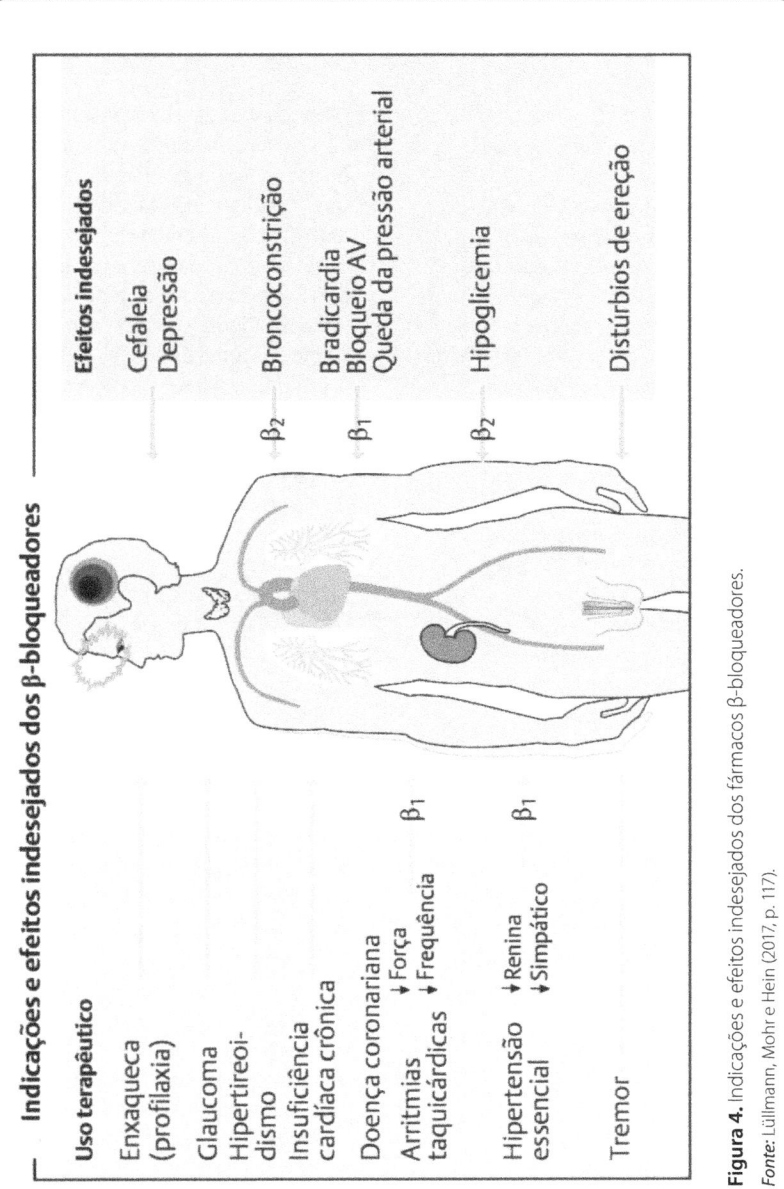

Exercícios

1. Dona Maria, paciente hipertensa, recebeu acidentalmente clonidina, um fármaco α_2-agonista, em vez de prazosina, um antagonista de receptor α1. Qual das seguintes alternativas é correta em relação a essa situação?
   a) Os α_2-agonistas podem aumentar a liberação de norepinefrina dos terminais nervosos simpáticos.
   b) Os α_2-agonistas podem diminuir a liberação de norepinefrina dos terminais nervosos simpáticos.
   c) Os antagonistas α_1 podem aumentar a liberação de norepinefrina dos terminais nervosos simpáticos.
   d) Os antagonistas α_1 podem diminuir a liberação de norepinefrina dos terminais nervosos simpáticos.
   e) Os α_2-agonistas não afetam a pressão arterial na paciente.

2. Plínio, um estudante de 11 anos, foi diagnosticado com asma e o médico lhe prescreveu salbutamol, um agonista β_2-adrenérgico para o alívio da broncoconstrição. Qual dos seguintes efeitos adversos pode ser observado no paciente?
   a) Bradicardia.
   b) Tremores.
   c) Hipotensão arterial.
   d) Agravamento da broncoconstrição.
   e) Sedação.

3. Seu Gaspar, de 42 anos, é um paciente asmático desde a adolescência. Nos últimos 30 dias, passou a usar um fármaco β-bloqueador para o tratamento da hipertensão. Após uma semana de tratamento, os ataques de asma se tornaram frequentes e, então, em nova consulta médica, ele foi orientado a interromper o uso do β-bloqueador. Qual dos seguintes β-bloqueadores é menos provável de piorar a asma e deve ser indicado como alternativa para o paciente?
   a) Propranolol.
   b) Labetalol.
   c) Carvedilol.
   d) Atenolol.
   e) Nadolol.

4. O sistema simpático regula praticamente quase todos os sistemas fisiológicos, e os efeitos decorrentes da estimulação simpática são mediados pela norepinefrina, que atua via α ou β-adrenorreceptores Qual das seguintes afirmações é correta com relação às respostas mediadas pelos receptores adrenérgicos?
   a) A estimulação de receptores α_1 aumenta a pressão arterial.
   b) A estimulação dos receptores α_1 reduz a pressão arterial.
   c) A estimulação dos receptores α_2 pré-sinápticos aumenta a liberação de norepinefrina.
   d) A estimulação de receptores β_2 aumenta a frequência cardíaca (taquicardia).
   e) A estimulação dos receptores β_2 causa broncoconstrição.

5. Seu João, um agricultor de 62 anos, foi levado ao pronto-socorro após ser picado por uma vespa. O

paciente foi encontrado em choque anafilático e a equipe médica tentou reverter a broncoconstrição e a hipotensão usando epinefrina. Entretanto, o paciente não respondeu ao tratamento e continuou apresentando quadro de hipotensão e broncoconstrição. A esposa de João, então, mencionou que ele está sendo tratado contra hipertensão com medicamento cujo nome não recorda. Qual das seguintes medicações é mais provável de ele estar tomando e que evitou os efeitos da epinefrina?

a) Doxazosina.
b) Propranolol.
c) Metoprolol.
d) Acebutolol.
e) Prazosina.

Referências

BARRETT, K. E. et al. *Fisiologia médica de Ganong*. 24. ed. Porto Alegre: AMGH, 2014. (Lange).

BRUNTON, L. L.; CHABNER, B. A.; KNOLLMANN, B. C. *As bases farmacológicas da terapêutica de Goodman & Gilman*. 12. ed. Porto Alegre: AMGH, 2016.

KATZUNG, B. G.; TREVOR, A. J. *Farmacologia básica e clínica*. 13. ed. Porto Alegre: AMGH, 2017. (Lange).

LÜLLMANN, H.; MOHR, K.; HEIN, L. *Farmacologia: texto e atlas*. 7. ed. Porto Alegre: Artmed, 2017.

MUELLER, U. R. Cardiovascular disease and anaphylaxis. *Current Opinion in Allergy and Clinical Immunology*, v. 7, p. 337-341, 2007.

SILVERTHORN, D. U. *Fisiologia humana*: uma abordagem integrada. 7. ed. Porto Alegre: Artmed, 2017.

WHALEN, K.; FINKEL, R.; PANAVELLI, T. A. *Farmacologia ilustrada*. 6. ed. Porto Alegre: Artmed, 2016.

Leituras recomendadas

FUCHS, F. D.; WANNMACHER, L. *Farmacologia clínica*: fundamentos da terapêutica racional. 5. ed. Rio de Janeiro: Guanabara Koogan, 2017.

SILVA, P. *Farmacologia*. 8. ed. Rio de Janeiro: Guanabara Koogan, 2010.

Colinérgicos e anticolinérgicos

Objetivos de aprendizagem

Ao final deste texto, você deve apresentar os seguintes aprendizados:

- Identificar as funções fisiológicas dos subtipos de receptores colinérgicos nos diversos órgãos-alvo.
- Explicar o mecanismo de ação, efeitos farmacológicos e usos terapêuticos dos fármacos colinérgicos e anticolinérgicos.
- Relacionar efeitos adversos e contraindicações dos fármacos colinérgicos e anticolinérgicos.

Introdução

Os fármacos que mimetizam o efeito da acetilcolina (ACh) são denominados **colinérgicos** (ou **parassimpaticomiméticos**) e podem exercer seus mecanismos de ação por meio de ação direta nos receptores muscarínicos ou por ação indireta por meio da inibição da acetilcolinesterase (AChE), impedindo assim a sua degradação enzimática. Fármacos colinérgicos são usados no tratamento de glaucoma, atonia vesical, *myasthenia gravis* e doença de Alzheimer.

Os fármacos **anticolinérgicos**, também denominados de **parassimpaticolíticos**, interferem na ação da ACh no sistema nervoso autônomo e são classificados em fármacos antimuscarínicos, bloqueadores neuromusculares e bloqueadores ganglionares.

Neste capítulo, serão abordadas as funções fisiológicas dos subtipos de receptores colinérgicos nos diversos órgãos-alvo, o mecanismo de ação, os efeitos farmacológicos, os usos terapêuticos, os efeitos adversos e as contraindicações dos fármacos colinérgicos e anticolinérgicos antimuscarínicos.

Neurotransmissão colinérgica: receptores e funções

A neurotransmissão nos neurônios colinérgicos envolve seis etapas: (1) síntese, (2) armazenamento, (3) liberação, (4) ligação da ACh ao receptor, (5) degradação do neurotransmissor na fenda sináptica e (6) reciclagem de colina e acetato (Figura 1).

Ou seja, a ACh é sintetizada no citoplasma, a partir da acetilcoenzima A (acetil-CoA) e da colina; a acetil-CoA é sintetizada nas mitocôndrias e a colina é transportada do líquido extracelular para o citoplasma do neurônio colinérgico por um sistema carregador dependente de energia que cotransporta o sódio e pode ser inibido por hemicolínio. Importante ressaltar que a captação da colina é o passo limitante da síntese de ACh. A colina-acetiltransferase catalisa a reação da colina com a acetil-CoA para formar ACh no citosol (WHALEN; FINKEL; PANAVELLI, 2016). Após ser sintetizada, a ACh é transportada do citoplasma para o interior das vesículas, onde é armazenada.

A liberação da ACh ocorre quando um potencial de ação, propagado por canais de sódio voltagem-dependentes chega ao terminal nervoso, promovendo a abertura dos canais de cálcio voltagem-dependentes na membrana pré-sináptica, aumento na concentração de cálcio intracelular. Assim, níveis elevados de cálcio promovem a fusão das vesículas sinápticas com a membrana celular e a liberação do seu conteúdo no espaço sináptico.

A Ach liberada das vesículas sinápticas difunde-se por meio do espaço sináptico e se liga a receptores pós-sinápticos na célula-alvo (nicotínicos ou muscarínicos), ao receptor pré-sináptico na membrana do neurônio que liberou a Ach ou a outros receptores-alvo pré-sinápticos. A ligação ao receptor leva a uma resposta fisiológica no interior da célula, como o início de um impulso nervoso na fibra pós-ganglionar ou a ativação de enzimas específicas nas células efetoras mediadas por moléculas segundas mensageiras.

O sinal no local efetor pós-juncional termina rapidamente devido à hidrólise da ACh pela (AChE. Ou seja, toda a ACh liberada é distribuída pela fenda sináptica e hidrolisada pela AChE, que cliva a ACh em colina e acetato na fenda sináptica, resultando na interrupção da ação.

A colina pode ser recaptada por um sistema de captação de alta afinidade acoplado ao sódio que transporta a molécula de volta para o neurônio. Ali, ela é acetilada em ACh, que é armazenada até a liberação por um potencial de ação subsequente (WHALEN; FINKEL; PANAVELLI, 2016).

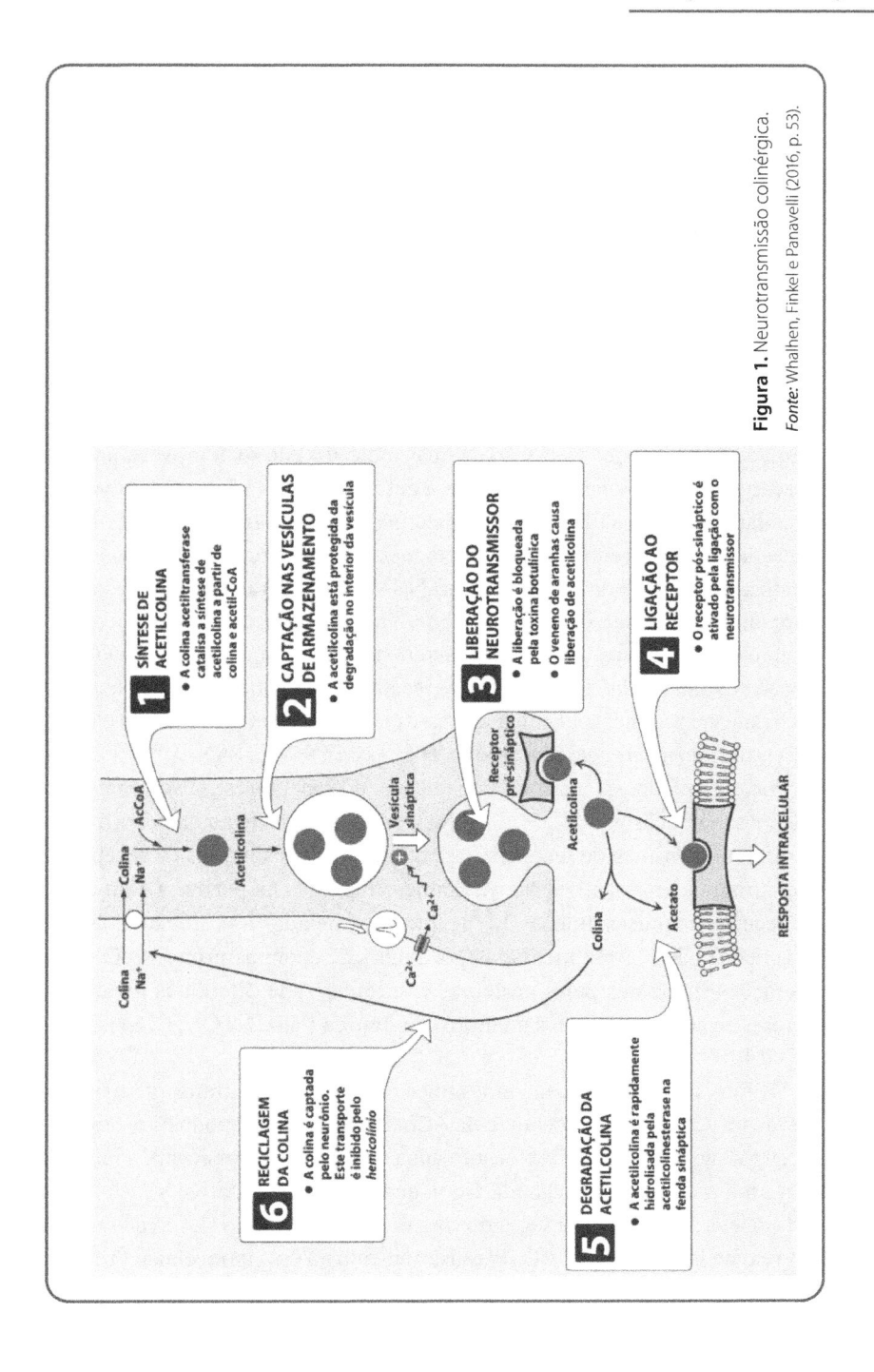

Figura 1. Neurotransmissão colinérgica.
Fonte: Whalhen, Finkel e Panavelli (2016, p. 53).

Receptores colinérgicos

Existem duas famílias de receptores colinérgicos, designados **muscarínicos** e **nicotínicos**, que são diferenciados entre si com base em suas diferentes afinidades pelos fármacos que mimetizam a ação da ACh. Ambos os receptores, muscarínicos e nicotínicos, são alvos naturais da ACh endógena, ou seja, ACh sintetizada, armazenada e liberada dos neurônios colinérgicos, bem como de numerosos fármacos administrados para fins de obtenção de efeitos farmacológicos, tanto agonistas quanto antagonistas, incluindo os alcaloides muscarina e nicotina (BRUNTON; CHABNER; KNOLLMANN, 2016).

Os receptores nicotínicos constituem uma superfamília de canais iônicos regulados por ligando. A ligação de duas moléculas de ACh provoca uma alteração conformacional que permite a entrada de íons sódio, resultando na despolarização da célula efetora. A nicotina em concentração baixa estimula o receptor; em concentração alta, o bloqueia. Os receptores nicotínicos estão localizados no sistema nervoso central (SNC), na suprarrenal, nos gânglios autônomos e na junção neuromuscular (JNM) nos músculos esqueléticos. Os receptores nicotínicos dos gânglios autônomos diferem daqueles situados na junção neuromuscular. Por exemplo, os receptores ganglionares são bloqueados seletivamente pela mecamilamina, ao passo que os receptores da JNM são bloqueados especificamente pelo atracúrio (WHALEN; FINKEL; PANAVELLI, 2016).

Por outro lado, existem cinco subtipos de receptores muscarínicos de ACh, a saber: subtipos M_1, M_2, M_3, M_4 e M_5. Semelhante ao que ocorre com as diferentes formas de receptores nicotínicos, esses subtipos de receptores encontram-se em localizações anatômicas distintas na periferia e no SNC. Os receptores muscarínicos são receptores acoplados à proteína G, assim, as funções básicas são mediadas por interações com as proteínas G e por alterações induzidas pelas proteínas G na função de diferentes moléculas efetoras ligadas a diferentes membros da família (BRUNTON; CHABNER; KNOLLMANN, 2016).

De fato, inúmeros mecanismos moleculares diferentes transmitem o sinal gerado na ocupação do receptor pela ACh. Por exemplo, quando os receptores M_1 ou M_3 são ativados, o receptor sofre uma mudança conformacional e interage com uma proteína G, designada Gq, a qual, por sua vez, ativa a fosfolipase C. Isso leva à produção de segundos mensageiros trifosfato (1,4,5) de inositol (IP_3) e diacilglicerol (DAG). O IP_3 causa aumento no Ca_{2+} intracelular. O cálcio, então, pode estimular ou inibir enzimas ou causar hiperpolarização, secreção ou contração. O DAG ativa a proteinocinase C, uma enzima que fosforila inúmeras proteínas no interior da célula. Ao contrário, a ativação do subtipo

M_2 no músculo cardíaco estimula a proteína G, denominada Gi, a qual inibe a adenilil ciclase e aumenta a condutância do K_+. O coração responde diminuindo a velocidade e a força de contração (WHALEN; FINKEL; PANAVELLI, 2016). O Quadro 1 apresenta subtipos e localização dos receptores colinérgicos.

Quadro 1. Subtipos e localização dos receptores colinérgicos

Tipo de receptor	Localização	Mecanismo pós-receptor[1]
Muscarínicos (M)		
M_1	Nervos	IP_3 e cascata de DAG
M_2	Coração, nervos e músculo liso	Inibição da produção de cAMP e ativação dos canais de K^+
M_3	Glândulas, músculo liso e endotélio	IP_3 e cascata de DAG
M_4[2]	SNC[3]	Inibição da produção de cAMP
M_5[2]	SNC[3]	IP_3 e cascata de DAG
Nicotínicos (N)		
N_M	Junção neuromuscular do músculo esquelético NN	Canal iônico despolarizante de Na^+ e K^+
N_M	Corpo celular pós-ganglionar e dendritos	Canal iônico despolarizante de Na^+ e K^+

[1] Os mecanismos de sinalização do receptor consistem na formação dos segundos mensageiros, DAG e inositol-1,4,5-trifosfato (IP_3), inibição da formação do segundo mensageiro, o monofosfato de adenosina cíclico (cAMP), e ativação dos canais iônicos para o influxo de sódio (Na^+) ou o efluxo de potássio (K^+).
[2] Não foram identificados receptores funcionais.
[3] Ainda existem dúvidas sobre a sua presença no SNC.

Fonte: Adaptado de Panus et al. (2011, p. 51).

Os efeitos fisiológicos decorrentes da ativação colinérgica nos diferentes sistemas fisiológicos estão listados no Quadro 2. No sistema ocular, causa contração do esfíncter muscular liso da íris (miose) e do músculo ciliar, resultando em acomodação visual. Os efeitos cardiovasculares incluem a redução da resistência vascular periférica e alterações na frequência cardíaca, e, assim, causam vasodilatação, resultando em redução da pressão sanguínea, muitas vezes acompanhada por aumento do reflexo da frequência cardíaca.

Quadro 2. Efeitos fisiológicos decorrentes da ativação colinérgica nos diferentes sistemas fisiológicos

Órgão	Resposta
Olhos	
Esfíncter muscular da íris	Contração (miose)
Músculo ciliar	Contração para visão para perto
Coração	
Nodo sinoatrial	Diminuição da frequência (cronotropismo negativo)
Átrios	Diminuição da força contrátil (inotropismo negativo) Diminuição do período refratário
Nodo atrioventricular	Diminuição da velocidade de condução (dromotropismo negativo) Aumento do período refratário
Ventrículos	Pequena diminuição da força contrátil
Vasos sanguíneos	
Artérias e veias	Dilatação (via EDRF) Constrição (efeito direto de dose alta)
Pulmão	
Músculos brônquicos	Contração (broncoconstrição)
Glândulas brônquicas	Estimulação

(Continua)

(Continuação)

Quadro 2. Efeitos fisiológicos decorrentes da ativação colinérgica nos diferentes sistemas fisiológicos

Órgão	Resposta
TGI	
Motilidade	Aumento
Esfíncteres	Relaxamento
Secreção	Estimulação
Bexiga urinária	
Detrusor	Contração
Trígono e esfíncter	Relaxamento
Glândulas	
Sudoríparas, salivares, lacrimais e nasofaríngeas	Secreção
EDRF: fator relaxante derivado do endotélio.	

Fonte: Adaptado de Lewis (1997).

No sistema respiratório, a ACh promove contração dos músculos lisos da árvore brônquica (broncoconstrição) e estímulo da secreção pelas glândulas da mucosa traqueobrônquica. No trato gastrointestinal (TGI), a estimulação do sistema nervoso parassimpático aumenta as atividades secretora e motora do intestino. As glândulas salivares e gástricas são bastante estimuladas; o pâncreas e as glândulas do intestino delgado são menos estimulados. A atividade peristáltica é aumentada por todo o intestino e a maioria dos esfíncteres é relaxada.

No trato geniturinário, ocorre estímulo do músculo detrusor e relaxamento do trígono e dos músculos esfincterianos da bexiga, promovendo, assim, a micção. A função dos receptores M_2 e M_3 na bexiga parece ser a mesma da musculatura lisa intestinal. A ACh estimula a secreção de glândulas termorreguladoras sudoríparas, lacrimais e nasofaríngeas (PANUS et al., 2011; KATZUNG; TREVOR, 2017).

Mecanismo de ação, efeitos farmacológicos e usos terapêuticos dos fármacos colinérgicos e anticolinérgicos

Fármacos colinérgicos

Os fármacos que atuam mimetizando o efeito da ACh são denominados **colinérgicos** (ou parassimpaticomiméticos) e podem exercer seus mecanismos de ação por meio de **ação direta** nos receptores muscarínicos, ou por **ação indireta** por meio da inibição da AChE, inibindo, dessa forma, a degradação enzimática da ACh e promovendo o aumento do tempo de permanência da ACh endógena na sinapse neuroefetora (BRUNTON; CHABNER; KNOLLMANN, 2016).

Mecanismo de ação

Os agonistas colinérgicos de ação direta mimetizam os efeitos da ACh ligando-se diretamente aos colinorreceptores (muscarínicos ou nicotínicos). Esses fármacos podem ser classificados em dois grupos: (a) ésteres da colina endógenos, que incluem a ACh e ésteres sintéticos de colina, como o carbacol e o betanecol; e (b) alcaloides de ocorrência natural, como a nicotina e a pilocarpina. Todos os fármacos colinérgicos de ação direta têm efeitos mais prolongados do que a ACh. Alguns dos fármacos terapeuticamente mais úteis (como pilocarpina) se ligam preferencialmente aos receptores muscarínicos e algumas vezes são referidos como fármacos muscarínicos. Contudo, os agonistas de ação direta mostram pouca especificidade nas suas ações, o que limita sua utilidade clínica. O Quadro 3 apresenta os fármacos colinomiméticos de ação direta e indireta, o receptor no qual atua (ou seja, o mecanismo de ação) e as suas características farmacocinéticas (PANUS et al., 2011; KATZUNG; TREVOR, 2017).

Quadro 3. Fármacos colinérgicos diretos e indiretos: mecanismo de ação e características farmacocinéticas

Fármaco	Receptor	Características farmacocinéticas
De ação direta		
ACh	B	Rapidamente hidrolisada pela ChE; duração de ação de 5 a 30 segundos; baixa lipossolubilidade
Betanecol	M	Resistente à ChE; ativo por via oral; baixa lipossolubilidade; duração da ação de 30 minutos a 2 horas
Carbacol	B	Semelhantes às do betanecol
Pilocarpina	M	Não se trata de um éster; boa lipossolubilidade; duração da ação de 30 minutos a 2 horas
Nicotina	N	Semelhantes às da pilocarpina; duração da ação de 1 a 6 horas; alta lipossolubilidade
De ação indireta		
Edrofônio	B	Álcool; amina quaternária; baixa lipossolubilidade; não é ativo por via oral; duração da ação de 5 a 15 minutos
Neostigmina	B	Carbamato; amina quaternária; baixa lipossolubilidade; ativa por via oral; duração da ação de 30 minutos a 2 horas
Fisostigmina	B	Carbamato; amina terciária; lipossolúvel; duração da ação de 30 minutos a 2 horas
Piridostigmina e ambenônio	B	Carbamatos semelhantes à neostigmina, porém com duração da ação mais longa (4 a 8 horas)
Ecotiofato	B	Organofosforado; lipossolubilidade moderada; duração da ação de 2 a 7 dias
Paration	B	Inseticida organofosforado; alta lipossolubilidade; duração de ação de 7 a 30 dias

M: muscarínico; N: nicotínico; B: tanto muscarínico quanto nicotínico; ChE: colinesterase.

Fonte: Adaptado de Panus et al. (2011, p. 52).

Usos terapêuticos

Os fármacos colinérgicos são usados principalmente no tratamento de doenças do olho (glaucoma e esotropia de acomodação), dos tratos gastrointestinal e urinário (atonia pós-operatória e bexiga neurogênica) e da junção neuromuscular (*myasthenia gravis* e paralisia neuromuscular induzida por curare), bem como para tratar pacientes com doença de Alzheimer (Quadro 4). Os inibidores da colinesterase (ChE) são usados, às vezes, no tratamento da dosagem excessiva de atropina e, muito raramente, na terapia de certas arritmias atriais (KATZUNG; TREVOR, 2017).

Olho: os colinérgicos são uteis no tratamento do glaucoma. O glaucoma é uma doença caracterizada por pressão intraocular elevada. Os agonistas muscarínicos (pilocarpina, metacolina e carbacol) e inibidores da ChE (fisostigmina, demecário, ecotiofato e isoflurofato) reduzem a pressão intraocular, causando contração do corpo ciliar, de modo a facilitar a drenagem do humor aquoso, e também diminuindo a velocidade de sua secreção.

Tratos gastrointestinal e urinário: em distúrbios clínicos que envolvem redução da atividade de músculos lisos sem obstrução, fármacos colinomiméticos com efeitos muscarínicos diretos ou indiretos podem ser úteis. Esses distúrbios incluem íleo pós-operatório (atonia ou paralisia do estômago ou intestino subsequente à manipulação cirúrgica) e megacólon congênito. Também são uteis em caso de retenção urinária que pode ocorrer no pós-operatório ou pós-parto e em casos de bexiga neurogênica. Dos ésteres da colina, o betanecol é o mais usado nesses distúrbios; com relação aos inibidores da ChE, a neostigmina é o mais utilizado com essa finalidade.

Junção neuromuscular: a *myasthenia gravis* é uma doença autoimune que afeta junções neuromusculares em músculos esqueléticos. Os inibidores da ChE (como neostigmina e piridostigmina), mas não os agonistas de receptores de ACh de ação direta, são extremamente valiosos na terapia da *myasthenia gravis*. Em razão da ação curta, o edrofônio é usado como teste diagnóstico para *myasthenia gravis*.

SNC: a tacrina foi o primeiro fármaco com ações anticolinesterásicas usado para o tratamento da doença de Alzheimer leve a moderada. A eficácia da tacrina é modesta e a sua toxicidade hepática é significativa. Donepezila, galantamina e rivastigmina são inibidores mais novos da AChE, mais seletivos, que parecem ter o mesmo benefício clínico modesto que a tacrina, mas com menos toxicidade, no tratamento de disfunção cognitiva em pacientes de Alzheimer. A donepezila pode ser administrada uma vez por dia em razão de sua meia-vida longa e não tem o efeito hepatotóxico da tacrina (KATZUNG; TREVOR, 2017).

Quadro 4. Usos terapêuticos de fármacos colinérgicos diretos e indiretos

Aplicações clínicas	Fármaco	Ação
Agonistas de ação direta		
Íleo pós-operatório e neurogênico e retenção urinária	Betanecol	Ativa o músculo liso intestinal e vesical
Glaucoma	Carbacol	Ativa o esfíncter pupilar e os músculos ciliares do olho
Glaucoma e síndrome de Sjögren	Pilocarpina	Ativa o esfíncter pupilar e o músculo ciliar do olho; estimula a salivação
Abandono do tabagismo (sistema transdérmico e goma de mascar)	Nicotina	Substitui as ações de início rápido (cigarro) por ação mais lenta
Agonistas de ação indireta		
Íleo pós-operatório e neurogênico e retenção urinária	Neostigmina	Amplifica a ACh endógena
Myasthenia gravis e reversão do bloqueio neuromuscular	Neostigmina, piridostigmina e edrofônio	Amplifica a ACh endógena
Glaucoma	Fisostigmina e ecotiofato	Amplifica os efeitos da ACh
Doença de Alzheimer	Tacrina, donepezila, galantamina e rivastigmina	Amplifica os efeitos da ACh no SNC

ACh: acetilcolina; SNC: sistema nervoso central.

Fonte: Adaptado de Panus et al. (2011, p. 54).

Fármacos anticolinérgicos

Os fármacos **anticolinérgicos (parassimpaticolíticos)** interferem na ação da ACh e são classificados de acordo com o mecanismo de ação, em fármacos antimuscarínicos, bloqueadores neuromusculares e bloqueadores ganglionares.

Os fármacos **anticolinérgicos antimuscarínicos** bloqueiam os receptores muscarínicos nas sinapses neuroefetoras (como atropina e escopolamina) e são úteis na oftalmologia (em razão de seus efeitos cicloplégicos e midriáticos), na cinetose e no tratamento de mal de Parkinson, bexiga urinária hiperativa, asma e intoxicação por organofosforados (BRUNTON; CHABNER; KNOLL-MANN, 2016).

Os fármacos anticolinérgicos **bloqueadores neuromusculares** atuam nos receptores nicotínicos, na junção neuromuscular (como succinilcolina) e interferem na transmissão dos impulsos eferentes da transmissão colinérgica aos músculos esqueléticos, o que resulta no relaxamento da musculatura esquelética. São úteis como adjuvantes na anestesia e cirurgia, na intubação e nos vários procedimentos ortopédicos (BRUNTON; CHABNER; KNOLL-MANN, 2016).

Os fármacos **bloqueadores ganglionares** atuam nos receptores nicotínicos dos gânglios autônomos parassimpático e simpático (como trimetafano, hexametônio e mecamilamina). Tais fármacos interferem nos impulsos nervosos do sistema nervoso autônomo, nos receptores nicotínicos, causando inúmeros efeitos adversos, o que limita a utilização clínica. Os bloqueadores ganglionares têm utilidade terapêutica em casos de emergência de crise hipertensiva e para produzir hipotensão controlada durante procedimentos cirúrgicos (BRUNTON; CHABNER; KNOLLMANN, 2016).

Aqui, serão abordados o mecanismo de ação, os efeitos farmacológicos, os usos terapêuticos, os efeitos adversos e as contraindicações dos fármacos **anticolinérgicos antimuscarínicos**.

Mecanismo de ação

Os fármacos anticolinérgicos antimuscarínicos bloqueiam os diferentes subtipos de receptores muscarínicos. Para compreender a ação farmacológica e o mecanismo de ação de tais fármacos, vale uma breve descrição dos subtipos e das respectivas localizações.

O subtipo de receptor M_1 está localizado em neurônios do SNC, corpos de células pós-ganglionares autônomas e muitos sítios pré-sinápticos. Os receptores M_2 estão situados no miocárdio, órgãos com músculos lisos e alguns sítios neuronais. Os receptores M_3 são mais comuns nas membranas de células efetoras, em especial células glandulares e de músculos lisos. Já os receptores M_4 e M_5 são menos proeminentes e parecem desempenhar uma função mais significativa no SNC do que na periferia (KATZUNG; TREVOR, 2017).

O Quadro 5 apresenta os efeitos farmacológicos e o mecanismo de ação dos fármacos antimuscarínicos.

Quadro 5. Efeitos farmacológicos e mecanismo de ação dos fármacos antimuscarínicos

Órgão	Efeito	Mecanismo
Sistema nervoso central	Sedação, ação contra a cinetose, ação antiparkinsoniana, amnésia e delírio	Bloqueio dos receptores muscarínicos e subtipos desconhecidos
Olho	Cicloplegia e midríase	Bloqueio dos receptores M_3
Brônquios	Broncodilatação, particularmente na presença de constrição	Bloqueio dos receptores M_3
TGI	Relaxamento e alentecimento da peristalse	Bloqueio dos receptores M_1, M_3
Trato geniturinário	Relaxamento da parede da bexiga e aumento da capacidade vesical	Bloqueio dos receptores M_3
Coração	Bradicardia inicial, particularmente em doses baixas; a seguir, taquicardia	Taquicardia em razão do bloqueio dos receptores M_2 no coração
Vasos sanguíneos	Bloqueio da vasodilatação muscarínica, não manifesto, a não ser na presença de agonista muscarínico	Bloqueio dos receptores M3 no endotélio dos vasos
Glândulas	Acentuada redução da salivação, redução moderada do lacrimejamento, sudorese e a secreção gástrica é inibida com menos eficácia	Bloqueio dos receptores M_1 e M_3
Músculo esquelético	Nenhum	

Fonte: Adaptado de Panus et al. (2011, p. 56).

Usos terapêuticos

Os usos terapêuticos e as aplicações clinicamente úteis de fármacos anticolinérgicos incluem o tratamento da doença de Parkinson e a reversão do broncoespasmo. A aplicação ocular direta desses fármacos inibe a acomodação do olho e provoca dilatação das pupilas (PANUS et al., 2011; KATZUNG; TREVOR, 2017).

A escopolamina diminui a cinetose e pode ser aplicada na forma de disco transdérmico passivo. Essa classe de fármacos também diminui a hipertonicidade da bexiga, que resulta de lesão neural acima do arco reflexo da micção e pode ser usada para diminuir a urgência e aliviar a incontinência de estresse. A oxibutinina é clinicamente usada nessa aplicação e pode ser administrada na forma de disco transdérmico passivo. Raramente esses fármacos também são utilizados clinicamente na disfunção cardiovascular ou gastrointestinal e foram substituídos por outras classes de fármacos que apresentam menos efeitos adversos.

SNC: nas doses geralmente usadas, a atropina tem efeitos estimulantes mínimos sobre o SNC, em especial sobre os centros bulbares parassimpáticos, e um efeito sedativo mais lento, de duração mais longa, sobre o cérebro. A escopolamina tem efeitos centrais mais acentuados, produzindo sonolência quando administrada nas doses recomendadas e amnésia em indivíduos sensíveis. Em doses tóxicas, a escopolamina e, em menor grau, a atropina, podem causar excitação, agitação, alucinações e coma. Os tremores da doença de Parkinson são reduzidos pelos fármacos antimuscarínicos de ação central (como benzatropina).

Olho: a atropina e outros fármacos antimuscarínicos (como tropicamida) bloqueiam a ativação do receptor muscarínico no músculo constritor pupilar, resultando em ação dilatadora simpática e midríase. O segundo efeito ocular importante dos fármacos antimuscarínicos é o enfraquecimento da contração do músculo ciliar, ou cicloplegia. A cicloplegia resulta na perda da capacidade de acomodação e, assim, o olho não pode focalizar a visão para perto. Tanto midríase como cicloplegia são úteis em oftalmologia. São, também, potencialmente perigosas, pois o glaucoma agudo pode ser induzido em pacientes com um ângulo da câmara anterior estreitado. Um terceiro efeito ocular dos fármacos antimuscarínicos é a redução da secreção lacrimal. Alguns pacientes se queixam ocasionalmente de olhos secos ou "com areia" quando tomam doses grandes de fármacos antimuscarínicos.

Sistema cardiovascular: a atropina produz efeitos divergentes no sistema cardiovascular, dependendo da dose. Em doses baixas, o efeito predominante é a diminuição da frequência cardíaca enquanto dosagens mais altas de atropina causam aumento progressivo na frequência cardíaca.

TGI: a atropina e a escopolamina podem ser usadas como antiespasmódico para reduzir a atividade do TGI. Embora a motilidade gástrica seja reduzida, a produção de ácido clorídrico não é afetada de forma significativa. Portanto, a atropina não é eficaz no tratamento da úlcera péptica, mas a pirenzepina, um antagonista muscarínico M_1, reduz a secreção gástrica em doses que não antagonizam outros sistemas. Doses de atropina que reduzem os espasmos também diminuem a secreção salivar, a acomodação ocular e a micção.

Secreções: a atropina bloqueia os receptores muscarínicos nas glândulas salivares, produzindo xerostomia (secura da boca). As glândulas salivares são muito sensíveis à atropina. As glândulas sudoríparas e lacrimais são afetadas de modo similar.

Sistema respiratório: tanto os músculos lisos quanto as glândulas secretoras das vias respiratórias recebem inervação vagal e contêm receptores muscarínicos. Mesmo em indivíduos normais, a administração de atropina pode causar alguma broncodilatação e reduzir secreção. A eficácia dos fármacos antimuscarínicos não seletivos no tratamento da doença pulmonar obstrutiva crônica (DPOC) é limitada, porque o bloqueio de receptores M_2 autoinibidores nos nervos parassimpáticos pós-ganglionares pode se opor à broncodilatação causada por bloqueio de receptores M_3 nos músculos lisos das vias respiratórias. Não obstante, agentes antimuscarínicos seletivos para receptores M_3 são valiosos em alguns pacientes com asma e em muitos com DPOC. Fármacos antimuscarínicos são usados com frequência antes da administração de anestésicos inalantes para reduzir o acúmulo de secreções na traqueia e a possibilidade de laringospasmo (KATZUNG; TREVOR, 2017).

O Quadro 6 apresenta os principais usos terapêuticos de fármacos antimuscarínicos.

Quadro 6. Usos terapêuticos de fármacos antimuscarínicos

Sistema orgânico	Fármacos	Aplicação
SNC	Benztropina, triexifenidil e biperideno	Para o tratamento das manifestações da doença de Parkinson
Olho	Escopolamina	Para evitar ou reduzir a cinetose
	Atropina, homatropina, ciclopentolato e tropicamida	Para produzir midríase e cicloplegia
Brônquios	Ipratrópio	Para reverter o broncoespasmo na asma e na doença pulmonar obstrutiva crônica
Trato gastrintestinal	Glicopirrolato, diciclomina e metescopolamina	Para reduzir a hipermotilidade transitória
Trato geniturinário	Oxibutinina, glicopirrolato, diciclomina e tolterodina	Para tratamento da cistite transitória, espasmos vesicais pós-operatórios ou incontinência

Fonte: Adaptado de Panus et al. (2011, p. 56).

Efeitos adversos e contraindicações dos fármacos colinérgicos e anticolinérgicos

Fármacos colinérgicos

Veremos a seguir os efeitos adversos e as contraindicações dos fármacos colinérgicos de ação direta e de ação indireta.

Colinérgicos de ação direta: o potencial tóxico dos fármacos colinérgicos de ação direta varia muito conforme sua absorção, seu acesso ao SNC e seu metabolismo. Esses efeitos incluem náuseas, vômitos, diarreia, urgência urinária, salivação, sudorese, vasodilatação cutânea e constrição brônquica, dificuldade de acomodação visual e hipotensão, que pode diminuir acentuadamente o fluxo sanguíneo coronário, especialmente se já está comprometido. Todos os efeitos são bloqueados competitivamente por atropina e seus congêneres.

A maioria das contraindicações, das precauções e dos efeitos adversos é consequência previsível da estimulação dos receptores muscarínicos. Assim, contraindicações importantes ao uso dos agonistas muscarínicos incluem asma crônica, doença pulmonar obstrutiva, obstrução urinária ou do TGI, doença ácido-péptica, doença cardiovascular acompanhada de bradicardia, hipotensão e hipertireoidismo. Essas contraindicações e esses efeitos adversos em geral têm pouca importância na administração tópica para uso oftálmico.

Colinérgicos de ação indireta (inibidores da colinesterase): os efeitos tóxicos agudos dos inibidores da colinesterase, como aqueles dos agentes de ação direta, são extensões diretas de suas ações farmacológicas, como salivação, rubor, redução da pressão arterial, náusea, dor abdominal, diarreia e broncoespasmo. Porém, a principal fonte de intoxicações com inibidores da AChE é o uso de pesticidas na agricultura e no lar. Em caso de intoxicação com pesticidas, a intoxicação aguda deve ser reconhecida e tratada de imediato. Os sinais iniciais são aqueles do excesso muscarínico: miose, salivação, sudorese, constrição brônquica, vômitos e diarreia. De modo geral, há rápido envolvimento do SNC (comprometimento cognitivo, convulsões e coma), acompanhado por efeitos nicotínicos periféricos, especialmente bloqueio neuromuscular despolarizante. O tratamento sempre inclui: (1) manutenção dos sinais vitais; (2) descontaminação para prevenir absorção adicional (isso pode requerer remoção de toda a roupa e lavagem da pele, em casos de exposição a pós e aerossóis); e (3) administrar atropina por via parenteral em altas doses, dada com a frequência necessária ao controle dos sinais de excesso muscarínico. É comum a terapia também incluir pralidoxima e administração de benzodiazepínicos para as convulsões.

Fármacos anticolinérgicos

O tratamento com atropina ou seus congêneres quase sempre induz efeitos indesejáveis em outros sistemas. Assim, midríase e cicloplegia são efeitos colaterais quando um agente antimuscarínico é usado para reduzir secreção ou motilidade gastrointestinal, embora sejam efeitos terapêuticos quando o fármaco é utilizado em oftalmologia. Em concentrações mais altas, a atropina causa bloqueio de todas as funções parassimpáticas. O envenenamento por atropina tem ocorrido como resultado de tentativa de suicídio, mas a maioria dos casos deve-se a tentativas de induzir alucinações. Os indivíduos intoxicados manifestam boca seca, midríase, taquicardia, pele quente e ruborizada, agitação e delírio por cerca de uma semana (KATZUNG; TREVOR, 2017).

As contraindicações ao uso de fármacos antimuscarínicos são relativas, não absolutas. Os fármacos antimuscarínicos são contraindicados em pacientes com glaucoma, sobretudo no glaucoma de ângulo fechado. Em homens idosos, os fármacos antimuscarínicos devem ser usados sempre com cautela e evitados naqueles com história de hiperplasia prostática. Como tornam mais lento o esvaziamento gástrico, os fármacos antimuscarínicos podem aumentar os sintomas em pacientes com úlcera gástrica. Agentes antimuscarínicos não seletivos nunca devem ser usados no tratamento de doença ácido-péptica.

> **Fique atento**
>
> Os fármacos antimuscarínicos podem causar sérios efeitos adversos e a toxicidade pode ser identificada por meio do tradicional ditado mnemônico: "Seco como um osso, vermelho como uma beterraba e louco como um chapeleiro". Essa descrição reflete tanto os efeitos antimuscarínicos previsíveis quanto algumas ações imprevisíveis. A resposta "seco como um osso" resulta da inibição da sudorese, da ativação e do lacrimejamento. Os pacientes medicados com esses fármacos e envolvidos em atividades aeróbicas podem sofrer hipertermia. Esse efeito resulta do antagonismo das glândulas sudoríparas écrinas termorreguladoras por esses fármacos. A taquicardia moderada também é comum, enquanto as arritmias constituem um evento muito menos frequente, porém potencialmente fatal. Ocorre dilatação dos vasos sanguíneos cutâneos com doses tóxicas, explicando a descrição de "vermelho como uma beterraba". Por fim, na população geriátrica, esses fármacos podem exacerbar o glaucoma de ângulo fechado agudo e a retenção urinária, particularmente nos homens com hiperplasia prostática. No SNC, a sedação, a amnésia e o delírio com alucinações contribuem para a descrição de "louco como um chapeleiro" (PANUS et al., 2011).

Exercícios

1. Na neurotransmissão colinérgica, a ACh liberada das vesículas difunde-se por meio do espaço sináptico e liga-se a receptores pós-sinápticos na célula-alvo (nicotínicos ou muscarínicos), sendo que a ligação ao receptor leva a uma resposta fisiológica. Qual dos seguintes efeitos fisiológicos é decorrente de ativação de um agonista muscarínico?
   a) Diminuição da frequência cardíaca (bradicardia).
   b) Aumento da pressão arterial.
   c) Dilatação da pupila (midríase).
   d) Diminuição da frequência de micção.
   e) Constipação intestinal.

2. Dona Maria, de 54 anos, ultimamente tem percebido que está com dificuldade de enxergar, principalmente quando vai ler a sua revista de culinária, então, procura um oftalmologista. O oftalmologista instila um colírio nos seus olhos, pois deseja dilatar a pupila para exame de fundo de olho. Qual dos seguintes fármacos, ou classe de fármacos, é utilizado para a realização de exame de fundo de olhos?
   a) Agonista do receptor muscarínico.
   b) Antagonista do receptor muscarínico.
   c) Acetilcolina.
   d) Pilocarpina.
   e) Neostigmina.

3. A irradiação da cabeça em pacientes com câncer pode diminuir a secreção salivar e causar boca seca (xerostomia). Qual dos seguintes fármacos é útil, teoricamente, para melhorar a secreção de saliva nesses pacientes?
   a) Atropina.
   b) Escopolamina.
   c) Pilocarpina.
   d) Benztropina.
   e) Pirenzepina.

4. Dona Marta, uma professora de 44 anos, procurou auxílio médico porque nos últimos meses tem apresentado fraqueza e fadiga dos músculos esqueléticos. Sob avaliação de suspeita de *myasthenia gravis*, qual dos fármacos é usado clinicamente para fins de diagnóstico desta?
   a) Donezepila.
   b) Atropina.
   c) Ecotiofato.
   d) Edrofônio.
   e) Neostigmina.

5. Neostigmina e piridostigmina são colinérgicos indiretos, inibidores da AChE. Eles desencadeiam respostas farmacológicas semelhantes às induzidas pela ACh, porém também apresentam efeitos adversos semelhantes. Quais os principais efeitos adversos dos fármacos anticolinesterásicos?
   a) Bradicardia, midríase e xerostomia.
   b) Bradicardia, miose e salivação.
   c) Hipertensão, miose e salivação.
   d) Broncoespasmo, salivação e taquicardia.
   e) Broncodilatação, salivação e hipotensão.

Referências

BRUNTON, L. L.; CHABNER, B. A.; KNOLLMANN, B. C. *As bases farmacológicas da terapêutica de Goodman & Gilman*. 12. ed. Porto Alegre: AMGH, 2016.

KATZUNG, B. G.; TREVOR, A. J. *Farmacologia básica e clínica*. 13. ed. Porto Alegre: AMGH, 2017. (Lange).

PANUS, P. C. et al. *Farmacologia para fisioterapeutas*. Porto Alegre: AMGH, 2011.

WHALEN, K.; FINKEL, R.; PANAVELLI, T. A. *Farmacologia ilustrada*. 6. ed. Porto Alegre: Artmed, 2016.

Leituras recomendadas

FUCHS, F. D.; WANNMACHER, L. *Farmacologia clínica*: fundamentos da terapêutica racional. 5. ed. Rio de Janeiro: Guanabara Koogan, 2017.

LÜLLMANN, H.; MOHR, K.; HEIN, L. *Farmacologia*: texto e atlas. 7. ed. Porto Alegre: Artmed, 2017.

SILVA, P. *Farmacologia*. 8. ed. Rio de Janeiro: Guanabara Koogan, 2010.

SILVERTHORN, D. U. *Fisiologia humana*: uma abordagem integrada. 7. ed. Porto Alegre: Artmed, 2017.

Bloqueadores neuromusculares

Objetivos de aprendizagem

Ao final deste texto, você deve apresentar os seguintes aprendizados:

- Diferenciar o mecanismo de ação dos bloqueadores da junção neuromuscular despolarizantes e não despolarizantes.
- Caracterizar os efeitos farmacológicos e os usos terapêuticos de fármacos bloqueadores neuromusculares.
- Relacionar os efeitos adversos e as contraindicações de fármacos bloqueadores neuromusculares.

Introdução

Os fármacos bloqueadores neuromusculares (BNMs) bloqueiam a transmissão colinérgica entre o terminal nervoso motor e o receptor nicotínico no músculo esquelético. Os fármacos que bloqueiam a junção neuromuscular (JNM) no receptor nicotínico pós-sináptico são clinicamente úteis para produzir relaxamento muscular como auxiliares nas cirurgias de grande porte.

Tais fármacos apresentam estrutura química similar à da acetilcolina (ACh) e atuam como antagonistas (tipo não despolarizante) ou como agonistas (tipo despolarizante) nos receptores da placa motora da JNM (WHALEN; FINKEL; PANAVELLI, 2016).

Neste capítulo, vamos abordar o mecanismo de ação dos bloqueadores da JNM, diferenciando os despolarizantes dos não despolarizantes, os seus efeitos farmacológicos e os efeitos adversos e as contraindicações de fármacos BNMs.

Mecanismos de ação dos bloqueadores da junção neuromuscular

A contração do músculo esquelético é produzida por sinalização mediada por receptores nicotínicos pós-sinápticos na placa motora. A ativação do receptor nicotínico determina a abertura dos canais, com influxo subsequente de Na^+ e efluxo de K^+ (potencial da placa motora). Esse potencial da placa motora resulta em despolarização muscular adjacente e propagação ao longo de toda a fibra muscular (BRUNTON; CHABNER; KNOLLMANN, 2016). Os agentes BNMs são aminas quaternárias hidrofílicas relacionadas com a ACh (Figura 1).

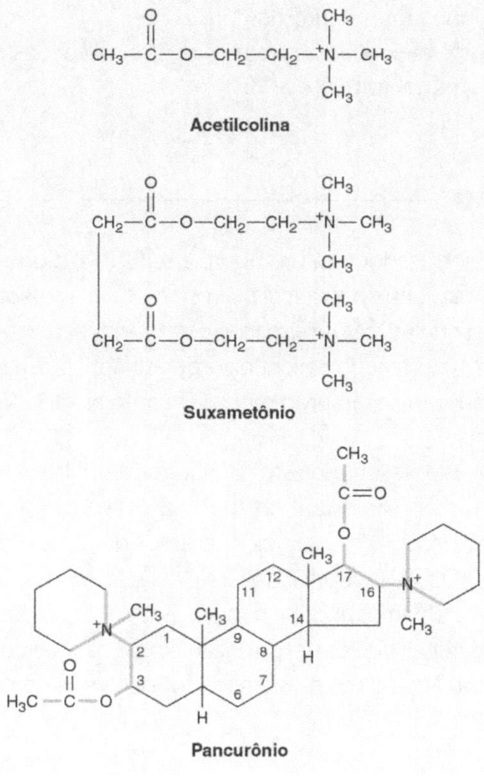

Figura 1. Semelhança estrutural do suxametônio, um agente despolarizante, e do pancurônio, um agente não despolarizante, com a ACh, o transmissor neuromuscular.
Fonte: Katzung e Trevor (2017, p. 457).

Bloqueadores não despolarizantes

O primeiro fármaco conhecido capaz de bloquear a JNM foi o curare. Posteriormente, se deu o desenvolvimento da tubocurarina, mas que, em razão dos efeitos adversos, foi substituída por outros fármacos com menos efeitos adversos, tais como **atracúrio**, **cisatracúrio**, **pancurônio**, **rocurônio** e **vecurônio** (BRUNTON; CHABNER; KNOLLMANN, 2016).

Mecanismo de ação

Os fármacos não despolarizantes bloqueiam competitivamente a ACh nos receptores nicotínicos (Figura 2), isto é, eles competem com a ACh pelo receptor, sem estimulá-lo. Assim, esses fármacos impedem a despolarização da membrana da célula muscular e inibem a contração muscular.

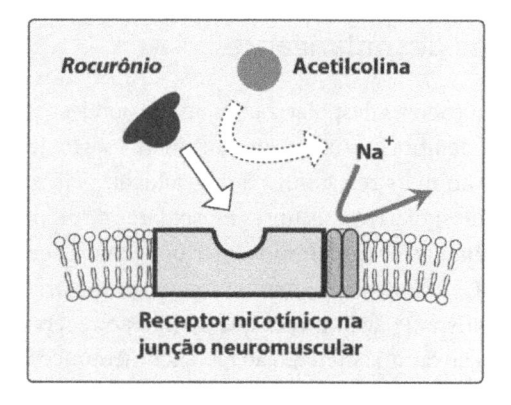

Figura 2. Mecanismo de ação dos fármacos BNMs competitivos.
Fonte: Whalen, Finkel e Panavelil (2016, p. 70).

> **Fique atento**
>
> Quando administrados em doses baixas, a ação competitiva dos bloqueadores não despolarizantes pode ser superada pela administração de inibidores da colinesterase, como neostigmina e edrofônio, que aumentam a concentração de ACh na JNM. Os anestesiologistas empregam essa estratégia para diminuir a duração do bloqueio neuromuscular. Além disso, em dosagens baixas, os músculos respondem em graus variados à estimulação elétrica direta de um estimulador periférico, permitindo monitorar a extensão do bloqueio neuromuscular.
> Por outro lado, quando usados em doses elevadas, os bloqueadores não despolarizantes podem bloquear os canais iônicos na placa motora. Isso leva a um enfraquecimento adicional na transmissão neuromuscular, reduzindo, assim, a possibilidade de os inibidores da colinesterase reverterem a ação dos bloqueadores não despolarizantes. Com o bloqueio completo, o músculo não responde à estimulação elétrica direta (WHALEN; FINKEL; PANAVELLI, 2016).

Bloqueadores despolarizantes

Os fármacos bloqueadores despolarizantes atuam por despolarização da membrana plasmática da fibra muscular, similarmente à ação da ACh. Entretanto, esses fármacos são mais resistentes à degradação pela acetilcolinesterase (AChE) e, assim, despolarizam as fibras musculares de modo mais persistente.

A **succinilcolina**, ou **suxametônio** (em acordo com a denominação comum internacional [DCI]), único relaxante muscular despolarizante usado atualmente, é um agonista de ação direta que se liga ao receptor nicotínico pós-sináptico. A ligação do suxametônio ao receptor nicotínico resulta na abertura dos canais na placa motora e em despolarização inicial, semelhante à induzida pela ACh, porém com tempo de ação mais prolongado. Essa despolarização propaga-se para as membranas adjacentes, causando contração das fibras musculares circundantes (BRUNTON; CHABNER; KNOLLMANN, 2016).

Mecanismo de ação

O BNM despolarizante (suxametônio) se liga ao receptor nicotínico e atua como a ACh, despolarizando a JNM (Figura 3). Diferentemente da ACh, que é destruída instantaneamente pela AChE, o fármaco despolarizante persiste em concentração elevada na fenda sináptica, permanecendo fixado ao receptor por um tempo maior e causando uma estimulação constante do receptor.

FASE I
A membrana despolariza, resultando em uma descarga inicial que produz fasciculações transitórias seguidas de paralisia flácida

Succinilcolina

Na⁺

Receptor nicotínico na junção neuromuscular

Despolarizado

FASE II
A membrana repolariza, mas o receptor é dessensibilizado aos efeitos da acetilcolina

Succinilcolina

Repolarizado

Figura 3. Mecanismo de ação dos BNMs despolarizantes.
Fonte: Whalen, Finkel e Panavelil (2016, p. 73).

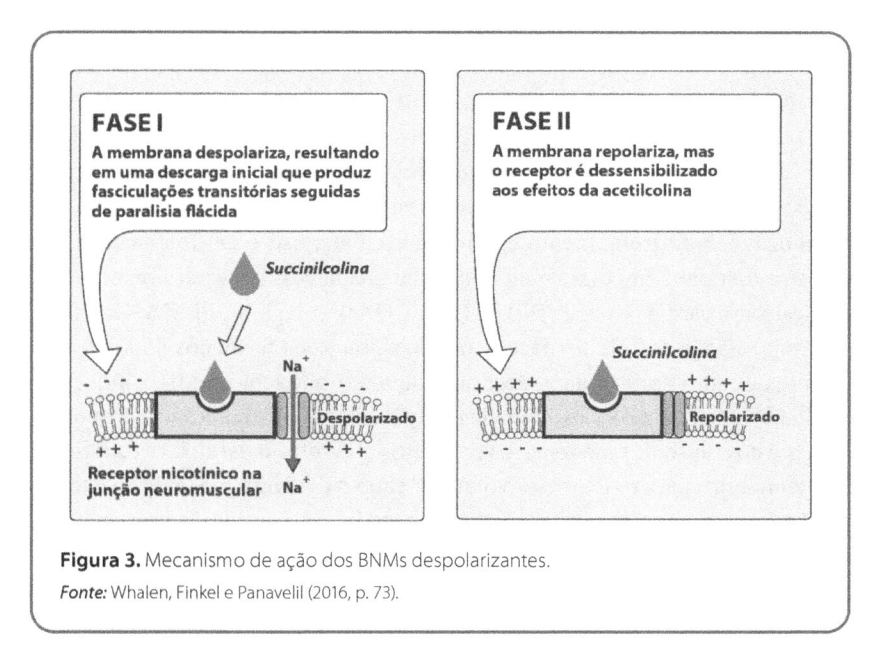

Inicialmente, o fármaco despolarizante causa a abertura do canal de sódio associado ao receptor nicotínico, o que resulta na despolarização do receptor (**fase I**). Isso leva a pulsos contráteis transitórios do músculo (fasciculações). A ligação persistente torna o receptor incapaz de transmitir impulsos adicionais. Com o tempo, a despolarização contínua dá origem a uma repolarização gradual quando o canal de sódio se fecha ou é bloqueado. Isso causa resistência à despolarização (**fase II**) e paralisia flácida (WHALEN; FINKEL; PANAVELLI, 2016).

Efeitos e uso de fármacos bloqueadores neuromusculares

Os fármacos BNMs são úteis clinicamente durante cirurgias para facilitar a intubação endotraqueal e oferecer relaxamento muscular completo em doses anestésicas baixas, permitindo recuperação mais rápida da anestesia e diminuindo a depressão respiratória pós-cirúrgica. Vale ressaltar que os fármacos BNMs aumentaram significativamente a segurança da anestesia, pois passou a ser necessário menos anestésico para obter relaxamento muscular, permitindo ao paciente se recuperar mais rápido e completamente após a cirurgia (WHALEN; FINKEL; PANAVELLI, 2016).

Os fármacos BNMs são administrados por via parenteral, quase sempre intravenosos. Por serem fármacos potencialmente perigosos, devem ser administrados aos pacientes apenas por anestesiologistas e outros médicos que tenham recebido treinamento extensivo com seu uso e em instalações nas quais se disponha imediatamente dos recursos necessários para reanimação respiratória e cardiovascular (BRUNTON; CHABNER; KNOLLMANN, 2016).

Com relação aos efeitos farmacológicos, tanto os fármacos não despolarizantes quanto os fármacos despolarizantes produzem paralisia muscular flácida. A sequência de sensibilidade dos músculos aos fármacos não despolarizantes é dos músculos menores (os primeiros que sofrem paralisia e os últimos a se recuperar) para os de maior volume, sendo o diafragma o mais resistente.

Para o suxametônio, a paralisia aparece inicialmente nas pernas e nos braços, seguida de paralisia da musculatura axial e, por último, os músculos respiratórios são paralisados. O suxametônio inicialmente provoca breves fasciculações no músculo, causando dor muscular, que pode ser evitada com administração prévia de pequena dose de BNM não despolarizante, antes da administração do suxametônio. Em geral, a duração da ação do suxametônio é extremamente curta, em razão da rápida hidrólise pela pseudocolinesterase. No entanto, o suxametônio que atinge a JNM não é biotransformado pela AChE, permitindo que o fármaco se ligue aos receptores nicotínicos (PANUS et al., 2011).

Usos terapêuticos

Antes da introdução dos fármacos BNMs, o relaxamento profundo do músculo esquelético para operações intracavitárias só podia ser obtido pela produção de níveis de anestesia volátil (inalatórios) profundos o suficiente para provocarem efeitos depressores sobre os sistemas cardiovascular e respiratório. O uso adjuvante de fármacos BNMs tornou possível a obtenção de um relaxamento muscular adequado para todos os tipos de procedimentos cirúrgicos, sem os efeitos depressores cardiorrespiratórios produzidos pela anestesia profunda (KATZUNG; TREVOR, 2017).

Os bloqueadores não despolarizantes são usados com frequência nas cirurgias de grande porte para produzir relaxamento durante todo o procedimento. Também podem ser empregados na unidade de terapia intensiva para evitar complicações respiratórias quando os pacientes estão com ventilação mecânica. O tempo de início e a duração de ação variam de acordo com cada fármaco.

Em razão do rápido início de ação, o suxametônio é útil quando é necessária a intubação endotraqueal rápida durante a indução da anestesia. Ele também é usado durante tratamento com choque eletroconvulsivo.

Vejamos agora alguns usos clínicos dos BNMs (KATZUNG; TREVOR, 2017):

a) **Relaxamento cirúrgico:** uma das aplicações mais importantes dos BNMs consiste em facilitar a cirurgia intracavitária, particularmente nos procedimentos intra-abdominais e intratorácicos.
b) **Intubação traqueal:** no relaxamento dos músculos da faringe e da laringe, os fármacos BNMs facilitam a laringoscopia e a colocação de tubo endotraqueal. A colocação de um tubo endotraqueal assegura uma via respiratória adequada e minimiza o risco de aspiração pulmonar durante a anestesia geral.
c) **Controle da ventilação:** em pacientes em estado crítico e que apresentam insuficiência ventilatória de várias causas (por exemplo, broncospasmo grave, pneumonia, doença obstrutiva crônica das vias respiratórias), pode ser necessário controlar a ventilação para proporcionar uma troca gasosa adequada e impedir a ocorrência de atelectasia. Na UTI, os fármacos BNMs são frequentemente administrados para reduzir a resistência da parede torácica (ou seja, para melhorar a complacência torácica), diminuir a utilização de oxigênio e melhorar a sincronia da ventilação mecânica.
d) **Tratamento das convulsões:** em determinados quadros clínicos, são utilizados fármacos BNMs (suxametônio) para atenuar as manifestações periféricas (motoras) das convulsões associadas ao estado de mal epiléptico, à toxicidade dos anestésicos locais ou à eletroconvulsoterapia. Embora essa abordagem seja efetiva na eliminação das manifestações musculares das crises convulsivas, não tem nenhum efeito sobre os processos centrais, visto que os fármacos BNMs não atravessam a barreira hematoencefálica (KATZUNG; TREVOR, 2017).

Efeitos adversos e contraindicações de fármacos bloqueadores neuromusculares

Com relação aos efeitos adversos, os **bloqueadores não despolarizantes** podem ter efeitos cardiovasculares e, também, pode ocorrer hipotensão em consequência da liberação generalizada da histamina. Adicionalmente, a disfunção cardíaca também é possível, em razão dos efeitos desses fármacos sobre os gânglios autônomos nos receptores muscarínicos cardíacos. Ocorre paralisia respiratória como resultado direto da inibição dos músculos intercostais e do diafragma (PANUS et al., 2011).

O vecurônio, o cisatracúrio e o rocurônio exercem efeitos cardiovasculares mínimos ou nenhum efeito. Os outros relaxantes musculares não despolarizantes (por exemplo, pancurônio e atracúrio) produzem efeitos cardiovasculares, que são mediados por receptores autônomos ou de histamina. A tubocurarina e, em menor grau, o atracúrio podem produzir hipotensão, em consequência da liberação sistêmica de histamina, e, com a administração de doses maiores, pode ocorrer bloqueio ganglionar com a tubocurarina. Nesses casos, a pré-medicação com um agente anti-histamínico atenua a hipotensão induzida pela tubocurarina (KATZUNG; TREVOR, 2017).

O pancurônio provoca aumento moderado da frequência cardíaca e aumento menor do débito cardíaco, com pouca ou nenhuma alteração na resistência vascular sistêmica. Embora a taquicardia induzida pelo pancurônio seja causada principalmente por uma ação vagolítica, a liberação de norepinefrina das terminações nervosas adrenérgicas e o bloqueio da captação neuronal da norepinefrina podem constituir mecanismos secundários. O broncospasmo pode ser produzido por BNMs que liberam histamina (como atracúrio), porém, a inserção de um tubo endotraqueal constitui a causa mais comum de broncospasmo após a indução da anestesia geral (KATZUNG; TREVOR, 2017).

Já em relação aos **bloqueadores despolarizantes**, a administração de suxametônio pode causar apneia em razão da paralisia do diafragma, em particular em pacientes deficientes de colinesterase plasmática ou que têm uma forma atípica da enzima. A liberação rápida de potássio pode contribuir também para prolongar a apneia em pacientes com desequilíbrios eletrolíticos que recebem esse fármaco.

O suxametônio pode provocar **arritmias cardíacas**, particularmente quando administrado durante a anestesia com halotano. O fármaco estimula os receptores colinérgicos autônomos, inclusive os receptores nicotínicos nos gânglios tanto simpáticos quanto parassimpáticos e os receptores muscarínicos no coração (por exemplo, nodo sinusal). As respostas inotrópicas e cronotrópicas negativas ao suxametônio podem ser atenuadas pela administração de um agente anticolinérgico (por exemplo, glicopirrolato e atropina). Com grandes doses de suxametônio, podem ser observados efeitos inotrópicos e cronotrópicos positivos. Por outro lado, a bradicardia tem sido observada repetidamente quando se administra uma segunda dose de suxametônio em menos de cinco minutos após a dose inicial. Essa bradicardia transitória pode ser evitada pela administração de tiopental, atropina, bloqueadores ganglionares e até mesmo pelo pré-tratamento com uma pequena dose de relaxante muscular não despolarizante (por exemplo, rocurônio). Os efeitos diretos sobre o miocárdio, o aumento da estimulação muscarínica e a estimulação ganglionar contribuem para essa resposta de bradicardia (KATZUNG; TREVOR, 2017).

O suxametônio deve ser usado com cautela ou mesmo evitados em pacientes com desequilíbrios eletrolíticos sob tratamento com digoxina ou diuréticos, como em pacientes com insuficiência cardíaca. Esse fármaco pode causar **hiperpotassemia,** pois aumenta a liberação de potássio das reservas intracelulares. Isso é particularmente perigoso em pacientes queimados ou com lesão tecidual extensa, nos quais o potássio é perdido rapidamente pelas células.

Em pacientes com massa muscular muito desenvolvida, as fasciculações associadas ao suxametônio podem causar **aumento da pressão intragástrica**, aumentando o risco de regurgitação e aspiração do conteúdo gástrico. Essa complicação tende a ocorrer em pacientes com esvaziamento gástrico tardio (por exemplo, pacientes com diabetes), lesão traumática (p. ex., caso de emergência), disfunção esofágica e obesidade mórbida. Podem ocorrer vômitos em consequência do aumento da pressão intragástrica (KATZUNG; TREVOR, 2017).

A administração de suxametônio pode estar associada ao rápido início de aumento da **pressão intraocular** (< 60 segundos), que alcança um máximo dentro de dois a quatro minutos, com declínio depois de cinco minutos. O mecanismo pode envolver a contração tônica das miofibrilas ou a dilatação transitória dos vasos (KATZUNG; TREVOR, 2017). Também pode ocorre **dor muscular**. De fato, as mialgias constituem uma queixa pós-operatória comum em pacientes com massa muscular muito desenvolvida, bem como naqueles que recebem grandes doses (> 1,5 mg/kg) de suxametônio. É difícil estabelecer a verdadeira incidência das mialgias relacionadas com fasciculações musculares, em razão de fatores que produzem confusão, inclusive a técnica anestésica, o tipo de cirurgia e o posicionamento do paciente durante a operação. Todavia, foi relatado que a incidência de mialgias varia de menos de 1 a 20%. Ocorrem com mais frequência em pacientes ambulatoriais do que em pacientes acamados. Acredita-se que a dor seja secundária às contrações dessincronizadas das fibras musculares adjacentes imediatamente antes do início da paralisia. Todavia, existem controvérsias quanto ao fato de a incidência da dor muscular após a administração de suxametônio ser realmente maior do que após o uso de relaxantes musculares não despolarizantes, quando são considerados outros fatores potencialmente confusos (KATZUNG; TREVOR, 2017).

O suxametônio potencialmente pode induzir **hipertermia maligna** em pacientes suscetíveis. A hipertermia maligna é um distúrbio genético autossômico dominante raro do músculo esquelético, que ocorre em certos indivíduos aos quais se administram anestésicos gerais com suxametônio.

Exercícios

1. Dona Maria, de 67 anos, recebeu um BNM antes de um procedimento cirúrgico para produzir paralisia muscular esquelética. Esse BNM causou fasciculações nos músculos esqueléticos antes do início da paralisia. O efeito desse BNM não pode ser revertido com a neostigmina. Qual dos seguintes BNMs foi, provavelmente, administrado à paciente?
   a) Cisatracúrio.
   b) Suxametônio.
   c) Atracúrio.
   d) Tubocurarina.
   e) Pancurônio.

2. Os fármacos BNMs são úteis clinicamente durante cirurgias para facilitar a intubação endotraqueal e oferecer relaxamento muscular completo em doses anestésicas baixas, permitindo recuperação mais rápida da anestesia e diminuindo a depressão respiratória pós-cirúrgica. Qual das seguintes afirmativas é correta com relação aos BNMs?
   a) Os BNMs não despolarizantes são administrados por via oral.
   b) Os inibidores da colinesterase diminuem os efeitos dos BNMs não despolarizantes.
   c) Os inibidores da colinesterase aumentam os efeitos dos BNMs não despolarizantes.
   d) Os BNMs não despolarizantes afetam primeiramente o músculo diafragma.
   e) Os efeitos dos BNMs despolarizantes podem ser revertidos usando inibidores da colinesterase.

3. Max, um tenista de 23 anos de idade, é submetido a uma cirurgia para a correção de hérnia, com utilização de anestésico inalatório e BNM. O anestesista avisa aos familiares que o paciente poderá apresentar sintomas indesejados em razão da medicação. Quais dos efeitos adversos a seguir estão relacionados aos BNMs?
   a) Hipopotassemia, mialgia e hipotermia.
   b) Hiperpotassemia, hipotermia e diminuição da pressão intraocular.
   c) Mialgia, hiperpotassemia e hipertermia.
   d) Diminuição da pressão intraocular, mialgia e hipotermia.
   e) Hipertermia, aumento da pressão intraocular e hipopotassemia.

4. A utilização de suxametônio como adjuvante da anestesia

geral durante a cirurgia baseia-se na sua capacidade de:
a) ativar a enzima AChE.
b) aumentar a liberação da ACh de gânglios autônomos.
c) aumentar a liberação de histamina dos mastócitos.
d) inibir a enzima AChE.
e) ligar-se ao receptor nicotínico na placa motora.

5. Com relação ao mecanismo de ação, a exposição contínua de placas terminais musculares ao suxametônio resulta em:
a) conversão em canais iônicos.
b) aumento da sensibilidade à ACh.
c) regeneração de receptores da ACh.
d) repolarização da placa motora.
e) despolarização da placa motora.

Referências

BRUNTON, L. L.; CHABNER, B. A.; KNOLLMANN, B. C. *As bases farmacológicas da terapêutica de Goodman & Gilman.* 12. ed. Porto Alegre: AMGH, 2016.

KATZUNG, B. G.; TREVOR, A. J. *Farmacologia básica e clínica.* 13. ed. Porto Alegre: AMGH, 2017. (Lange).

PANUS, P. C. et al. *Farmacologia para fisioterapeutas.* Porto Alegre: AMGH, 2011.

WHALEN, K.; FINKEL, R.; PANAVELLI, T. A. *Farmacologia ilustrada.* 6. ed. Porto Alegre: Artmed, 2016.

Leituras recomendadas

FUCHS, F. D.; WANNMACHER, L. *Farmacologia clínica*: fundamentos da terapêutica racional. 5. ed. Rio de Janeiro: Guanabara Koogan, 2017.

LÜLLMANN, H.; MOHR, K.; HEIN, L. *Farmacologia*: texto e atlas. 7. ed. Porto Alegre: Artmed, 2017.

SILVA, P. *Farmacologia.* 8. ed. Rio de Janeiro: Guanabara Koogan, 2010.

UNIDADE 4

Introdução à farmacologia do sistema nervoso central

Objetivos de aprendizagem

Ao final deste texto, você deve apresentar os seguintes aprendizados:

- Caracterizar os tipos de receptores dos neurotransmissores no sistema nervoso central.
- Identificar os neurotransmissores e as funções fisiológicas dos neurotransmissores que são liberados pelas sinapses neuronais no sistema nervoso central.
- Listar classes farmacológicas de medicamentos que atuam no sistema nervoso central.

Introdução

Neurotransmissores inibitórios (ácido gama-aminobutírico [GABA] e glicina), neurotransmissores excitatórios (glutamato e aspartato), dopamina, serotonina, acetilcolina, norepinefrina, entre outros, regulam uma série diversificada de processos comportamentais, incluindo sono, aprendizagem, memória e sensação da dor. Tais neurotransmissores também estão implicados em diversos processos patológicos, como epilepsia, ansiedade, depressão e neurotoxicidade, e alguns pesquisadores postulam a participação da neurotransmissão glutamatérgica desordenada na etiologia de doenças neurodegenerativas crônicas e da esquizofrenia (BRUNTON; CHABNER; KNOLLMANN, 2016).

Nesse contexto, é extremamente importante compreender as bases celulares e moleculares das funções complexas e variadas do cérebro humano, pois em razão da complexidade, um fármaco que atua no sistema nervoso central (SNC) pode agir em vários locais com efeitos distintos e até mesmo opostos. Além disso, muitos distúrbios do SNC envolvem várias vias e regiões do cérebro, tornando-se necessário, em algumas situações, usar mais de um agente terapêutico.

Para uma melhor compreensão dos efeitos de um fármaco sobre o SNC, neste capítulo serão abordados os aspectos gerais da neurofarmacologia, incluindo a descrição, os modos de ação e os efeitos fisiológicos dos principais neurotransmissores, bem como as classes farmacológicas de medicamentos que atuam no SNC.

Tipos de receptores dos neurotransmissores no sistema nervoso central

Para uma melhor compreensão dos efeitos de um fármaco sobre o SNC, primeiramente vamos abordar uma breve introdução à organização funcional do SNC

Organização do sistema nervoso central

O SNC é constituído pelo encéfalo e pela medula espinal e é responsável pela integração da informação sensorial e pela geração de saída motora e outros comportamentos necessários para interagir, com sucesso, com o ambiente, aprimorando a sobrevivência da espécie.

O cérebro humano contém cerca de 100 bilhões de neurônios interconectados, circundados por diversas células gliais de sustentação, que regulam tanto suas próprias atividades quanto as atividades um do outro de maneira dinâmica, geralmente por meio de neurotransmissão química (BRUNTON; CHABNER; KNOLLMANN, 2016; KATZUNG; TREVOR, 2017).

Os **neurônios** são células eletricamente excitáveis, que processam e transmitem a informação por meio de um processo eletroquímico. Existem muitos tipos de neurônios no SNC, que são classificados de acordo com a sua função, com base na sua localização e de acordo com o neurotransmissor que eles liberam. O neurônio típico tem um corpo celular (ou soma) e prolongamentos especializados, denominados **dendritos** e **axônios** (Figura 1). Os **dendritos**, que formam "árvores" dendríticas complexas e altamente ramificadas, recebem e integram a informação proveniente de outros neurônios e a conduzem para o corpo celular. O **axônio** transporta o sinal de saída do corpo celular de um neurônio, algumas vezes, por longas distâncias. A terminação axônica estabelece contato com outros neurônios em junções especializadas, denominadas **sinapses**, em que substâncias químicas neurotransmissoras são liberadas para interagir com receptores presentes em outros neurônios.

Além dos neurônios, existe um grande número de células de sustentação não neuronais, denominadas **neuróglia** ou **glia**, que desempenham uma variedade de funções essenciais no SNC. Os **astrócitos**, que são as células gliais mais abundantes no cérebro, desempenham funções de sustentação homeostáticas, incluindo o fornecimento de nutrientes metabólicos aos neurônios e a manutenção de concentrações de íons extracelulares. Além disso, os prolongamentos dos astrócitos estão estreitamente associados às sinapses neuronais, em que estão envolvidos na remoção e reciclagem de neurotransmissores após a sua liberação e desempenham funções cada vez mais reconhecidas na regulação da neurotransmissão. Os **oligodendrócitos** são células que envolvem os axônios de neurônios de projeção no SNC, formando a bainha de mielina (Figura 1). A lesão dos oligodendrócitos é observada na esclerose múltipla e, portanto, constitui um alvo para a descoberta de fármacos úteis para o tratamento dessa patologia. A micróglia é constituída por macrófagos especializados derivados da medula óssea, que são encontrados no SNC e que constituem o principal sistema de defesa imune no cérebro. Tais células estão ativamente envolvidas nos processos neuroinflamatórios de muitos distúrbios, incluindo doenças neurodegenerativas (BRUNTON; CHABNER; KNOLLMANN, 2016; KATZUNG; TREVOR, 2017).

Vejamos, ainda, a relação das principais regiões anatômicas do SNC com os sistemas neurotransmissores específicos, as funções fisiológicas e a correlação como alvo para a ação de fármacos que atuam no SNC.

As **regiões corticais** processam as informações provenientes das regiões sensoriais corticais primárias, gerando funções corticais mais complexas, como o pensamento abstrato, a memória e a consciência e também realizam a integração com o sistema nervoso autônomo e integram as funções somáticas e vegetativas, incluindo as que controlam os sistemas cardiovascular e gastrointestinal (BRUNTON; CHABNER; KNOLLMANN, 2016).

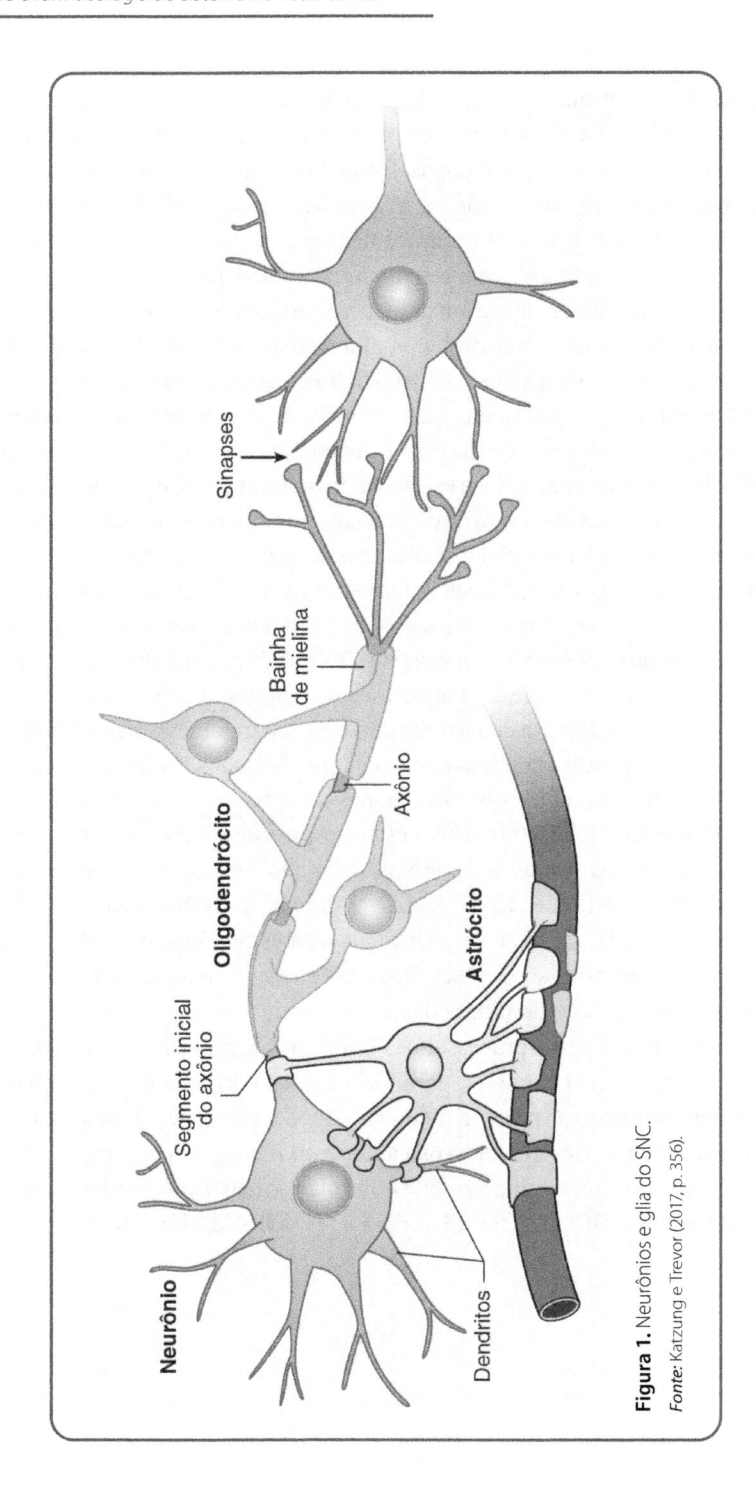

Figura 1. Neurônios e glia do SNC.
Fonte: Katzung e Trevor (2017, p. 356).

Sistema límbico é uma antiga designação usada para descrever um conjunto de regiões cerebrais (formação hipocampal, complexo amigdaloide, septo, núcleos olfatórios, gânglios basais e alguns núcleos do diencéfalo) agrupadas em torno das bordas subcorticais do cerne cerebral subjacente, às quais têm sido atribuídas várias funções emocionais e motivacionais complexas. Importante ressaltar que uma lesão do sistema extrapiramidal compromete a capacidade de iniciar movimentos voluntários e provoca distúrbios caracterizados por movimentos involuntários (por exemplo, tremores e rigidez da doença de Parkinson). De maneira semelhante, sabe-se que o hipocampo é crucial para a formação da memória recente, pois observou-se que essa função está suprimida nos pacientes com lesões bilaterais extensas do hipocampo. A memória também é afetada pela doença de Alzheimer, que destrói a estrutura intrínseca do hipocampo e também algumas áreas do córtex frontal (BRUNTON; CHABNER; KNOLLMANN, 2016).

Os **núcleos talâmicos** e os **gânglios da base** exercem controle regulador das funções viscerais. Em caso de lesão do corpo estriado ou de alguns circuitos específicos que terminam no estriado, o paciente desenvolve afagia e adipsia, além de inconsciência sensorial geral. O hipotálamo é a principal região integrativa para o sistema nervoso autônomo e regula a temperatura corporal, o equilíbrio hídrico, o metabolismo intermediário, a pressão arterial, os ciclos sexuais e circadianos, a secreção proveniente da adeno-hipófise, o sono e as emoções (BRUNTON; CHABNER; KNOLLMANN, 2016).

O **mesencéfalo**, a **ponte** e o **bulbo** conectam os hemisféricos cerebrais e o tálamo-hipotálamo à medula espinal. Essas "estruturas interligadas" do SNC contêm a maioria dos núcleos dos nervos cranianos, assim como os principais tratos aferentes e eferentes provenientes dos córtices e da medula espinal. Essas regiões contêm o sistema ativador reticular, uma região importante e ainda parcialmente caracterizada da região cinzenta que interliga eventos sensoriais e motores periféricos com os níveis mais altos da integração nervosa. Os principais neurônios cerebrais que contêm monoaminas estão localizados nesse sistema. Em conjunto, essas regiões constituem as pontes da integração central para a coordenação dos atos reflexos essenciais, como deglutição e vômitos, das funções envolvidas nos sistemas cardiovascular e respiratório, da regulação do sono, da vigília e do nível de excitação, bem como da coordenação dos movimentos oculares.

Com relação ao **cerebelo**, além de manter o tônus apropriado da musculatura antigravitacional e gerar retroalimentação contínua durante os movimentos voluntários do tronco e dos membros, o cerebelo também regula funções viscerais, como o controle da frequência cardíaca, de maneira a manter a pressão arterial apesar das mudanças de posição (BRUNTON; CHABNER; KNOLLMANN, 2016).

Tipos de receptores de neurotransmissores no sistema nervoso central

Em virtude de sua complexidade, os mecanismos pelos quais vários fármacos agem no SNC nem sempre foram claramente compreendidos. Entretanto, nas últimas décadas, foram realizados progressos notáveis na metodologia da farmacologia do SNC. Atualmente, é possível estudar a ação de um fármaco em neurônios individuais e até mesmo em receptores isolados dentro das sinapses. As informações obtidas a partir desses estudos constituem a base para vários avanços importantes nos estudos do SNC. Em primeiro lugar, é evidente que quase todos os fármacos com efeitos sobre o SNC atuam em receptores específicos, que modulam a transmissão sináptica. Embora alguns agentes, como os anestésicos gerais e o álcool, possam exercer ações inespecíficas nas membranas (exceções que não são totalmente aceitas), até mesmo essas ações não mediadas por receptores resultam em alterações demonstráveis na transmissão sináptica (KATZUNG; TREVOR, 2017).

Canais iônicos e receptores de neurotransmissores

As membranas dos neurônios contêm dois tipos de canais definidos com base nos mecanismos que controlam os seus portões (abertura e fechamento): os canais regulados por voltagem e os canais regulados por ligantes (Figura 2 [a] e 2 [b]). Os canais regulados por voltagem respondem a mudanças no potencial de membrana da célula. Nas células nervosas, esses canais estão altamente concentrados no segmento inicial do axônio (Figura 1 anterior), que inicia o potencial de ação rápido tudo-ou-nada, bem como ao longo da extensão do axônio, em que propagam o potencial de ação até o terminal nervoso (KATZUNG; TREVOR, 2017).

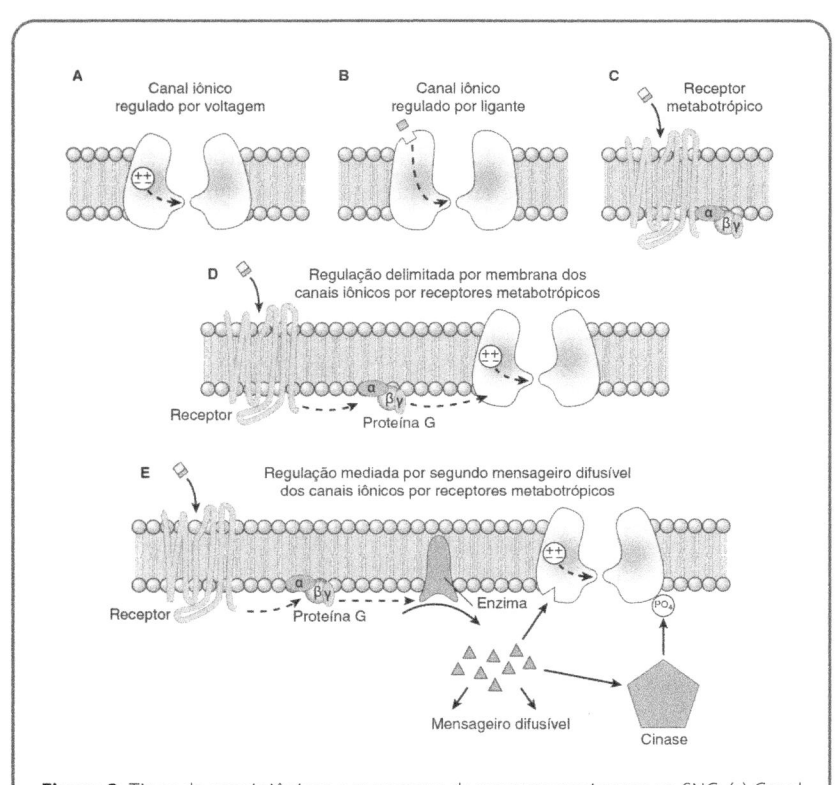

Figura 2. Tipos de canais iônicos e receptores de neurotransmissores no SNC. (a) Canal regulado por voltagem: em que um componente do sensor de voltagem da proteína controla o portão (seta tracejada) do canal. (b) Canal regulado por ligante: em que a ligação do neurotransmissor ao receptor do canal ionotrópico controla o portão (seta tracejada) do canal. (c) Receptor acoplado à proteína G (metabotrópico): quando ligado, ativa uma proteína G heterotrimérica. (d) e (e) Duas maneiras pelas quais os receptores metabotrópicos podem regular os canais iônicos. A proteína G ativada pode interagir diretamente para modular um canal iônico (d), ou a proteína G pode ativar uma enzima, que gera um segundo mensageiro difusível (e), por exemplo, monofasfato de adenosina cíclico (AMPc), que pode interagir com o canal iônico ou que pode ativar uma cinase que fosforila e modula um canal.
Fonte: Katzung e Trevor (2017, p. 357).

Os neurotransmissores exercem seus efeitos sobre os neurônios por sua ligação a duas classes distintas de receptores. A primeira classe é designada como canais regulados por ligantes ou **receptores ionotrópicos**. Esses receptores consistem em múltiplas subunidades e a ligação do neurotransmissor ligante abre diretamente o canal, que constitui uma parte integrante do complexo do receptor. Esses canais são insensíveis ou apenas fracamente sensíveis ao potencial de membrana. A ativação desses canais costuma resultar em uma breve abertura (de alguns milissegundos até dezenas de milissegundos) do canal. Os canais regulados por ligantes são responsáveis pela transmissão sináptica rápida, típica das vias hierárquicas do SNC. A segunda classe de receptor de neurotransmissores é designada como **receptores metabotrópicos** (Figura 2 [c]), ou seja, receptores acoplados à proteína G. A ligação do neurotransmissor a esse tipo de receptor não resulta em regulação direta de um canal. Na verdade, a ligação ao receptor envolve uma proteína G, resultando na produção de segundos mensageiros que medeiam cascatas de sinalização intracelulares (KATZUNG; TREVOR, 2017).

Nos neurônios, a ativação dos receptores metabotrópicos de neurotransmissores frequentemente leva à modulação de canais regulados por voltagem. Essas interações podem ocorrer totalmente dentro da membrana (Figura 2 [d]). Nesse caso, a proteína G (frequentemente a subunidade βγ) interage diretamente com o canal iônico regulado por voltagem. Em geral, dois tipos de canais iônicos regulados por voltagem constituem os alvos dessa forma de sinalização: os canais de cálcio e os canais de potássio. Quando as proteínas G interagem com os canais de cálcio, elas inibem a função do canal. Esse mecanismo é responsável pela inibição da liberação do neurotransmissor que ocorre quando os receptores metabotrópicos pré-sinápticos são ativados. Em contrapartida, quando esses receptores são pós-sinápticos, eles ativam os canais de potássio (causam sua abertura), resultando em inibição pós-sináptica lenta. Os receptores metabotrópicos também podem modular os canais regulados por voltagem de maneira menos direta, pela geração de segundos mensageiros difusíveis (Figura 2 [e]). Um exemplo clássico desse tipo de ação é fornecido pelo receptor β-adrenérgico, que gera AMP cíclico (AMPc) pela ativação da adenilil ciclase.

Por outro lado, enquanto as ações delimitadas pela membrana ocorrem dentro de microdomínios na membrana, os efeitos mediados pelos segundos mensageiros podem ocorrer em distâncias consideráveis. Por fim, uma importante consequência da participação das proteínas G na sinalização do receptor é o fato de que, diferentemente do efeito breve dos receptores ionotrópicos, os efeitos da ativação dos receptores metabotrópicos podem durar de dezenas de segundos até minutos (BRUNTON; CHABNER; KNOLLMANN, 2016; KATZUNG; TREVOR, 2017).

Neurotransmissores: tipos e funções fisiológicas

Considerando que a seletividade dos fármacos baseia-se no fato de que diferentes vias utilizam transmissores diferentes, uma das principais metas dos neurocientistas foi identificar os neurotransmissores nas vias do SNC. Nesse contexto, foram estabelecidos alguns critérios para que uma determinada substância química fosse identificada como transmissor:

a) Localização: é necessário demonstrar que o transmissor está presente nas terminações pré-sinápticas da sinapse e nos neurônios a partir dos quais se originam as vias pré-sinápticas.
b) Liberação: um suposto transmissor deve ser liberado de um neurônio em resposta à atividade neuronal e de maneira dependente de cálcio.
c) Mimetismo sináptico: a aplicação da substância estudada deve produzir uma resposta que reproduza a ação do transmissor liberado por estimulação nervosa e a aplicação de um antagonista seletivo deve bloquear a resposta. Ou seja, agonistas e antagonistas farmacológicos específicos devem mimetizar e antagonizar, respectivamente, as funções medidas do suposto transmissor com afinidades adequadas e ordem de potência (BRUNTON; CHABNER; KNOLLMANN, 2016).

Com base nos critérios apresentados anteriormente, inúmeras moléculas foram isoladas do cérebro e os estudos utilizando uma variedade de abordagens sugerem que os tais agentes são neurotransmissores. Apresentamos, agora, a descrição dos neurotransmissores bem como as funções fisiológicas:

Aminoácidos: os aminoácidos de interesse para a farmacologia enquadram-se em duas categorias: o aminoácido ácido **glutamato** e os aminoácidos neutros **glicina** e **GABA**. Todos esses compostos estão presentes em altas concentrações no SNC e são potentes modificadores da excitabilidade neuronal.

Glutamato: a transmissão sináptica excitatória é mediada pelo glutamato, que está presente em concentrações muito altas nas vesículas sinápticas excitatórias (cerca de 100 mM). O glutamato é liberado na fenda sináptica por exocitose dependente de Ca^{2+}. O glutamato liberado atua sobre os receptores pós-sinápticos de glutamato e é depurado por transportadores de glutamato, presentes na glia circundante. Na glia, esse aminoácido é convertido em glutamina pela glutamina-sintetase, liberada da glia, captada pelo terminal nervoso e convertida de volta em glutamato, pela enzima glutaminase. Os neurônios testados são fortemente excitados pelo glutamato, sendo a excitação causada pela ativação dos receptores tanto ionotrópicos quanto metabotrópicos. Os receptores ionotrópicos são divididos em três subtipos, com base na ação de agonistas seletivos: o ácido α-amino-3-hidroxi-5-metilisoxazol-4-propiônico (AMPA), o ácido caínico (KA) e o N-metil-d-aspartato (NMDA). Os receptores de glutamato metabotrópicos são receptores acoplados à proteína G, atuando indiretamente sobre os canais iônicos por meio dessa proteína. Os receptores metabotrópicos (mGluR1 a mGluR8) são divididos em três grupos (I, II e III) (BRUNTON; CHABNER; KNOLLMANN, 2016; KATZUNG; TREVOR, 2017).

GABA e glicina: tanto o GABA quanto a glicina são neurotransmissores inibitórios liberados pelos interneurônios locais. Os interneurônios que liberam glicina estão restritos à medula espinal e ao tronco encefálico, enquanto que os interneurônios que liberam GABA estão presentes em todo o SNC, incluindo a medula espinal. É interessante observar que alguns interneurônios da medula espinal podem liberar tanto GABA como glicina. Os receptores de glicina são estruturas pentaméricas seletivamente permeáveis ao Cl^-. A estricnina, que é um potente convulsivante na medula espinal e tem sido usada em alguns raticidas, bloqueia seletivamente os receptores de glicina. Os receptores de GABA são divididos em três tipos principais: $GABA_A$, $GABA_B$ e $GABA_C$. O subtipo GABA mais proeminente, o receptor $GABA_A$, é um receptor ionotrópico, ou seja, um canal iônico de Cl^- regulado por ligando; o receptor $GABA_B$ é um receptor acoplado à proteína G e o receptor $GABA_C$ é um canal de Cl^- controlado por transmissor. Assim, os receptores de $GABA_A$ são ionotrópicos e, à semelhança dos receptores de glicina, são estruturas pentaméricas seletivamente permeáveis ao Cl^-. Esses receptores são seletivamente inibidos pela picrotoxina e pela bicuculina, as quais, ambas, provocam convulsões generalizadas. Foram clonadas inúmeras subunidades dos receptores de $GABA_A$, e isso explica a grande diversidade na farmacologia dos receptores de $GABA_A$, tornando-os alvos essenciais para agentes clinicamente úteis. Por outro lado, os receptores de $GABA_B$ são receptores metabotrópicos seletivamente ativados pelo baclofeno, um fármaco antiespástico. Esses receptores são acoplados às proteínas G que, dependendo de sua localização celular, inibem os canais de

Ca^{2+} ou ativam os canais de K$^+$ (BRUNTON; CHABNER; KNOLLMANN, 2016; KATZUNG; TREVOR, 2017).

Acetilcolina: a acetilcolina foi o primeiro composto a ser identificado farmacologicamente como transmissor no SNC. As respostas do SNC à acetilcolina são mediadas, em sua maior parte, por uma grande família de receptores muscarínicos acoplados à proteína G. Em alguns locais, a acetilcolina provoca inibição lenta do neurônio ao ativar o subtipo M$_2$ do receptor, que abre os canais de K$^+$. Uma ação muscarínica muito mais disseminada em resposta à acetilcolina consiste em excitação lenta que, em alguns casos, é mediada por receptores M$_1$. Oito núcleos principais de neurônios de acetilcolina no SNC foram caracterizados com projeções difusas. Incluem neurônios no neoestriado, no núcleo septal medial e na formação reticular, que parecem desempenhar um importante papel nas funções cognitivas, particularmente na memória. Foi relatada a associação da demência pré-senil do tipo Alzheimer a uma elevada perda de neurônios colinérgicos (BRUNTON; CHABNER; KNOLLMANN, 2016; KATZUNG; TREVOR, 2017).

Monoaminas: as monoaminas incluem as catecolaminas (dopamina e norepinefrina) e a 5-hidroxitriptamina (serotonina). O neurotransmissor diamínico, a histamina, tem várias semelhanças com essas monoaminas. Embora esses compostos estejam presentes em quantidades muito pequenas no SNC, podem ser localizados com o uso de métodos histoquímicos extremamente sensíveis. Essas vias constituem o local de ação de muitos fármacos; por exemplo, os estimulantes do SNC, como a cocaína e a anfetamina, que parecem atuar principalmente nas sinapses de catecolaminas. A cocaína bloqueia a recaptação de dopamina e de norepinefrina, ao passo que as anfetaminas fazem os terminais pré-sinápticos liberarem esses transmissores (BRUNTON; CHABNER; KNOLLMANN, 2016; KATZUNG; TREVOR, 2017).

Dopamina: as principais vias que contêm dopamina são a projeção que liga a substância negra ao neoestriado e a projeção que liga a região tegmentar ventral às estruturas límbicas, particularmente o córtex límbico. A ação terapêutica da levodopa, um fármaco antiparkinsoniano, está associada à primeira área (substância negra), ao mesmo tempo em que se acredita que a ação terapêutica dos fármacos antipsicóticos esteja associada às estruturas límbicas. Além disso, os neurônios que contêm dopamina no hipotálamo ventral desempenham um importante papel na regulação da função hipofisária. Foram identificados cinco receptores de dopamina, que são divididos em duas categorias: semelhantes a D1 (D1 e D5) e semelhantes a D2 (D2, D3 e D4). Todos os receptores de dopamina são metabotrópicos. Em geral, a dopamina exerce uma ação inibitória lenta sobre os neurônios do SNC. Essa ação foi mais bem caracterizada nos neurônios da substância negra que contêm dopamina, nos quais a ativação do receptor D2 abre os canais de K^+ pela proteína de acoplamento Gi.

Norepinefrina: Os neurônios noradrenérgicos estão localizados, em sua maioria, no *locus ceruleus* ou na área tegmentar lateral da formação reticular. Todos os subtipos de receptores noradrenérgicos são metabotrópicos. Quando aplicada a neurônios, a norepinefrina tem a capacidade de hiperpolarizá-los, aumentando a condutância do K^+. Esse efeito é mediado pelos receptores α_2 e tem sido caracterizado de modo mais pormenorizado nos neurônios do *locus ceruleus*. Em muitas regiões do SNC, a norepinefrina aumenta os impulsos excitatórios por mecanismos tanto indiretos como diretos. O mecanismo indireto envolve uma desinibição, isto é, os neurônios inibitórios de circuito local são inibidos. O mecanismo direto envolve o bloqueio da condutância do K^+, que retarda a descarga neuronal. Dependendo do tipo de neurônio, esse efeito é mediado por receptores α_1 ou β. A facilitação da transmissão sináptica excitatória está de acordo com muitos dos processos comportamentais que se acredita que envolvam vias noradrenérgicas, como a atenção e o despertar.

5-hidroxitriptamina: as vias da 5-hidroxitriptamina (5-HT, serotonina) originam-se, em sua maioria, de neurônios nos núcleos da rafe, da linha média da ponte e da parte superior do tronco encefálico. A 5-HT está contida em fibras não mielinizadas que inervam difusamente a maioria das regiões do SNC, porém a densidade da inervação varia. A 5-HT atua em mais de 12 subtipos do receptor.

Com a exceção do receptor 5-HT3, todos são metabotrópicos. O receptor 5-HT3 ionotrópico exerce uma ação excitatória rápida em um número muito limitado de locais no SNC. Na maior parte das áreas do SNC, a 5-HT exerce forte ação inibitória. Essa ação é mediada pelos receptores 5-HT_{1A} e está associada à hiperpolarização da membrana, causada por um aumento da condutância do K^+. Alguns tipos de células são excitados lentamente pela 5-HT, em razão de seu bloqueio dos canais de K^+ por meio dos receptores 5-HT_2 ou 5-HT_4. Podem ocorrer ações tanto excitatórias como inibitórias no mesmo neurônio. A serotonina é encontrada em altas concentrações nas células enterocromafins distribuídas por todo o trato gastrointestinal, nas plaquetas e amplamente dispersa pelo SNC. No SNC, a 5-HT foi implicada na regulação de praticamente todas as funções cerebrais, incluindo percepção, humor, ansiedade, dor, sono, apetite, temperatura, controle neuroendócrino e agressão.

Tendo em vista os amplos papéis desempenhados pela 5-HT na função do SNC e a rica diversidade molecular de seus receptores, não é surpreendente que muitos agentes terapêuticos sejam direcionados para o sistema serotoninérgico. O subgrupo dos receptores 5-HT$_1$ estão expressos no hipocampo e na amígdala, regiões do SNC associadas ao humor e à ansiedade. Fluoxetina e buspirona são exemplos de fármacos que atuam na neurotransmissão serotoninérgica, respectivamente, para o tratamento de depressão e ansiedade. O subgrupo dos receptores 5-HT2 estão expressos nas regiões do SNC associadas a alucinações, onde o alucinógeno dietilamida do ácido lisérgico (LSD) atua e os receptores 5-HT$_{2A}$ estão envolvidos com esquizofrenia, pois a risperidona, um fármaco antipsicótico com ação antiserotoninérgica, atua em receptores 5-HT$_{2A}$.

O subgrupo dos receptores 5-HT$_3$ está expresso na área póstrema, região do SNC associada à indução de náuseas e vômitos. Ondasentrona e granisentrona são exemplos de fármacos que atuam como antagonistas de receptores 5-HT$_3$ e são usados no tratamento de náuseas e vômitos induzidos por quimioterápicos antineoplásicos. Além disso, sumatriptana, trazodona e cetancerina são exemplos de fármacos que atuam na neurotransmissão serotoninérgica e, respectivamente, são úteis no tratamento de enxaqueca, depressão e esquizofrenia.

Histamina: no SNC, a histamina é exclusivamente produzida por neurônios no núcleo tuberomamilar no hipotálamo posterior. Esses neurônios projetam-se amplamente por todo o encéfalo e a medula espinal, onde modulam o estado de alerta, a atenção, o comportamento de alimentação e a memória. Existem quatro receptores de histamina (H$_1$ a H$_4$), sendo que todos são metabotrópicos. Os anti-histamínicos de ação central são geralmente usados pelas suas propriedades sedativas e o antagonismo dos receptores H$_1$ constitui um efeito colateral comum de muitos fármacos, incluindo alguns antidepressivos tricíclicos e antipsicóticos.

Neuropeptídeos: foram descobertos inúmeros peptídeos do SNC que produzem efeitos tanto no comportamento animal, como na atividade de neurônios isolados. Em muitos casos, os hormônios peptídicos descobertos na periferia também atuam como neurotransmissores no SNC. Como esses peptídeos foram, em sua maioria, inicialmente designados com base nas suas ações periféricas, os nomes frequentemente não estão relacionados com sua função no SNC. As vias de muitos dos peptídeos foram mapeadas com técnicas imuno-histoquímicas e incluem peptídeos opioides (por exemplo, encefalinas e endorfinas), neurotensina, substância P, somatostatina, colecistocinina, polipeptídeo intestinal vasoativo, neuropeptídeo Y e hormônio liberador da tireotrofina (BRUNTON; CHABNER; KNOLLMANN, 2016; KATZUNG; TREVOR, 2017).

Orexinas: as orexinas são neurotransmissores peptídicos produzidos em neurônios no hipotálamo lateral e posterior, que, à semelhança dos sistemas monoaminérgicos, projetam-se amplamente por todo o SNC. As orexinas também são denominadas hipocretinas, em razão da sua descoberta quase simultânea por dois laboratórios independentes. À semelhança da maioria dos neuropeptídeos, a orexina é liberada a partir de grandes vesículas nucleares densas e se liga a dois receptores acoplados à proteína G: OX_1 e OX_2. Os neurônios de orexina também liberam glutamato e, portanto, são excitatórios. O sistema orexinérgico, à semelhança do sistema monoaminérgicos, se projeta amplamente por todo o SNC para influenciar a fisiologia e o comportamento. Em particular, os neurônios de orexina exibem padrões de disparo associados ao estado de vigília e se projetam e ativam neurônios de monoamina e acetilcolina, envolvidos no ciclo de sono-vigília. Os animais que carecem de orexina ou de seus receptores apresentam narcolepsia e ruptura dos padrões de sono-vigília. Além de promover o estado de vigília, o sistema orexinérgico está envolvido na homeostasia energética, no comportamento alimentar, na função autônoma e na recompensa (BRUNTON; CHABNER; KNOLLMANN, 2016; KATZUNG; TREVOR, 2017).

Além desses neurotransmissores, também existem outras substâncias de sinalização, que incluem:

Endocanabinoides: o principal ingrediente psicoativo na maconha, o Δ9-tetra-hidrocanabinol (Δ9-THC), afeta o cérebro principalmente pela ativação de um receptor canabinoide específico, o CB_1. Os receptores CB_1 são expressos em altos níveis em muitas regiões do cérebro e estão principalmente localizados nos terminais pré-sinápticos. Ao contrário dos neurotransmissores clássicos, os canabinoides endógenos podem atuar como mensageiros sinápticos retrógrados: são liberados de neurônios pós-sinápticos e seguem um percurso de volta, por meio das sinapses, ativando os receptores CB_1 nos neurônios pré-sinápticos e suprimindo a liberação de transmissor. Essa supressão pode ser transitória ou de longa duração, dependendo do padrão de atividade. Os canabinoides podem afetar a memória, a cognição e a percepção da dor por esse mecanismo (BRUNTON; CHABNER; KNOLLMANN, 2016; KATZUNG; TREVOR, 2017).

Óxido nítrico: o SNC contém uma quantidade substancial de óxido nítrico sintase (NOS, de *nitric oxide synthase*) em determinadas classes de neurônios. Esse NOS neuronal é uma enzima ativada por cálcio-calmodulina, e a ativação dos receptores de NMDA, que aumenta o cálcio intracelular, resulta na geração de óxido nítrico. De fato, tem sido demonstrado que o SNC contém quantidade substancial da enzima NOS, que é ativada pela ativação de receptores glutamatérgicos do tipo NMDA, o que leva ao aumento de óxido nítrico, corroborando a hipótese de seu envolvimento com a neurotoxicidade glutamatérgica. Embora não se tenha claramente estabelecida uma função fisiológica para o óxido nítrico no músculo liso vascular, seu papel na transmissão sináptica e na plasticidade sináptica continua controverso. O óxido nítrico difunde-se livremente por meio das membranas e, portanto, foi sugerido como um mensageiro retrógrado, embora essa hipótese não tenha sido demonstrada de modo conclusivo. Talvez o caso mais notável de um papel do óxido nítrico na sinalização neuronal do SNC seja a depressão, em longo prazo, da transmissão sináptica no cerebelo (BRUNTON; CHABNER; KNOLLMANN, 2016; KATZUNG; TREVOR, 2017).

Purinas: os receptores para purinas, particularmente adenosina, ATP (adenosina trifosfatada), UTP e UDP (uridina tri e difosfatada, respectivamente), são encontrados em todo o corpo, incluindo o SNC. Altas concentrações de ATP são encontradas e liberadas de vesículas sinápticas catecolinérgicas, e o ATP pode ser convertido extracelularmente em adenosina por nucleotidases. A adenosina no SNC atua em receptores A1 metabotrópicos. Os receptores A1 pré-sinápticos inibem os canais de cálcio e a liberação dos transmissores de aminoácidos e monoaminas. O ATP liberado simultaneamente com outros neurotransmissores pode se ligar a duas classes de receptores. A família P2X de receptores de ATP compreende canais catiônicos não seletivos regulados por ligantes, ao passo que a família P2Y é metabotrópica. As funções fisiológicas do ATP coliberado ainda não estão bem definidas, porém, os estudos farmacológicos sugerem que esses receptores estão envolvidos na memória, no estado de vigília e no apetite, podendo desempenhar papéis em múltiplos transtornos neuropsiquiátricos (BRUNTON; CHABNER; KNOLLMANN, 2016; KATZUNG; TREVOR, 2017).

Classes farmacológicas de medicamentos que atuam no sistema nervoso central

Inúmeras classes de medicamentos em uso clínico exercem seus efeitos farmacológicos por meio de mecanismos envolvendo neurotransmissores que atuam no SNC e eles podem atuar por efeitos específicos ou inespecíficos.

O efeito de um fármaco no SNC é considerado **específico** quando ele afeta um mecanismo molecular reconhecível e único para as células-alvo que apresentam receptores para esse composto. Por outro lado, o efeito de um fármaco é considerado **inespecífico** quando produz efeitos em uma variedade de células-alvo diferentes, afetando, assim, um conjunto diverso de sistemas neurobiológicos.

Em geral, essa diferenciação é afetada pela relação entre dose e resposta do fármaco e da célula, ou dos mecanismos estudados. Mesmo que o fármaco seja altamente específico, quando testado em concentrações baixas, ele pode produzir ações inespecíficas com doses mais altas. Em geral, quanto mais potente é o fármaco em seu alvo desejado, menor é a probabilidade de ele exercer efeitos diferentes do alvo. Em contrapartida, mesmo os fármacos que têm um amplo espectro de atividade podem não atuar do mesmo modo em todos os níveis do SNC. Por exemplo, os sedativos, os hipnóticos e os anestésicos gerais poderiam ter pouquíssima utilidade se os neurônios centrais que controlam os sistemas respiratório e cardiovascular fossem particularmente sensíveis às suas ações. Embora o alívio da dor seja a meta ao se administrar um opiáceo, deve-se também enfrentar os potenciais efeitos fora do alvo, como depressão respiratória e obstipação (BRUNTON; CHABNER; KNOLLMANN, 2016; WHALEN; FINKEL; PANAVELLI, 2016).

Depressores gerais (inespecíficos) do SNC: esse grupo inclui os gases e os vapores anestésicos, os álcoois alifáticos e alguns fármacos hipnótico-sedativos. Esses compostos têm em comum a capacidade de deprimir os tecidos excitáveis em todos os níveis do SNC, resultando na redução da quantidade de transmissores liberados por cada impulso nervoso, assim como na depressão geral da reatividade pós-sináptica e no transporte iônico.

Estimulantes gerais (inespecíficos) do SNC: os fármacos desse grupo incluem o pentilenotetrazol e os compostos semelhantes capazes de induzir intensa excitação do SNC, assim como as metilxantinas, que apresentam ação estimulante muito mais fraca. A estimulação pode ser induzida por dois mecanismos gerais: (1) bloqueio da inibição ou (2) excitação neuronal direta, que pode envolver o aumento da liberação de transmissores ou o prolongamento da ação dos transmissores, como ocorre quando é inibida a recaptação de um transmissor.

Fármacos que modificam seletivamente a função do SNC: os compostos desse grupo podem causar depressão ou excitação. Em alguns casos, o fármaco pode produzir os dois efeitos ao mesmo tempo, em sistemas diferentes. Alguns agentes desse grupo produzem pouco efeito no nível de excitabilidade com as doses usadas terapeuticamente.

As principais classes de fármacos com ações no SNC são: anticonvulsivantes, agentes usados no tratamento da doença de Parkinson, analgésicos opioides e não opioides, supressores do apetite, antieméticos, analgésicos-antipiréticos, alguns estimulantes, agentes antidepressivos, antimaníacos e antipsicóticos, tranquilizantes, sedativos e hipnóticos e fármacos usados no tratamento da doença de Alzheimer (inibidores da colinesterase e neuroprotetores antiglutamato). Ainda que a seletividade da ação possa ser expressiva, os fármacos geralmente afetam várias funções neurológicas centrais com intensidades variáveis e podem causar efeitos adversos (BRUNTON; CHABNER; KNOLLMANN, 2016).

Exercícios

1. Os efeitos das neurotransmissões excitatória e inibitória no SNC são mediados, respectivamente, por glutamato e GABA e estão envolvidos com efeitos fisiológicos e patológicos. Considere as assertivas a seguir a respeito dos neurotransmissores citados:

I. O GABA, o principal neurotransmissor inibitório do SNC, atua por meio de receptores ionotrópicos e receptores metabotrópicos.

II. O receptor GABAérgico do subtipo $GABA_B$ são receptores metabotrópicos seletivamente ativados pelo baclofeno, um fármaco antiespástico.

III. O glutamato, o principal neurotransmissor inibitório do SNC, atua por meio de receptores metabotrópicos e receptores ionotrópicos.

Assinale a afirmativa correta em relação à neurotransmissão glutamatérgica e GABAérgica.

a) As assertivas I, II e III estão corretas.
b) As assertivas I e II estão corretas.
c) As assertivas I e III estão corretas.
d) As assertivas II e III estão corretas.

e) Nenhuma das afirmativas está correta.
2. O cérebro tem sistemas neuronais independentes que utilizam catecolaminas diferentes, como dopamina e a norepinefrina. Cada sistema é anatomicamente separado e desempenha funções fisiológicas diferentes. A respeito dos receptores e da transmissão dopaminérgica, considere as assertivas:
   I. Estudos farmacológicos e de clonagem caracterizaram, até o momento, cinco subtipos de receptores dopaminérgicos.
   II. Os receptores dopaminérgicos estão implicados na ação farmacológica dos fármacos antipsicóticos e antiparkinsonianos.
   III. O fármaco levodopa promove um aumento da transmissão dopaminérgica na região do córtex límbico.

   Assinale a afirmativa correta em relação à neurotransmissão dopaminérgica no SNC.
   a) As afirmativas I e II estão corretas.
   b) As afirmativas I, II e III estão corretas.
   c) As afirmativas I e III estão corretas.
   d) As afirmativas II e III estão corretas.
   e) Nenhuma das afirmativas estão corretas.

3. A 5-hidroxitriptamina (5-HT, serotonina) é encontrada em altas concentrações nas células enterocromafins distribuídas por todo o trato gastrointestinal, nas plaquetas e amplamente dispersa pelo SNC. Foram delineados inúmeros subtipos de receptores 5-HT por análises farmacológicas e de clonagem do DNA, o que permitiu o desenvolvimento de fármacos seletivos para os subtipos específicos de receptores. Qual das seguintes alternativas sobre a neurotransmissão serotoninérgica está correta?
   a) O subgrupo dos receptores 5-HT2A está expresso nas regiões do SNC associadas ao humor e à ansiedade.
   b) O subgrupo dos receptores 5-HT1 está expresso nas regiões do SNC associadas às náuseas e aos vômitos.
   c) O subgrupo dos receptores 5-HT2A da neurotransmissão serotoninérgica está envolvido na esquizofrenia.
   d) O subgrupo dos receptores 5-HT3 está expresso nas regiões do SNC associadas ao humor e à ansiedade.
   e) O subgrupo dos receptores 5-HT1 está expresso nas regiões do SNC associadas às alucinações, onde o alucinógeno LSD atua.

4. Inúmeras classes de medicamentos em uso clínico exercem seus efeitos farmacológicos por meio de mecanismos envolvendo neurotransmissores que atuam no SNC e eles podem atuar por meio de efeitos específicos ou inespecíficos.
   I. As ações pós-sinápticas dos fármacos incluem as atividades agonistas ou antagonistas nos receptores pós-sinápticos.
   II. Gases e vapores anestésicos e fármacos hipnótico-sedativos são depressores gerais inespecíficos do SNC.

III. Metilxantinas e pentilenotetrazol são estimulantes gerais inespecíficos do SNC.
IV. As ações pré-sinápticas dos fármacos incluem ações que interferem na síntese e na liberação do neurotransmissor e na interação com receptores pré-sinápticos.

Sobre as ações farmacológicas gerais de fármacos que atuam no SNC, assinale a alternativa correta.
a) As assertivas I, II e IV estão corretas.
b) As assertivas I, III e IV estão corretas
c) As assertivas I, II e IV estão corretas.
d) As assertivas II e IV estão corretas.
e) Todas as assertivas estão corretas.

5. Além dos neurotransmissores clássicos, outras substâncias endógenas também participam da neurotransmissão central e tem mostrado grande potencial como alvos terapêuticos. Qual das afirmações a seguir está correta?
a) A histamina promove ação depressora no SNC.
b) A acetilcolina está envolvida na fisiopatologia da epilepsia.
c) Há hipóteses em que o óxido nítrico pode estar envolvido na neurotoxicidade mediada pelo GABA.
d) Os endocanabinoides endógenos podem atuar como mensageiros sinápticos retrógrados e podem afetar a memória, a cognição e a percepção da dor.
e) Purinas, substância P, somatostatina e colecistocinina são exemplos de neurotransmissores da classe dos neuropeptídeos.

Referências

BRUNTON, L. L.; CHABNER, B. A.; KNOLLMANN, B. C. *As bases farmacológicas da terapêutica de Goodman & Gilman*. 12. ed. Porto Alegre: AMGH, 2016.

KATZUNG, B. G.; TREVOR, A. J. *Farmacologia básica e clínica*. 13. ed. Porto Alegre: AMGH, 2017. (Lange).

WHALEN, K.; FINKEL, R.; PANAVELLI, T. A. *Farmacologia ilustrada*. 6. ed. Porto Alegre: Artmed, 2016.

Leituras recomendadas

FUCHS, F. D.; WANNMACHER, L. *Farmacologia clínica*: fundamentos da terapêutica racional. 5. ed. Rio de Janeiro: Guanabara Koogan, 2017.

LÜLLMANN, H.; MOHR, K.; HEIN, L. *Farmacologia*: texto e atlas. 7. ed. Porto Alegre: Artmed, 2017.

PANUS, P. C. et al. *Farmacologia para fisioterapeutas*. Porto Alegre: AMGH, 2011.

SILVA, P. *Farmacologia*. 8. ed. Rio de Janeiro: Guanabara Koogan, 2010.

Farmacologia dos sedativo-hipnóticos

Objetivos de aprendizagem

Ao final deste texto, você deve apresentar os seguintes aprendizados:

- Listar as classes e identificar o mecanismo de ação de fármacos sedativo-hipnóticos.
- Caracterizar os efeitos farmacológicos, o perfil farmacocinético e os usos terapêuticos de fármacos sedativo-hipnóticos.
- Descrever os efeitos adversos, as precauções e as contraindicações de fármacos sedativo-hipnóticos.

Introdução

Os estados de ansiedade e os distúrbios do sono representam problemas comuns, sendo os agentes sedativo-hipnóticos fármacos amplamente prescritos em todo o mundo para o seu tratamento.

Para ser efetivo, um fármaco sedativo (ansiolítico) deve reduzir a ansiedade e exercer um efeito calmante. Por outro lado, um fármaco hipnótico deve produzir sonolência e estimular o início e a manutenção de um estado de sono. Importante estar atento que, além das propriedades farmacológicas, esses medicamentos apresentam potencial de abuso e dependência.

Neste capítulo, serão abordados as classes, o mecanismo de ação, os efeitos farmacológicos, o perfil farmacocinético e os usos terapêuticos de fármacos sedativo-hipnóticos, bem como seus respectivos efeitos adversos, precauções e contraindicações.

Fármacos sedativo-hipnóticos

Fármacos com ações depressoras no sistema nervoso central (SNC) podem produzir redução da ansiedade, sedação e ação hipnótica. Para que um fármaco seja classificado como sedativo-hipnótico, ele precisa ter a capacidade de produzir **sedação** (com alívio concomitante da **ansiedade**), ou capacidade de **indução** do sono. Os efeitos hipnóticos envolvem uma depressão mais pronunciada do SNC do que a sedação, o que pode ser obtido com muitos fármacos pertencentes a essa classe, simplesmente pelo aumento da dose.

No entanto, em razão da variabilidade de estruturas químicas, observada nesse grupo de fármacos, a classificação baseia-se principalmente nos usos clínicos, mais do que em semelhanças na estrutura química (BRUNTON; CHABNER; KNOLLMANN, 2016; KATZUNG; TREVOR, 2017).

Classes e mecanismo de ação de fármacos sedativo-hipnóticos

Benzodiazepínicos

São agentes sedativos-hipnóticos amplamente utilizados. Eles substituíram os barbitúricos e o meprobamato no tratamento da ansiedade e da insônia por serem fármacos considerados mais seguros e eficazes (WHALEN; FINKEL; PANAVELLI, 2016). Exemplos de fármacos benzodiazepínicos incluem alprazolam, clordiazepóxido, clonazepam, clorazepato, diazepam, flurazepam, lorazepam, midazolam, oxazepam, temazepam e triazolam (BRUNTON; CHABNER; KNOLLMANN, 2016).

Mecanismo de ação. Os benzodiazepínicos potencializam a inibição GABAérgica no SNC. Os alvos para as ações dos benzodiazepínicos são os receptores do ácido γ-aminobutírico tipo A ($GABA_A$). Tais receptores para os benzodiazepínicos formam uma parte do complexo molecular do canal iônico de cloreto, do receptor do GABA. Os receptores do $GABA_A$ são compostos de uma combinação, no somatório de cinco subunidades α, β e γ inseridas na membrana pós-sináptica (Figura 1A). A interação do GABA ao seu receptor promove a abertura do canal iônico central, permitindo a entrada do íon cloreto através do poro (Figura 1B). O influxo do íon cloreto causa hiperpolarização do neurônio e diminui a neurotransmissão, inibindo a formação de potenciais de ação. Os benzodiazepínicos modulam os efeitos do GABA ligando-se a um local específico de alta afinidade (distinto do local de ligação do GABA), situado na interface da subunidade α e da subunidade γ no receptor $GABA_A$ (Figura 1C). Os benzodiazepínicos aumentam a frequência da abertura dos canais produzida pelo GABA (WHALEN; FINKEL; PANAVELLI, 2016).

Figura 1. Mecanismo de ação dos benzodiazepínicos. *Fonte*: Whalen, Finkel e Panavelli (2016, p. 122).

A Receptor vazio (sem agonistas)

O receptor vazio é inativo, e o canal de cloreto acoplado está fechado

B Receptor ligado com GABA

A ligação do GABA causa abertura do canal de cloreto, levando à hiperpolarização da célula

C Receptor ligado com GABA e benzodiazepínico

A ligação do GABA é potenciada pelo benzodiazepínico, resultando em maior entrada de íons cloreto

A entrada de Cl⁻ hiperpolariza a célula, tornando mais difícil sua despolarização e, por isso, reduz a excitabilidade neuronal

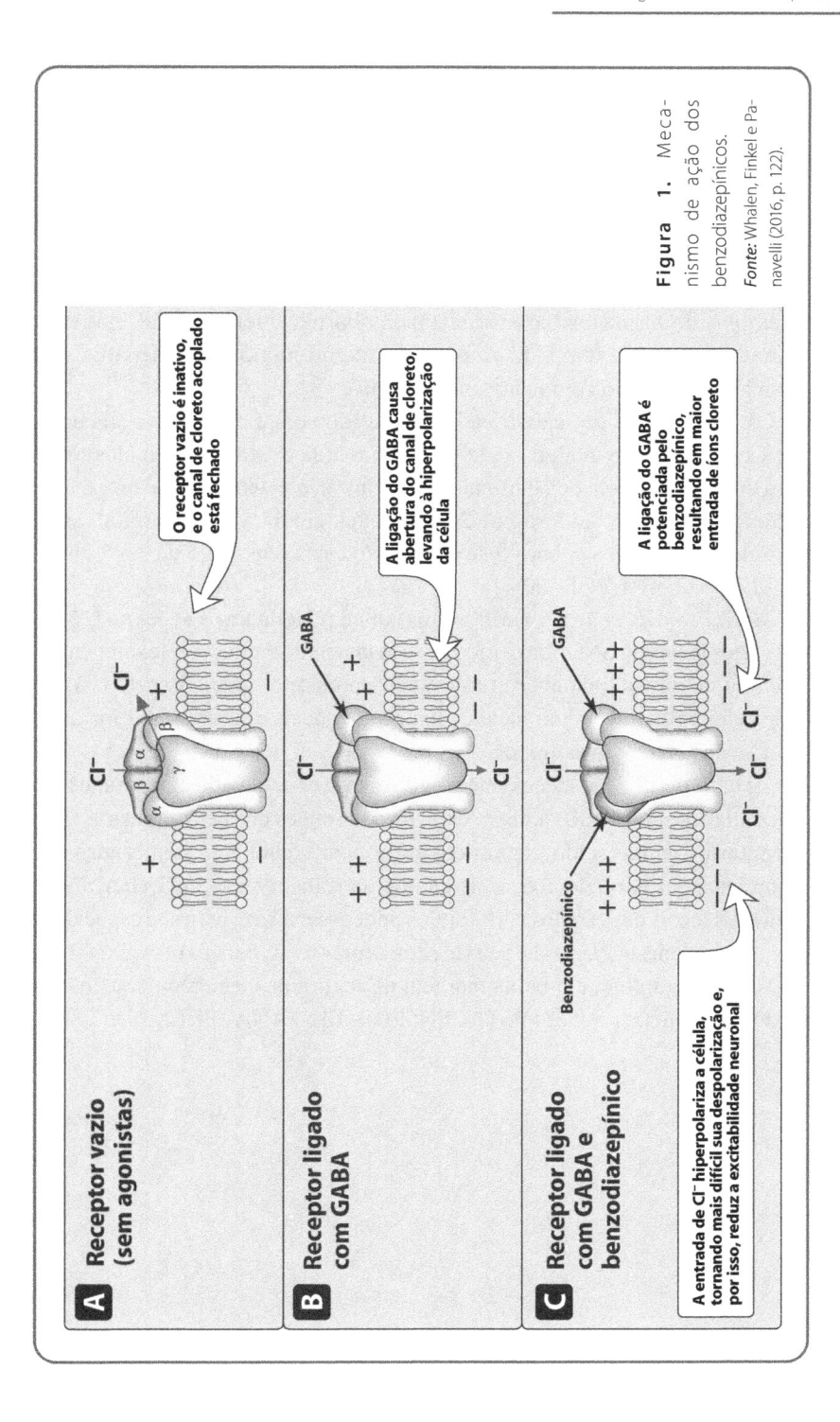

Barbitúricos

Os barbitúricos constituem os sedativo-hipnóticos mais antigos e foram, no passado, a base do tratamento para sedar o paciente ou para induzir e manter o sono. Posteriormente, os barbitúricos foram substituídos pelos benzodiazepínicos, principalmente porque os barbitúricos induzem a tolerância e a dependência física e estão associados a sintomas graves de abstinência. Exemplos de fármacos barbitúricos: pentobarbital, secobarbital, tiopental e amobarbital, que têm sido empregados como hipnóticos e sedativos. O fenobarbital é usado como anticonvulsivante.

Os barbitúricos são classificados de acordo com a duração da sua ação. Por exemplo, o tiopental, de ação ultracurta, atua dentro de segundos e tem uma duração de cerca de 30 minutos. Ao contrário, o fenobarbital tem tempo de duração de ação em torno de 24 horas. Pentobarbital, secobarbital, amobarbital e butalbital são barbitúricos de ação curta (em torno de 3 a 8 horas) (KATZUNG; TREVOR, 2017).

Mecanismo de ação. Os barbituratos também facilitam as ações do GABA em vários locais no SNC, mas, diferente dos benzodiazepínicos, eles aumentam o tempo de duração da abertura do canal do cloreto, regulada pelo GABA. Esses efeitos envolvem um local de ligação ou locais diferentes dos locais de ligação dos benzodiazepínicos.

Os barbituratos são menos seletivos em suas ações quando comparados aos benzodiazepínicos, pois também deprimem as ações dos neurotransmissores excitatórios (como ácido glutâmico) e exercem efeitos nas membranas não sinápticas, em paralelo com seus efeitos na transmissão do GABA. Esses múltiplos locais de ação dos barbituratos podem ser a base para sua capacidade de induzir à anestesia geral e seus efeitos depressivos, bem expressivos sobre o SNC (que resultam em baixa margem de segurança), em comparação com os dos benzodiazepínicos (WHALEN; FINKEL; PANAVELLI, 2016).

Agonistas benzodiazepínicos

Os agonistas dos receptores benzodiazepínicos são hipnóticos comumente denominados **compostos Z**. Esses fármacos não são estruturalmente relacionados aos benzodiazepínicos.

Mecanismo de ação. Os hipnóticos zopiclona, zolpidem e zaleplona não têm estrutura química benzodiazepínica, mas exercem seus efeitos no SNC por meio da interação com alguns locais de ligação dos benzodiazepínicos, classificados como subtipo BZ1.

Agonistas de receptor de melatonina

Ramelteona e tasimelteona, agonistas do receptor de melatonina, são fármacos hipnóticos mais recentes. A ramelteona é um análogo tricíclico sintético da melatonina e foi aprovado nos Estados Unidos em 2005 para o tratamento de insônia, especificamente para dificuldades em iniciar o sono. Diferentemente dos outros fármacos para insônia licenciados pelo *Food and Drug Administration (FDA)*, dos Estados Unidos, a ramelteona não é uma substância controlada.

Mecanismo de ação. A ramelteona é um agonista seletivo dos subtipos de receptores de melatonina (MT1 e MT2), um hormônio secretado pela glândula pineal que auxilia na manutenção do ritmo circadiano subjacente ao ciclo sono-vigília normal (WHALEN; FINKEL; PANAVELLI, 2016).

> **Saiba mais**
>
> Além dessas classes, existem outros medicamentos sedativo-hipnóticos: (a) alguns anti-histamínicos com propriedades sedativas, como difenidramina, hidroxizina e doxilamina, são eficazes no tratamento dos tipos leves de insônia; (b) o hidrato de cloral, um fármaco sedativo desprovido de efeitos analgésicos, é amplamente utilizado na prática pediátrica para promover sedação prévia em procedimentos eletivos, como exames radiológicos, ou mesmo procedimentos invasivos, quando associados a agentes analgésicos ou anestésicos locais; e (c) o propofol é usado na indução e na manutenção da anestesia geral e da sedação prolongada. É um fármaco de ação rápida e efeito sedativo semelhante ao proporcionado pelo midazolam. Tem sido empregado na sedação de adultos, em procedimentos cirúrgicos e endoscopia.

Efeitos farmacológicos, perfil farmacocinético e usos terapêuticos

Benzodiazepínicos

Com relação aos efeitos farmacológicos, em doses baixas, os benzodiazepínicos são ansiolíticos e tal redução da ansiedade é atribuída à potenciação seletiva da transmissão GABAérgica em neurônios que têm a subunidade α_2 em seus receptores $GABA_A$, inibindo, assim, os circuitos neuronais no sistema límbico do cérebro.

Além disso, todos os benzodiazepínicos têm propriedades sedativas e calmantes e alguns, em doses mais elevadas, podem produzir hipnose (sono produzido "artificialmente"). O efeito hipnótico é mediado pelos receptores $GABA_A$. Vários benzodiazepínicos têm atividade anticonvulsivante (BRUNTON; CHABNER; KNOLLMANN, 2016; KATZUNG; TREVOR, 2017). Por outro lado, em doses elevadas, os benzodiazepínicos diminuem a espasticidade do músculo esquelético, provavelmente aumentando a inibição pré-sináptica na medula espinal, na qual predominam os receptores $GABA_A$.

No que tange ao perfil farmacocinético, os benzodiazepínicos são lipofílicos e são rápida e completamente absorvidos após administração oral, distribuindo-se por todo o organismo, acessando o SNC. A meia-vida dos benzodiazepínicos é importante clinicamente, pois a duração da ação pode determinar a utilidade terapêutica. Os benzodiazepínicos podem ser divididos em grupos de curta, média e longa ação (Figura 2).

DURAÇÃO DE AÇÃO DOS BENZODIAZEPÍNICOS

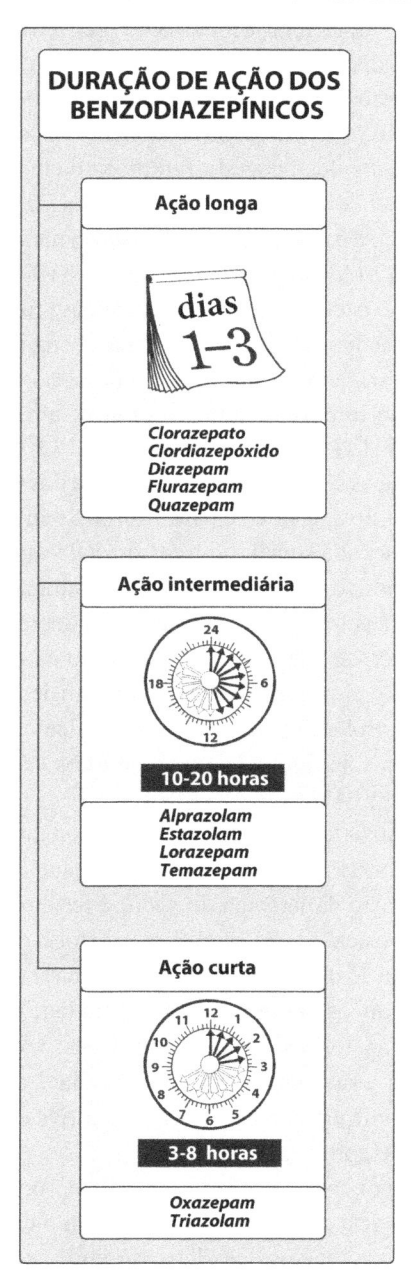

Ação longa

dias 1-3

Clorazepato
Clordiazepóxido
Diazepam
Flurazepam
Quazepam

Ação intermediária

10-20 horas

Alprazolam
Estazolam
Lorazepam
Temazepam

Ação curta

3-8 horas

Oxazepam
Triazolam

Figura 2. Comparação da duração de ação dos benzodiazepínicos.
Fonte: Whalen, Finkel e Panavelli (2016, p. 124).

Com relação à metabolização, a maioria dos benzodiazepínicos, incluindo o clordiazepóxido e o diazepam, é biotransformada pelo sistema microssomal hepático para compostos que também são ativos. Os benzodiazepínicos são excretados na urina como glicuronídeos ou metabólitos oxidados.

Os usos terapêuticos dos benzodiazepínicos incluem: o tratamento dos distúrbios de ansiedade e sono, a indução de amnésia antes da anestesia, a ação anticonvulsivante e o tratamento de distúrbios musculares (BRUNTON; CHABNER; KNOLLMANN, 2016; KATZUNG; TREVOR, 2017).

Vale ressaltar que existem pequenas diferenças nas propriedades ansiolíticas, anticonvulsivantes e sedativas entre os diferentes benzodiazepínicos. Porém, a duração de ação varia amplamente no grupo e, portanto, os parâmetros farmacocinéticos são importantes na escolha de um determinado agente benzodiazepínico (WHALEN; FINKEL; PANAVELLI, 2016).

Os benzodiazepínicos são eficazes no tratamento dos sintomas da ansiedade secundária ao transtorno de pânico, do transtorno de ansiedade generalizada, do transtorno de ansiedade social, do transtorno de estresse pós-traumático e do transtorno obsessivo-compulsivo. Os benzodiazepínicos também são úteis no tratamento da ansiedade relacionada com depressão e esquizofrenia. Os benzodiazepínicos de ação mais longa, como clonazepam, lorazepam e diazepam, são indicados para pacientes com ansiedade que pode exigir tratamento por tempo prolongado. Os efeitos ansiolíticos dos benzodiazepínicos são menos sujeitos à tolerância do que os efeitos sedativos e hipnóticos (WHALEN; FINKEL; PANAVELLI, 2016).

Os benzodiazepínicos também são úteis no tratamento da insônia primária e dos distúrbios do sono. O fármaco a ser selecionado deve permitir o início rápido do sono (redução da latência do sono) e ter duração adequada, com poucos efeitos de "ressaca", como sonolência, disforia e depressão mental ou incoordenação motora no dia seguinte. A sedação durante o dia é mais comum com os benzodiazepínicos que têm menor velocidade de eliminação (como lorazepam) e os biotransformados em metabólitos ativos (como flurazepam). Eszopiclona, zolpidem e zaleplona têm eficácia similar à dos benzodiazepínicos hipnóticos, mas prejudicam menos a função cognitiva durante o dia do que a maioria dos benzodiazepínicos.

Nesse contexto, poucos benzodiazepínicos são úteis como hipnóticos, pois diminuem a latência para dormir e aumentam o estágio II do sono não REM (sem movimentos rápidos dos olhos, do inglês *rapid eyes movement*). Os benzodiazepínicos comumente prescritos contra os distúrbios do sono incluem os de ação intermediária (temazepam) e os de curta ação (triazolam). O flurazepam é raramente indicado, em razão de sua longa meia-vida, podendo resultar em sedação excessiva durante o dia e acúmulo do fármaco, especialmente em idosos.

O midazolam, benzodiazepínico de ação curta, é usado para facilitar a amnésia e causar sedação antes da anestesia. Em geral, os fármacos são empregados como pré-medicação para procedimentos desconfortáveis e que provocam ansiedade, como endoscopias, procedimentos odontológicos e angioplastia.

O clonazepam é usado como tratamento adjunto contra certos tipos de convulsões, e o lorazepam e o diazepam são fármacos de escolha no controle do estado epiléptico.

O diazepam é útil no tratamento de espasmos dos músculos esqueléticos, como os que ocorrem no estiramento, e no tratamento da espasticidade relacionada a doenças degenerativas, como esclerose múltipla e paralisia cerebral (WHALEN; FINKEL; PANAVELLI, 2016).

As desvantagens do uso dos benzodiazepínicos consistem no risco de dependência. Além disso, os benzodiazepínicos exercem depressão adicional no SNC quando administrados com outros fármacos depressores, ou com o etanol. Os pacientes devem ser orientados sobre esse possível efeito, para evitar o comprometimento do desempenho de qualquer tarefa que exija atenção e coordenação motora (como dirigir automóvel ou operar máquinas).

Saiba mais

O flumazenil é um derivado 1,4-benzodiazepínicos que atua com alta afinidade pelo sítio de ligação de benzodiazepínicos do receptor de $GABA_A$, onde antagoniza competitivamente a ligação e os efeitos alostéricos dos benzodiazepínicos.

O flumazenil foi aprovado para uso na reversão dos efeitos depressores da superdosagem de benzodiazepínicos sobre o SNC, bem como para acelerar a recuperação após o uso desses fármacos em procedimentos anestésicos e diagnósticos. O flumazenil bloqueia muitas das ações dos benzodiazepínicos, do zolpidem, da zaleplona e da eszopiclona, porém não antagoniza os efeitos de outros sedativo-hipnóticos, como do etanol, dos opioides ou dos anestésicos gerais sobre o SNC.

Quando administrado por via intravenosa, o flumazenil atua rapidamente, porém apresenta meia-vida curta (0,7 a 1,3 hora), em razão de sua rápida depuração hepática. Como todos os benzodiazepínicos têm uma duração de ação mais longa DO que a do flumazenil, é comum haver recidiva da sedação, exigindo a administração repetida do antagonista.

Os efeitos colaterais do flumazenil incluem agitação, confusão, tontura e náuseas. O flumazenil pode precipitar síndrome de abstinência grave em pacientes que desenvolveram dependência fisiológica de benzodiazepínicos. Atenção: em pacientes que tomaram benzodiazepínicos com antidepressivos tricíclicos, podem ocorrer convulsões e arritmias cardíacas após a administração de flumazenil.

Barbitúricos

Os fármacos barbitúricos como pentobarbital, secobarbital e amobarbital têm sido empregados como hipnóticos e sedativos. O fenobarbital é usado como anticonvulsivante. Determinados barbitúricos, como o tiopental, de ação muito curta, foram usados para induzir anestesia, mas atualmente são menos empregados em razão dos novos fármacos com menos efeitos adversos.

Com relação ao efeito farmacológico, em doses baixas os barbitúricos produzem sedação. Por outro lado, em doses maiores, eles causam hipnose, seguida de anestesia, coma e morte. Ou seja, o grau de depressão do SNC depende da dosagem. Os barbitúricos não aumentam o limiar da dor e não têm propriedades analgésicas, podendo inclusive exacerbar a dor. O seu uso crônico leva à tolerância.

Os barbitúricos são bem absorvidos por via oral e se distribuem por todo o organismo. Todos os barbitúricos se redistribuem do SNC para as áreas esplâncnicas, para o músculo esquelético e para o tecido adiposo. Eles são biotransformados no fígado e os metabólitos inativos são excretados na urina.

Os barbitúricos de ação ultracurta, como o tiopental, são usados por via intravenosa para induzir anestesia, mas, em razão dos efeitos adversos, foram amplamente substituídos por outros fármacos. O fenobarbital tem atividade anticonvulsivante e é utilizado no controle das convulsões tônico-clônicas.

Os barbitúricos também são utilizados como sedativos leves para aliviar ansiedade, tensão nervosa e insônia. Quando usados como hipnóticos, eles suprimem o sono REM mais do que outros estágios do sono, porém, o uso dos barbitúricos contra insônia, de modo geral, não é mais aceito em razão dos efeitos adversos e do potencial para tolerância (WHALEN; FINKEL; PANAVELLI, 2016).

Agonistas benzodiazepínicos

O zolpidem não tem propriedades anticonvulsivantes ou miorrelaxantes. Apresenta poucos efeitos de abstinência e provoca mínima insônia de rebote O zolpidem é rapidamente absorvido no trato gastrintestinal, tem rápido início de ação e meia-vida de eliminação curta (cerca de 2 a 3 horas). Produz efeito hipnótico por cerca de 5 horas. Também está disponível na forma de *spray* lingual e uma formulação de liberação prolongada.

O zolpidem sofre oxidação hepática a produtos inativos, pelo sistema CYP450. Assim, fármacos como a rifampicina, que induzem esse sistema enzimático, encurtam a meia-vida do zolpidem e fármacos que inibem a isoenzima CYP3A4 (como cimetidina) podem aumentar a sua meia-vida.

A zaleplona é um hipnótico não benzodiazepínico oral, similar ao zolpidem. Contudo, a zaleplona causa menos efeitos residuais nas funções psicomotoras e cognitivas, em comparação ao zolpidem ou aos benzodiazepínicos. Isso pode ser em razão da sua rápida eliminação, com uma meia-vida de cerca de 1 hora. A zaleplona é biotransformada pelo CYP3A4.

Eszopiclona é um hipnótico não benzodiazepínico oral que também atua no receptor BZ1, eficaz contra insônia por até 6 meses. É rapidamente absorvido (tempo para o pico de 1 hora), extensamente biotransformado, por oxidação e desmetilação, pelo sistema CYP450, e excretado principalmente na urina. A sua meia-vida de eliminação é de cerca de 6 horas.

Quando comparados aos benzodiazepínicos, nas dosagens hipnóticas usuais, os fármacos zolpidem, zaleplona e eszopiclona não alteram significativamente os vários estágios do sono e, portanto, costumam ser os hipnóticos preferidos (WHALEN; FINKEL; PANAVELLI, 2016).

Agonistas de receptor de melatonina

Ramelteona é indicada para o tratamento da insônia caracterizada pela dificuldade de "começar" a dormir.

Efeitos adversos, precauções e contraindicações

Benzodiazepínicos

Sedação e confusão são os efeitos adversos mais comuns dos benzodiazepínicos. Em doses elevadas, pode interferir em atividades que exigem coordenação motora fina, como dirigir automóvel ou operar maquinas. Tais fármacos podem causar comprometimento cognitivo (diminuição da evocação de memória e da retenção de novos conhecimentos). Outros efeitos colaterais relativamente comuns dos benzodiazepínicos são fraqueza, dor de cabeça, visão borrada, vertigem, náuseas e vômitos, desconforto epigástrico e diarreia; são muito mais raras as dores articulares e torácicas e a incontinência (BRUNTON; CHABNER; KNOLLMANN, 2016).

Os benzodiazepínicos devem ser usados com cautela em pacientes com doença hepática. Eles devem ser evitados em pacientes com glaucoma de ângulo fechado agudo. Álcool e outros depressores do SNC potencializam seus efeitos sedativo-hipnóticos.

Todos os benzodiazepínicos atravessam a placenta e podem deprimir o SNC do neonato, se forem administrados antes do parto. O uso dos benzodiazepínicos não é recomendado durante a gestação. Os lactantes também podem ser expostos aos benzodiazepínicos pelo leite materno (BRUNTON; CHABNER; KNOLLMANN, 2016).

> **Fique atento**
>
> Os benzodiazepínicos devem ser reservados para a ansiedade grave e não devem ser usados para lidar com o estresse da vida diária, pois, em razão do potencial de viciar, eles devem ser usados somente por pouco tempo. No entanto, os benzodiazepínicos são consideravelmente menos perigosos do que os ansiolíticos e hipnóticos mais antigos. Como resultado, as doses excessivas raramente são letais, a menos que outros depressores do SNC, como etanol, sejam ingeridos simultaneamente (WHALEN; FINKEL; PANAVELLI, 2016).

Barbitúricos

No SNC, os barbitúricos causam sonolência, dificuldade de concentração e lassidão. Também estão relacionados com "ressaca farmacológica" e dependência física. A retirada abrupta dos barbitúricos causa síndrome de abstinência, caracterizada por tremores, ansiedade, náuseas, convulsões, delírio e parada cardíaca, podendo levar o paciente à morte. Também é extremamente preocupante a intoxicação causada por superdosagem de barbitúricos, pois está relacionada à depressão respiratória, depressão cardiovascular e choque. O manejo envolve lavagem gástrica (se foi recentemente ingerido) e suporte ventilatório. A alcalinização da urina auxilia na eliminação do fármaco do organismo (BRUNTON; CHABNER; KNOLLMANN, 2016).

Quando administrados por via oral, em doses sedativas ou hipnóticas, os barbitúricos não produzem efeitos cardiovasculares significativos, exceto por uma leve diminuição da pressão arterial e da frequência cardíaca, tal como ocorre no sono normal.

Em pacientes que fazem uso de fenobarbital, podem ocorrer reações alérgicas, especialmente em pessoas com asma, urticária, angioedema ou condições similares. As reações de hipersensibilidade incluem tumefações localizadas, particularmente das pálpebras, bochechas ou lábios, e dermatite eritematosa. Raramente, o fenobarbital pode causar dermatite esfoliativa potencialmente fatal; a erupção cutânea pode associar-se a febre, delírio e notáveis alterações degenerativas do fígado e de outros órgãos parenquimatosos.

Os barbitúricos atravessam facilmente a placenta e podem deprimir o feto, portanto, são contraindicados na gestação. O fenobarbital pode deprimir o desenvolvimento cognitivo em crianças e diminuir o desempenho cognitivo em adultos. Portanto, deve ser usado apenas se outros tratamentos falharem.

Por aumentarem a síntese de porfirinas, os barbitúricos estão absolutamente contraindicados para pacientes com história de porfiria intermitente aguda, porfiria variegada, coproporfiria hereditária ou porfiria sintomática (BRUNTON; CHABNER; KNOLLMANN, 2016).

O uso concomitante de fenobarbital e álcool é uma associação letal, podendo causar depressão respiratória e morte.

> **Fique atento**
>
> Mesmo em doses terapêuticas, os sedativo-hipnóticos podem produzir significativa depressão respiratória em pacientes com doença pulmonar. Os efeitos sobre a respiração têm relação com a dose, sendo a depressão do centro respiratório medular a causa mais comum de morte por causa da superdosagem de sedativo-hipnóticos. Os efeitos sobre os sistemas respiratório e cardiovascular são mais marcantes quando os sedativo-hipnóticos são administrados por via intravenosa.

Agonistas benzodiazepínicos

Os efeitos adversos do zolpidem incluem pesadelos, agitação, amnésia anterógrada, cefaleia, distúrbios gastrintestinais, tonturas e sonolência diurna (WHALEN; FINKEL; PANAVELLI, 2016). A zaleplona causa menos efeitos residuais nas funções psicomotoras e cognitivas em comparação ao zolpidem ou aos benzodiazepínicos.

Agonistas de receptor de melatonina

Ramelteona tem potencial de abuso mínimo e não foi observada evidência de dependência ou efeito de abstinência. Por isso, pode ser administrada por longos períodos. Os efeitos adversos incluem tonturas, fadiga e sonolência. A ramelteona pode aumentar os níveis de prolactina (BRUNTON; CHABNER; KNOLLMANN, 2016). Tem dados de segurança e considera-se que não apresenta risco de comprometimento cognitivo quando comparada com os demais fármacos sedativo-hipnóticos anteriormente apresentados.

Exercícios

1. Maria, uma estudante de 18 anos, foi assaltada no percurso entre sua casa e a faculdade. Então, resolveu procurar auxílio médico, pois vinha apresentando episódios de transtorno de estresse pós-traumático. O médico a aconselhou a fazer psicoterapia e prescreveu alprazolam, um benzodiazepínico. Com relação aos aspectos farmacológicos dos benzodiazepínicos, qual das seguintes afirmativas está correta?
 a) Os benzodiazepínicos abrem diretamente os canais de cloreto.
 b) Os benzodiazepínicos têm efeito analgésico.
 c) A melhora clínica da ansiedade exige duas a quatro semanas de tratamento com benzodiazepínicos.
 d) Os benzodiazepínicos apresentam efeito anticonvulsivante por meio do bloqueio de receptores NMDA.
 e) Os benzodiazepínicos são usados como medicação adjuvante na anestesia em razão de efeito miorrelaxante e hipnótico.

2. Com relação aos fármacos sedativo-hipnóticos com propriedades anticonvulsivantes, qual das seguintes afirmativas está correta?
 a) O fenobarbital tem propriedades analgésicas.
 b) O fenobarbital inibe o sistema enzimático CYP450 e está envolvido em interações medicamentosas.
 c) O clonazepam inibe o sistema enzimático CYP450 e está envolvido em interações medicamentosas.
 d) O fenobarbital é útil no tratamento da porfiria intermitente aguda.
 e) O fenobarbital causa depressão respiratória, que é potencializada pela ingestão concomitante de álcool.

3. Qual dos seguintes sedativo-hipnóticos é agonista do receptor de melatonina como mecanismo de indução do sono?
 a) Zolpidem.
 b) Zopiclona.
 c) Zaleplona.
 d) Ramelteona.

e) Difenidramina.
4. Muitos fármacos sedativo-hipnóticos são associados com comprometimento cognitivo, incluindo prejuízo à memória.
   I. Zolpidem.
   II. Alprazolam.
   III. Fenobarbital.
   IV. Ramelteona.
   Quais dos seguintes fármacos podem causar comprometimento cognitivo, incluindo problemas de memória, quando usados nas doses recomendadas?
   a) Os fármacos I, II, e III estão associados ao comprometimento cognitivo.
   b) Os fármacos I, II e IV estão associados ao comprometimento cognitivo.
   c) Os fármacos II, III e IV estão associados ao comprometimento cognitivo.
   d) Somente o fármaco III está associado ao comprometimento cognitivo.
   e) Todos os fármacos listados estão associados ao comprometimento cognitivo.
5. Qual dos seguintes fármacos é o melhor para ser usado na unidade de emergência para pacientes suspeitos de terem recebido ou ingerido dose excessiva de benzodiazepínico?
   a) Diazepam.
   b) Ramelteona.
   c) Flumazenil.
   d) Fenobarbital.
   e) Naloxona.

Referências

BRUNTON, L. L.; CHABNER, B. A.; KNOLLMANN, B. C. *As bases farmacológicas da terapêutica de Goodman & Gilman*. 12. ed. Porto Alegre: AMGH, 2016.

KATZUNG, B. G.; TREVOR, A. J. *Farmacologia básica e clínica*. 13. ed. Porto Alegre: AMGH, 2017. (Lange).

WHALEN, K.; FINKEL, R.; PANAVELLI, T. A. *Farmacologia ilustrada*. 6. ed. Porto Alegre: Artmed, 2016.

Leituras recomendadas

FUCHS, F. D.; WANNMACHER, L. *Farmacologia clínica*: fundamentos da terapêutica racional. 5. ed. Rio de Janeiro: Guanabara Koogan, 2017.

LÜLLMANN, H.; MOHR, K.; HEIN, L. *Farmacologia*: texto e atlas. 7. ed. Porto Alegre: Artmed, 2017.

PANUS, P. C. et al. *Farmacologia para fisioterapeutas*. Porto Alegre: AMGH, 2011.

SILVA, P. *Farmacologia*. 8. ed. Rio de Janeiro: Guanabara Koogan, 2010.

Farmacologia dos antidepressivos

Objetivos de aprendizagem

Ao final deste texto, você deve apresentar os seguintes aprendizados:

- Explicar o mecanismo de ação e os usos terapêuticos das diferentes classes de fármacos antidepressivos.
- Identificar os efeitos adversos dos fármacos antidepressivos.
- Descrever interações medicamentosas envolvendo os antidepressivos.

Introdução

A depressão constitui-se como uma das doenças mentais mais comum, na qual em torno de 15% da população pode apresentar pelo menos um episódio em algum momento de sua vida, sendo que a mulher apresenta maior propensão. A depressão, em geral, é classificada como **transtorno depressivo maior** ou **depressão maior** (depressão unipolar) ou **depressão bipolar** (doença maníaco-depressiva) (BRUNTON; CHABNER; KNOLLMANN, 2016). Neste capítulo, serão abordados os aspectos farmacológicos de fármacos úteis no tratamento da depressão maior.

As classes de fármacos utilizados para tratar a depressão incluem inibidores seletivos da recaptação de serotonina (ISRSs), inibidores da recaptação de serotonina e norepinefrina (IRSNs), antidepressivos atípicos, antidepressivos tricíclicos (ADTs) e inibidores da monoaminoxidase (IMAOs). Outras condições para as quais alguns antidepressivos são usados incluem transtorno do pânico, transtorno obsessivo-compulsivo (TOC), transtorno afetivo bipolar, dor crônica e enurese (BRUNTON; CHABNER; KNOLLMANN, 2016; KATZUNG; TREVOR, 2017).

Vale ressaltar, ainda, que os antidepressivos são comumente prescritos com outros medicamentos psicotrópicos e não psicotrópicos e, portanto, existe a probabilidade de interações medicamentosas com todos os antidepressivos, porém, as mais graves envolvem os IMAOs e, em menor grau, os ADTs. Nesse contexto, apesar da segurança relativa da maioria dos agentes antidepressivos, o uso racional dessa classe de medicamentos requer uma clara compreensão do mecanismo de ação, das reações adversas e das potenciais interações medicamentosas.

Fármacos antidepressivos

Observa-se na prática clínica que a maioria dos fármacos antidepressivos aumenta, de forma direta ou indireta, as ações da norepinefrina (NE)e/ou serotonina (5-HT) no sistema nervoso central (SNC), o que corrobora a **teoria das aminas biogênicas,** que propõe a hipótese de que a depressão é devida a uma diminuição de serotonina e NE no SNC (BRUNTON; CHABNER; KNOLLMANN, 2016).

Os medicamentos mais comumente usados, muitas vezes denominados de antidepressivos de segunda geração, são os **ISRSs** e os **IRSNs**, que têm maior eficácia e segurança em relação à maioria dos medicamentos mais antigos, ou seja, os **ADTs** e os **IMAOs**. Mais recentemente, foram disponibilizados os inibidores relativamente seletivos da recaptação de NE (como maprotilina) e **antidepressivos atípicos**, que diferem quanto à estrutura química e ao modo de ação, quando comparados aos ADTs e ISRSs.

De forma geral, o modo de ação dos antidepressivos está relacionado ao aumento da neurotransmissão noradrenérgica ou serotoninérgica. De fato, sabe-se que no caso da neurotransmissão das monoaminas (NE e 5-HT), a recaptação do transmissor é o principal mecanismo pelo qual a neurotransmissão é encerrada. Portanto, a inibição da recaptação pode aumentar a neurotransmissão, presumivelmente diminuindo a depuração do transmissor da sinapse e prolongando o tempo de permanência do transmissor na sinapse (Figura 1).

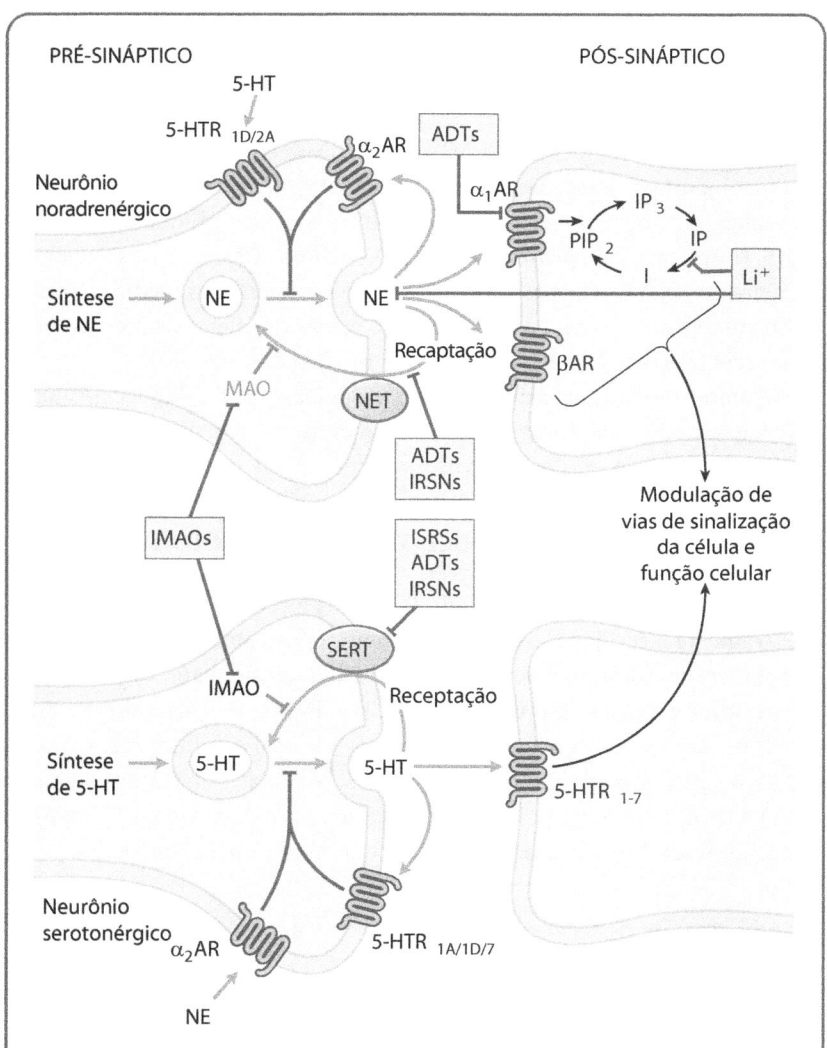

Figura 1. Locais de ação dos antidepressivos. Esquema que representa as terminações nervosas noradrenérgicas (no alto) e serotoninérgicas (embaixo). ISRSs, IRSNs e ADTs aumentam a neurotransmissão noradrenérgica ou serotoninérgicas bloqueando o transportador de NE ou 5-HT nos terminais pré-sinápticos (NET, SERT). Os IMAOs inibem o catabolismo da NE e da 5-HT. Alguns antidepressivos, como a trazodona e fármacos relacionados, têm efeitos diretos nos receptores serotoninérgicos, que contribuem para seus efeitos clínicos.
Fonte: Brunton, Chabner e Knollmann (2016, p. 399).

Observe na Figura 1 anterior que os inibidores da recaptação inibem tanto o transportador neuronal de serotonina (SERT) quanto o transportador neuronal de NE (NET), ou ambos. Da mesma maneira, os fármacos de primeira geração, que incluem IMAOs e ADTs, também aumentam a neurotransmissão monoaminérgica: os IMAOs inibem o metabolismo da monoamina e, assim, aumentam o armazenamento do neurotransmissor nos grânulos secretores; os ADTs inibem a captação de 5-HT e NE. Embora eficazes, esses agentes de primeira geração apresentam efeitos colaterais e interações medicamentosas e alimentares que limitam a sua utilização relativamente aos antidepressivos mais recentes (BRUNTON; CHABNER; KNOLLMANN, 2016).

Vejamos, a seguir, os aspectos farmacológicos, incluindo mecanismo de ação, efeitos adversos e interações medicamentosas envolvendo as diferentes classes de fármacos antidepressivos.

Inibidores seletivos da recaptação de serotonina

Os ISRSs constituem um grupo de fármacos antidepressivos que inibem seletivamente a recaptação da 5-HT e como representantes de tal classe temos **fluoxetina** (protótipo do grupo), **sertralina**, **citalopram**, **escitalopram**, **fluvoxamina** e **paroxetina** (BRUNTON; CHABNER; KNOLLMANN, 2016).

Esses fármacos são bem absorvidos por via oral e sofrem metabolismo hepático, tendo meias-vidas de 18 a 24 horas. No entanto, a fluoxetina forma um metabólito ativo com meia-vida de vários dias. A dosagem de todos os ISRSs deve ser diminuída em pacientes com insuficiência hepática.

Mecanismo de ação

Os ISRSs bloqueiam a recaptação de 5-HT, levando, assim, ao aumento da concentração do neurotransmissor na fenda sináptica (Figura 1). Em geral, precisam de duas semanas para produzir melhora significativa no humor e o benefício máximo pode demorar até 12 semanas ou mais.

Usos terapêuticos

O principal uso terapêutico dos ISRSs é no tratamento da depressão, para a qual eles são tão eficazes quanto os ADTs. Também são úteis em outros distúrbios psiquiátricos, incluindo TOC, transtornos de pânico, de ansiedade generalizada, de estresse pós-traumático, de ansiedade social e disfórico pré-menstrual, além de bulimia nervosa (para a qual apenas a fluoxetina está aprovada) (WHALEN; FINKEL; PANAVELLI, 2016).

Efeitos adversos

Embora os ISRSs apresentem efeitos adversos menos graves do que os ADTs e os IMAOs, eles não são isentos de efeitos adversos, como cefaleia, sudorese, ansiedade e agitação, náuseas, êmese, diarreia, fraqueza e cansaço. Disfunções sexuais, incluindo perda de libido, ejaculação retardada e anorgasmia, são comuns com os ISRSs. O manejo de tais efeitos pode ser realizado por meio da troca por outro antidepressivo (como bupropiona ou mirtazapina).

> **Fique atento**
>
> Os ISRSs podem causar, ainda, hiponatremia, especialmente em pacientes idosos e naqueles cuja volemia esteja diminuída ou que estejam fazendo uso de diuréticos (WHALEN; FINKEL; PANAVELLI, 2016).

Por outro lado, vale ressaltar que a vantagem farmacológica do uso dos ISRSs, em especial a fluoxetina, quando comparada ao uso da amitriptilina, que é um ADT, está principalmente na ausência de efeitos adversos cardiovasculares e autonômicos periféricos, tais como boca seca, visão turva e retenção urinária. Além disso, ao contrário dos ADTs, que têm múltiplos efeitos graves e potencialmente fatais em uma superdose, os ISRSs têm relativamente poucos efeitos tóxicos graves e um potencial muito baixo de fatalidade em uma superdose.

Interações medicamentosas

A fluoxetina e a paroxetina são potentes inibidores da isoenzima CYP450 (CYP2D6), e quando administradas com outros fármacos simultaneamente induzem interações medicamentosas, com a consequente diminuição da metabolização dos outros fármacos (ADTs, antipsicóticos e alguns antiarrítmicos e β-antagonistas adrenérgicos). A inibição da CYP2D6 pode resultar em aumentos desproporcionais nas concentrações plasmáticas de fármacos metabolizados pelo CYP2D6, quando as doses desses fármacos são aumentadas (BRUNTON; CHABNER; KNOLLMANN, 2016; KATZUNG; TREVOR, 2017).

A fluvoxamina inibe diretamente CYP1A2 e CYP2C19; a fluoxetina e a fluvoxamina também inibem CYP3A4.

A fluoxetina apresenta diversas interações farmacocinéticas e farmacodinâmicas. Ela é um inibidor da CYP450 2D6 e, portanto, pode inibir o metabolismo do propranolol e de outros β-bloqueadores, dos analgésicos opioides, como tramadol, metadona, codeína e oxicodona, e muitos outros fármacos. Essa inibição do metabolismo pode resultar em níveis plasmáticos bem mais altos do fármaco administrado concomitantemente, levando a um aumento das reações adversas associadas ao fármaco. A combinação de tramadol com fluoxetina tem sido associada, em certas ocasiões, a uma síndrome serotoninérgica, caracterizada por diaforese, instabilidade autônoma, mioclonia, convulsões e coma.

Outra interação medicamentosa importante com ISRSs ocorre por meio de um mecanismo farmacodinâmico com os antidepressivos IMAOs, pois estes potencializam os efeitos dos ISRSs em razão da inibição do metabolismo da 5-HT. A administração desses fármacos em conjunto pode produzir aumentos na concentração de 5-HT cerebral extracelular, levando à síndrome serotoninérgica. Os sintomas da síndrome incluem hipertermia, rigidez muscular, mioclonias, tremores, instabilidade autonômica, confusão, irritabilidade e agitação, o que pode evoluir para coma e morte. O tratamento inclui a suspensão de todos os fármacos serotoninérgicos, a administração de antagonistas não seletivos de 5-HT e medidas de suporte (BRUNTON; CHABNER; KNOLLMANN, 2016).

Fique atento

Como os IMAOs atualmente disponíveis ligam-se de maneira irreversível à monoaminoxidase (MAO) e bloqueiam o metabolismo enzimático de neurotransmissores monoaminérgicos (NE e 5-HT), os ISRSs não devem ser iniciados pelo menos até 14 dias após a descontinuação do tratamento com um IMAO para que haja tempo hábil para a síntese de MAO nova. Assim, para todos os ISRSs, exceto a fluoxetina, devem se passar 14 dias até o início do tratamento com um IMAO após o término do tratamento com um ISRSs. Como o metabólito ativo norfluoxetina tem uma meia-vida de uma a duas semanas, devem se passar pelo menos cinco semanas entre a suspensão da fluoxetina e o início de IMAO (BRUNTON; CHABNER; KNOLLMANN, 2016).

Inibidores da recaptação de serotonina e norepinefrina

Quatro medicamentos com estrutura não tricíclica que inibem a recaptação tanto de 5-HT quanto NE foram aprovados para uso nos EUA para tratamento da depressão, transtornos de ansiedade e dor: a **venlafaxina** e seu metabólito demetilado, **desvenlafaxina**, **duloxetina** e **milnaciprano** (também denominado levomilnaciprana, aprovado apenas para dor da fibromialgia nos EUA) (BRUNTON; CHABNER; KNOLLMANN, 2016).

Mecanismo de ação

De forma geral, o mecanismo de ação dos fármacos IRSNs envolve a inibição da recaptação de 5-HT e NE (Figura 1) (BRUNTON; CHABNER; KNOLLMANN, 2016).

Em doses terapêuticas, a venlafaxina é um potente inibidor da captação de 5-HT, porém, em altas dosagens, é inibidor da captação de NE.

A duloxetina inibe a captação de 5-HT e NE em todas as dosagens. Ela é extensamente biotransformada no fígado em metabólitos inativos e deve ser evitada em pacientes com disfunção hepática.

Usos terapêuticos

Em geral, os fármacos IRSNs são úteis em casos de depressão não responsiva aos ISRSs e também são usados em pacientes depressivos com quadro de dor crônica, como dor lombar ou muscular, neuropática, etc. Os usos não aprovados incluem incontinência urinária por estresse (duloxetina), autismo, transtornos de compulsão alimentar, rubores, síndromes álgicas, distúrbios disfóricos pré-menstruais e transtorno do estresse pós-traumático (venlafaxina) (BRUNTON; CHABNER; KNOLLMANN, 2016; KATZUNG; TREVOR, 2017).

Efeitos adversos

Os IRSNs, apresentam vantagem sobre os ADTS, pois têm pouca atividade em receptores adrenérgicos α, bem como pouca atividade em receptores muscarínicos ou histamínicos.

Os efeitos adversos mais comuns da venlafaxina e da desvenlafaxina são náuseas, cefaleia, disfunções sexuais, tonturas, insônia, sedação e constipação. Em doses elevadas, pode ocorrer aumento da pressão arterial e da frequência cardíaca.

Efeitos adversos gastrointestinais são comuns com a duloxetina, incluindo náuseas, xerostomia e constipação. Insônia, tonturas, sonolência, sudorese e disfunção sexual também são observadas. A duloxetina pode aumentar a pressão arterial e a frequência cardíaca. A duloxetina é extensamente biotransformada no fígado em metabólitos inativos e, portanto, deve ser evitada em pacientes com disfunção hepática.

Um dos cuidados no emprego de terapia antidepressiva com venlafaxina e duloxetina está relacionado à retirada da medicação, que deve ser gradual, pois há o risco de causar "síndrome de descontinuação dos antidepressivos" se o tratamento for suspenso de modo súbito, desencadeando cefaleia, irritabilidade, nervosismo e insônia (BRUNTON; CHABNER; KNOLLMANN, 2016; KATZUNG; TREVOR, 2017).

Interações medicamentosas

Duloxetina é um inibidor moderado da isoenzima CYP2D6 e pode aumentar a concentração de fármacos biotransformados por essa via, como os antipsicóticos. Importante considerar possível interação entre IRSN e IMAO. Embora seja sugerido um período de 14 dias para o término do tratamento com IMAO e o início do tratamento com venlafaxina, um intervalo de apenas sete dias após a suspensão da venlafaxina é considerado seguro antes de iniciar um IMAO. A duloxetina tem um intervalo semelhante para início após a terapia com IMAO, mas requer um período de espera de apenas cinco dias para iniciar o tratamento com IMAO após o término da duloxetina (BRUNTON; CHABNER; KNOLLMANN, 2016).

Antidepressivos tricíclicos

Os ADTs e os IMAOs foram os primeiros antidepressivos a serem empregados na clínica no tratamento da depressão (BRUNTON; CHABNER; KNOLLMANN, 2016).

Os ADTs incluem as aminas terciárias **imipramina** (o protótipo do grupo), **amitriptilina, clomipramina, doxepina** e **trimipramina**, e as aminas secundárias, **desipramina** e **nortriptilina** e **protriptilina. Maprotilina** e **amoxapina** são antidepressivos de estrutura tetracíclica, porém, comumente são incluídos na classe geral dos ADTs (WHALEN; FINKEL; PANAVELLI, 2016).

Os ADTs são bem-absorvidos por via oral e se distribuem amplamente pelo SNC em razão da alta lipossolubilidade. São excretados como metabolitos inativos na urina.

Mecanismo de ação

O mecanismo de ação dos ADTs envolve a inibição dos mecanismos de recaptação de NE e 5-HT, responsável pelo término das ações sinápticas da NE e 5-HT no cérebro. Dessa forma, tal ação produz um aumento das ações dos neurotransmissores nos receptores pós-sinápticos e, consequentemente, aumento da neurotransmissão noradrenérgica e serotoninérgica (Figura 1). Além disso, os ADTs também bloqueiam os receptores serotoninérgicos, α-adrenérgicos, histamínicos e muscarínicos, porém ainda não se conhece exatamente quais os benefícios relacionados à atividade antidepressiva de tais fármacos. Por outro lado, as ações dos ADTs nesses receptores são responsáveis por muitos dos seus efeitos adversos (BRUNTON; CHABNER; KNOLLMANN, 2016).

Maprotilina e desipramina são inibidores relativamente seletivos da recaptação de NE, e a amoxapina também bloqueia os receptores 5-HT$_2$ e os receptores dopaminérgicos do tipo D$_2$ (WHALEN; FINKEL; PANAVELLI, 2016).

Usos terapêuticos

Os ADTs são eficazes no tratamento de depressão moderada e grave. Alguns pacientes com transtorno de pânico também respondem aos ADTs. Os ADTs, particularmente a amitriptilina, têm sido usados para auxiliar a prevenção da enxaqueca e tratar síndromes de dor crônica (por exemplo, dor neuropática). Baixas dosagens de ADT, especialmente doxepina, podem ser usadas contra insônia (WHALEN; FINKEL; PANAVELLI, 2016).

Os ADTs melhoram o humor e o alerta mental, aumentam a atividade física e reduzem a preocupação mórbida de 50 a 70% dos indivíduos com depressão. No entanto, o início da melhora do humor é lento, levando em torno de 2 semanas entre o início do tratamento e a obtenção do efeito farmacológico (BRUNTON; CHABNER; KNOLLMANN, 2016).

Efeitos adversos

Os antidepressivos tricíclicos apresentam inúmeros efeitos adversos em razão da ação em outros neurotransmissores:

a) bloqueio dos receptores colinérgicos muscarínicos causa visão turva, xerostomia (boca seca), retenção urinária, taquicardia, constipação e agravamento do glaucoma de ângulo fechado;
b) bloqueio dos receptores α-adrenérgicos causa hipotensão ortostática, tonturas e taquicardia reflexa; e
c) bloqueio dos receptores H1 histamínicos causa sedação, que pode ser significativa, especialmente durante as primeiras semanas do tratamento.

Além disso, os ADTs estão relacionados com o aumento de peso. Também estão relacionados à disfunção sexual, porém em uma minoria de pacientes, e a incidência é menor do que a associada com o ISRSs. Os ADTs podem agravar certas condições médicas, como hiperplasia prostática benigna, epilepsia e arritmias preexistentes.

Os ADTs, assim como todos os antidepressivos, devem ser usados com cautela nos pacientes com transtorno bipolar, mesmo durante seu estado depressivo, pois podem causar alteração para comportamento maníaco (BRUNTON; CHABNER; KNOLLMANN, 2016; WHALEN; FINKEL; PANAVELLI, 2016).

Interações medicamentosas

Os fármacos ADTs são metabolizados pelo sistema microssomal hepático e, portanto, sua metabolização é susceptível à variação em razão de possíveis interações medicamentosas, quando administrados simultaneamente com fármacos indutores ou inibidores enzimáticos (Figura 2). Os ADTs interagem com os antidepressivos IMAOs e podem causar hipertensão, hiperpirexia, convulsões e coma. A interação com depressores do SNC pode desencadear um quadro de sedação intensa (WHALEN; FINKEL; PANAVELLI, 2016).

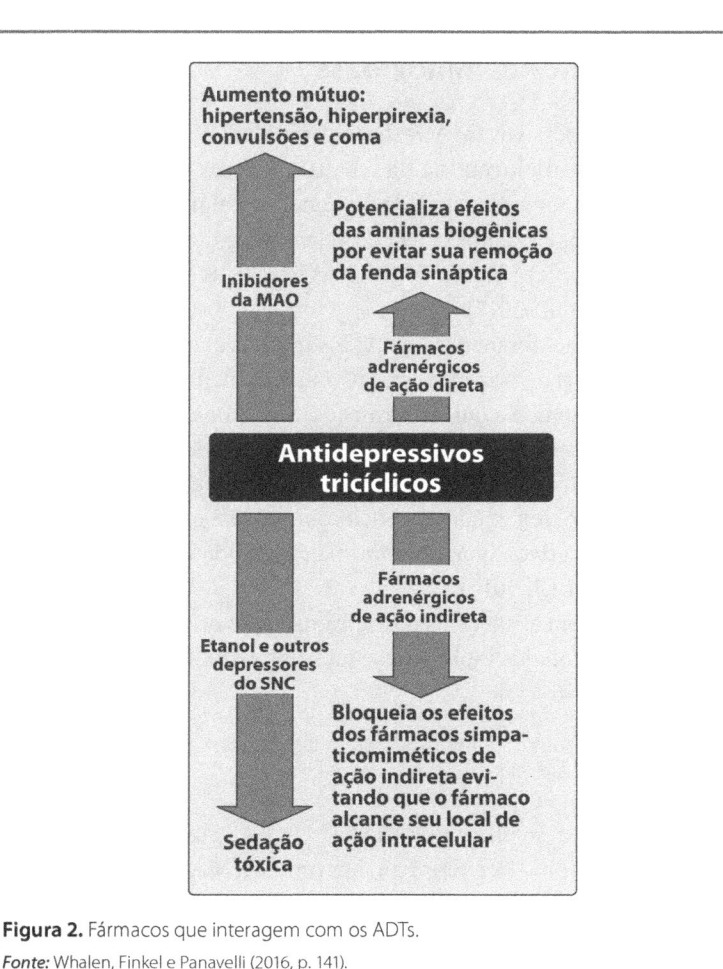

Figura 2. Fármacos que interagem com os ADTs.
Fonte: Whalen, Finkel e Panavelli (2016, p. 141).

Ainda, os fármacos que inibem CYP2D6, como ISRSs, podem aumentar as exposições plasmáticas de ADTs. Outros fármacos que podem atuar de maneira semelhante são os agentes antipsicóticos com a fenotiazina, fármacos antiarrítmicos tipo 1C e outros fármacos com efeitos antimuscarínicos, anti-histamínicos e antagonistas α-adrenérgicos. Os ADTs podem potencializar as ações das aminas simpatomiméticas e não devem ser usados concomitantemente com IMAOs ou em um período de 14 dias após a suspensão dos IMAOs.

Inibidores da monoaminoxidase

Os fármacos antidepressivos IMAOs disponíveis atualmente na clínica médica são a **fenelzina**, a **tranilcipromina** e a **selegelina**. Esses fármacos apresentam efeito pronunciado sobre a capacidade do organismo em metabolizar monoaminas endógenas (por exemplo, 5-HT, NE e DA) e monoaminas exógenas (por exemplo, tiramina) (BRUNTON; CHABNER; KNOLLMANN, 2016; KATZUNG; TREVOR, 2017).

Mais recentemente, foram desenvolvidos inibidores reversíveis e seletivos de MAO-A e MAO-B e esses fármacos têm menos efeitos colaterais e menos interações com alimentos e outros fármacos. Selegilina, inibidor seletivo da MAO-B, é utilizado no tratamento da doença de Parkinson; os inibidores seletivos da MAO-A, como a moclobemida, são antidepressivos eficazes. Os IMAOs (por exemplo, fenelzina e tranilcipromina) têm estrutura similar à das anfetaminas, sendo ativos quando administrados por via oral (WHALEN; FINKEL; PANAVELLI, 2016).

Os IMAOs são bem absorvidos por administração oral, são biotransformados no fígado e excretados rapidamente na urina (BRUNTON; CHABNER; KNOLLMANN, 2016).

Mecanismo de ação

O mecanismo de ação envolve a inibição da MAO-A, enzima responsável pela metabolização de NE, 5-HT e tiramina, bem como a MAO-B, que metaboliza a dopamina.

A maioria dos IMAOs, como a fenelzina, forma complexos estáveis com a enzima, causando inativação irreversível. Isso resulta em aumento dos estoques de NE, 5-HT e dopamina no interior dos neurônios e subsequente difusão do excesso de neurotransmissor para a fenda sináptica (Figura 3) (WHALEN; FINKEL; PANAVELLI, 2016).

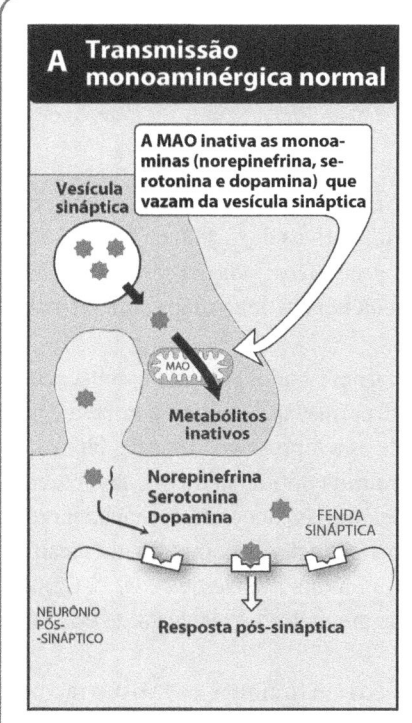

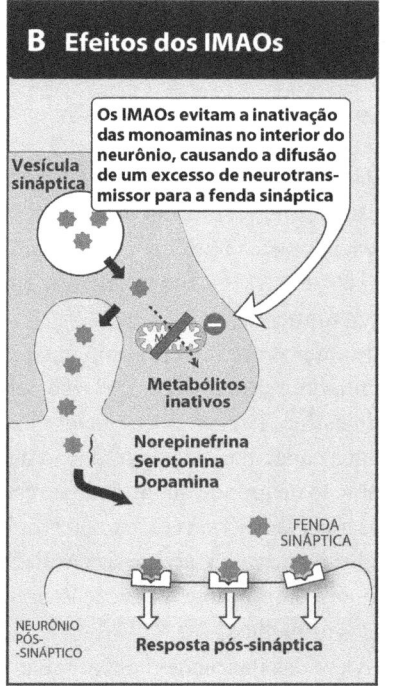

Figura 3. Mecanismo de ação dos IMAOs.
Fonte: Whalen, Finkel e Panavelli (2016, p. 142).

Usos terapêuticos

Os IMAOs são indicados para pacientes deprimidos que não respondem ou são alérgicos aos ADTs ou que apresentam forte ansiedade. Em razão do risco de interações entre fármacos e entre fármaco e alimentos, os IMAO são considerados os fármacos de última escolha em vários centros de tratamento (WHALEN; FINKEL; PANAVELLI, 2016).

Efeitos adversos

Os IMAOs são indicados somente em casos de pacientes não responsivos a outras classes de antidepressivos anteriormente descritos, pois eles apresentam reações adversas graves e imprevisíveis e há riscos de interações medicamentosas, principalmente interações fármaco-alimentos. Pode causar hipotensão ortostática (BRUNTON; CHABNER; KNOLLMANN, 2016).

Interações medicamentosas

Esses fármacos inibem a MAO não só no cérebro, mas também no fígado e no intestino, onde catalisam desaminações oxidativas de fármacos e substâncias potencialmente tóxicas, como a tiramina, que é encontrada em certos alimentos. Por isso, os IMAOs mostram elevada incidência de interações com fármacos e com alimentos.

Inúmeros alimentos, como queijos, carne, fígado, peixes em conserva ou defumado e vinho tinto, são ricos em tiramina, que é inativada pela MAO no intestino. Pacientes que fazem uso de antidepressivos IMAOs têm diminuída a capacidade de degradação da tiramina obtida na dieta e favorecem a liberação de grande quantidade de catecolaminas, podendo desencadear uma crise hipertensiva severa, caracterizada por agitação psicomotora, taquicardia, rigidez no pescoço, arritmias cardíacas e convulsões. Nesse cenário, é extremamente importante a educação do paciente quanto à restrição do consumo de tais alimentos.

Além das interações com alimentos ricos em tiramina, os IMAOs também interagem com antidepressivos ISRSs e, portanto, não devem ser usados concomitantemente, pois há o risco de síndrome serotoninérgica que pode ser fatal. É necessário interromper o uso de IMAOs pelo menos seis semanas antes do início da administração de ISRSs e vice-versa. A interação entre IMAO e bupropiona pode causar convulsões (BRUNTON; CHABNER; KNOLLMANN, 2016; WHALEN; FINKEL; PANAVELLI, 2016).

Importante destacar que um grande número de interações medicamentosas leva a contraindicações para o uso simultâneo com IMAOs. Depressores do SNC, como meperidina e outros narcóticos, álcool e agentes anestésicos, não devem ser usados com IMAOs. A meperidina e outros agonistas opioides em combinação com IMAOs também induzem a síndrome da serotoninérgica. Como discutido anteriormente, os ISRSs e os IRSNs são contraindicados em pacientes sob tratamento com IMAOs, e vice-versa, para evitar a síndrome serotoninérgica. De modo geral, outros antidepressivos, como ADTs e bupropiona também devem ser evitados em pacientes que estão tomando IMAO.

Antidepressivos atípicos

Antidepressivos atípicos constituem um grupo de fármacos que diferem na estrutura química e no mecanismo de ação, não estando relacionados aos ADTs ou ISRSs, mas que, por outro lado, têm demonstrado melhor perfil de eficácia e efeitos adversos, quando comparados a tais classes de fármacos. Exemplos de antidepressivos atípicos incluem **bupropiona, mirtazapina, trazodona, nefazodona, vilazodona** e **vortioxetina** (BRUNTON; CHABNER; KNOLLMANN, 2016).

Mecanismo de ação

A bupropiona promove efeito antidepressivo por meio de fraca inibição de recaptação da NE e também inibe recaptação de dopamina (ação que leva a redução na compulsão e diminui síndrome de abstinência à nicotina).

O efeito antidepressivo da mirtazapina está associado ao bloqueio de receptores adrenérgicos α_2 pré-sinápticos, o que resulta no aumento da neurotransmissão da 5-HT e da NE. Seu efeito antidepressivo também está relacionado ao bloqueio de receptores 5-HT2. Trazodona e nefazodona são fracos inibidores da recaptação de 5-HT, porém, sua atividade antidepressiva está relacionada ao bloqueio de receptores 5-HT_2.

Vilazodona é um inibidor da recaptação de 5-HT e um agonista parcial em 5-HT_{1A}. O mecanismo de ação sugerido para a vortioxetina é uma combinação de inibição da recaptação de 5-HT, atividade agonista em receptores 5-HT_{1A} e antagonismo 5-HT_3 e 5-HT_7.

Usos terapêuticos

A principal indicação terapêutica dos IRSNs é no tratamento da depressão. A bupropiona é usada principalmente para aliviar os sintomas de depressão, mas também é útil para diminuir a fissura por alguma substância e atenuar os sintomas de abstinência da nicotina em pacientes que tentam parar de fumar.

Nefazodona e trazodona são sedativos, provavelmente em razão da potente atividade bloqueadora em receptores histaminérgicos H_1 e, portanto, são usadas comumente para o controle da insônia (BRUNTON; CHABNER; KNOLLMANN, 2016).

Efeitos adversos

Os efeitos adversos da bupropiona incluem boca seca, sudorese, irritabilidade e pouca incidência de disfunções sexuais. O uso da bupropiona é contraindicado para pacientes epilépticos, pois apresenta risco de convulsões, e pacientes que sofrem de transtornos de alimentação, como bulimia.

Devido a ação anti-histamínica, a mirtazapina causa sedação, porém, é desprovido de ação antimuscarínica e não interfere na função sexual, sendo recomendado como alternativa terapêutica no manejo da depressão em homens. Em geral, o seu uso acarreta o aumento do apetite e da massa corporal.

Os efeitos adversos da trazodona e da nefazodona incluem sedação. Além disso, a trazodona foi associada ao priapismo e a nefazodona foi associada ao risco de hepatotoxicidade. O perfil de efeitos adversos da vilazodona é similar ao dos ISRSs, incluindo o risco da síndrome de descontinuação se for interrompida abruptamente. Os efeitos adversos comuns da vortioxetina incluem náuseas, êmese e constipação, em razão de seus mecanismos serotoninérgicos (BRUNTON; CHABNER; KNOLLMANN, 2016; WHALEN; FINKEL; PANAVELLI, 2016).

Interações medicamentosas

A bupropiona é biotransformada pela CYP2B6 e o risco de interações entre fármacos é relativamente baixo, considerando que poucas substâncias inibem ou induzem essa enzima. Contudo, a bupropiona pode inibir a CYP2D6 e, assim, aumentar a exposição a substratos dessa isoenzima. Pode ser necessário reduzir a dosagem de trazodona quando administrada juntamente com fármacos que inibem CYP3A4.

O Quadro 1 a seguir apresenta exemplos de interações medicamentosas envolvendo antidepressivos e fármacos metabolizados pelo sistema microssomal hepático, por meio das enzimas do citocromo P450 (CYP450).

Quadro 1. Interações medicamentosas envolvendo antidepressivos e inibidores ou indutores de isoenzimas do citocromo P450

Enzima	Substratos	Inibidores	Indutores
1A2	Antidepressivos tricíclicos de aminas terciárias (ADTs), duloxetina, teofilina, fenacetina, ADTs (desmetilação), clozapina, diazepam e cafeína	Fluvoxamina, fluoxetina, moclobemida e ramelteona	Tabaco e omeprazol
2C19	ADTs, citalopram (parcialmente), varfarina, tolbutamida, fenitoína e diazepam	Fluoxetina, fluvoxamina, sertralina, imipramina, cetoconazol e omeprazol	Rifampicina
2D6	ADTs, benzatropina, perfenazina, clozapina, haloperidol, codeína/oxicodona, risperidona, antiarrítmicos da classe I, β-bloqueadores, trazodona, paroxetina, maprotilina, amoxapina, duloxetina, mirtazapina (parcialmente), venlafaxina e bupropiona	Fluoxetina, paroxetina, duloxetina, hidroxibupropiona, metadona, cimetidina, haloperidol, quinidina e ritonavir	Fenobarbital e rifampicina
3A4	Citalopram, escitalopram, ADTs, glicocorticoides, androgênios/estrogênios, carbamazepina, eritromicina, bloqueadores dos canais de Ca^{2+}, levomilnaciprana, inibidores da protease, sildenafila, alprazolam, triazolam, vincristina/vimblastina, tamoxifeno e zolpidem	Fluvoxamina, nefazodona, sertralina, fluoxetina, cimetidina, fluconazol, eritromicina, inibidores da protease, cetoconazol e verapamil	Barbitúricos, glicocorticoides, rifampicina, modafinila e carbamazepina

Fonte: Lewis (1997).

Exercícios

1. Sr. Kim, de 53 anos, começa a mostrar alterações no humor, está perdendo interesse pelo seu trabalho e tem se preocupado com sentimento de culpa, falta de valor e desesperança. Além dos sintomas psiquiátricos, o paciente se queixa de dores musculares pelo corpo. Exames físicos e laboratoriais nada revelaram de significativo e, após seis semanas de tratamento com fluoxetina, os sintomas do paciente desapareceram. Contudo, ele reclama de disfunção sexual. Qual dos seguintes fármacos deve ser uma alternativa útil para esse paciente?
   a) Fluvoxamina.
   b) Sertralina.
   c) Citalopram.
   d) Mirtazapina.
   e) Amitriptilina.

2. Jonas, um pintor de 47 anos com sintomas de depressão, apresenta glaucoma de ângulo estreito. Qual dos seguintes antidepressivos deve ser evitado no paciente?
   a) Sertralina.
   b) Amitriptilina.
   c) Bupropiona.
   d) Mirtazapina.
   e) Fluvoxamina.

3. Uma mulher de 70 anos apresenta-se no posto de atenção primária à saúde queixando-se de fadiga nas últimas sete semanas. Refere ter dificuldade para adormecer, pouco apetite e perda de 4,5 kg, além de pensamentos sobre querer morrer. Reconhece ter tido sintomas semelhantes em várias ocasiões no passado, mas "nunca tão graves". Com base nos sinais e sintomas, o médico faz diagnóstico de transtorno depressivo maior e lhe prescreve um fármaco antidepressivo. Qual antidepressivo tem, como dois de seus mecanismos de ação propostos, agonismo parcial no receptor 5-HT1A e inibição da recaptação de 5-HT?
   a) Fluoxetina.
   b) Amitriptilina.
   c) Maprotilina.
   d) Vilazodona.
   e) Bupropiona.

4. Joaquina é uma estudante de 15 anos de idade e que foi diagnosticada com depressão maior. Ela também tem epilepsia idiopática. Em razão dos seus efeitos adversos, qual dos seguintes agentes é contraindicado para a paciente?
   a) Bupropiona.
   b) Fluoxetina.
   c) Mirtazapina.
   d) Venlafaxina.
   e) Duloxetina.

5. A ação antidepressiva da imipramina é atribuída a qual das seguintes opções de mecanismo de ação?
   a) Bloqueio de adrenorreceptores α_2 pré-juncionais.
   b) Bloqueio da recaptação neuronal de dopamina no SNC.
   c) Aumento da quantidade de dopamina e NE no SNC.
   d) Inibição da MAO.
   e) Bloqueio da recaptação neuronal de NE e 5-HT no SNC.

Referências

BRUNTON, L. L.; CHABNER, B. A.; KNOLLMANN, B. C. *As bases farmacológicas da terapêutica de Goodman & Gilman*. 12. ed. Porto Alegre: AMGH, 2016.

KATZUNG, B. G.; TREVOR, A. J. *Farmacologia básica e clínica*. 13. ed. Porto Alegre: AMGH, 2017. (Lange).

WHALEN, K.; FINKEL, R.; PANAVELLI, T. A. *Farmacologia ilustrada*. 6. ed. Porto Alegre: Artmed, 2016.

Leituras recomendadas

BHAT, V.; KENNEDY, S.H. Recognition and management of antidepressant discontinuation syndrome. *Journal of Psychiatry & Neuroscience*, v. 42, n. 4, p. E7-E8, jul. 2017.

FUCHS, F. D.; WANNMACHER, L. *Farmacologia clínica*: fundamentos da terapêutica racional. 5. ed. Rio de Janeiro: Guanabara Koogan, 2017.

LÜLLMANN, H.; MOHR, K.; HEIN, L. *Farmacologia*: texto e atlas. 7. ed. Porto Alegre: Artmed, 2017.

PANUS, P. C. et al. *Farmacologia para fisioterapeutas*. Porto Alegre: AMGH, 2011.

SILVA, P. *Farmacologia*. 8. ed. Rio de Janeiro: Guanabara Koogan, 2010.

WILLIAMSON, E.; DRIVER, S.; BAXTER, K. *Interações medicamentosas de Stockley*. Porto Alegre: Artmed, 2012.

Farmacologia dos antipsicóticos

Objetivos de aprendizagem

Ao final deste texto, você deve apresentar os seguintes aprendizados:

- Explicar o mecanismo de ação e os usos terapêuticos das diferentes classes de fármacos antipsicóticos.
- Identificar os efeitos adversos dos fármacos antipsicóticos.
- Descrever interações medicamentosas envolvendo os antipsicóticos.

Introdução

A esquizofrenia, transtorno psicótico mais comum na psiquiatria, é caracterizada por ilusões, alucinações e transtornos de fala ou do pensamento. Afeta 1% da população, em geral indivíduos jovens, e caracteriza-se como um transtorno crônico e incapacitante, com forte componente genético e alterações bioquímicas, provavelmente em razão da disfunção das vias neuronais dopaminérgicas mesolímbicas ou mesocorticais (WHALEN; FINKEL; PANAVELLI, 2016).

As principais características clínicas da esquizofrenia incluem os denominados sintomas positivos – com delírios, alucinações paranoides, movimentos estereotipados e comportamentos agressivos – e sintomas negativos – embotamento social.

Os fármacos antipsicóticos (neurolépticos) são subdivididos em **típicos** e **atípicos** e são usados principalmente para tratar esquizofrenia, mas também são eficazes em pacientes em estado de mania com sintomas psicóticos (como paranoia, delírio e alucinações).

Os efeitos dos fármacos antipsicóticos (neurolépticos) típicos são resultantes principalmente do bloqueio dos receptores dopaminérgicos (D_2), enquanto os efeitos dos fármacos antipsicóticos atípicos estão relacionados ao bloqueio dos receptores serotoninérgicos (5-HT_{2A}) (KATZUNG; TREVOR, 2017).

As principais características e vantagens dos antipsicóticos atípicos sobre os antipsicóticos típicos estão relacionadas a uma menor afinidade pelos receptores dopaminérgicos do tipo D_2 e consequente melhoria da eficácia e menor incidência de efeitos adversos, como sedação, ação hipotensora e efeitos extrapiramidais (bradicinesia, rigidez e tremor) (BRUNTON; CHABNER; KNOLLMANN, 2016; WHALEN; FINKEL; PANAVELLI, 2016).

Neste capítulo, vamos abordar o mecanismo de ação, os usos terapêuticos, os efeitos adversos e as interações medicamentosas das diferentes classes de fármacos antipsicóticos.

Fármacos antipsicóticos

Os fármacos antipsicóticos são divididos em dois grandes subgrupos, os quais são denominados de **primeira geração/antipsicóticos típicos** e de **segunda geração/antipsicóticos atípicos**. A primeira geração é subdividida em potência baixa e potência alta. Essa classificação não está relacionada à eficácia clínica dos fármacos, mas à afinidade pelo receptor dopaminérgico subtipo D_2, que, por sua vez, pode influenciar o perfil de efeitos adversos do fármaco (WHALEN; FINKEL; PANAVELLI, 2016).

Antipsicóticos de primeira geração são os fármacos mais antigos e são classificados em subgrupos de acordo com a estrutura química, em que temos as fenotiazinas (por exemplo, clorpromazina, tioridazina e flufenazina), os tioxantenos (por exemplo, tiotixeno) e as butirofenonas (por exemplo, haloperidol). Esses medicamentos diferem em potência, mas partilham o mecanismo comum de bloqueio significativo do receptor D_2 da dopamina e risco associado de efeitos colaterais extrapiramidais.

Os fármacos antipsicóticos de segunda geração são de estruturas químicas variadas, mas apresentam eficácia no tratamento da esquizofrenia (por exemplo, clozapina, asenapina, loxapina, olanzapina, paliperidona, risperidona, quetiapina, sertindol, ziprasidona, zotepina e aripiprazol).

Com relação à farmacocinética, os fármacos antipsicóticos são bem absorvidos quando administrados por via oral e, em razão da alta lipossolubilidade, penetram rapidamente no sistema nervoso central (SNC) e na maioria dos outros tecidos do corpo.

Tais fármacos são metabolizados pelas enzimas hepáticas e têm grande tempo de meias-vidas plasmáticas que permitem uma única administração ao dia. Muitos são extensivamente ligados a proteínas plasmáticas, que predispõem ao risco de interações medicamentosas quando administrados concomitante com outro fármaco de maior afinidade pelas proteínas plasmáticas.

> **Saiba mais**
>
> Com relação às hipóteses neuroquímicas envolvidas na etiologia da esquizofrenia, postula-se hipótese dopaminérgica, hipótese serotoninérgica e glutamatérgica, pois fármacos ora disponíveis agem por meio da modulação de receptores de tais neurotransmissores. A hipótese de hiperatividade da dopamina resultou no desenvolvimento da primeira classe terapêutica de agentes antipsicóticos, atualmente chamados de fármacos antipsicóticos típicos ou de primeira geração. No entanto, a hipótese dopaminérgica tem limitações, e não é responsável pelos déficits cognitivos associados à esquizofrenia que parecem estar relacionados com a diminuição da sinalização de dopamina no córtex pré-frontal. Também não explica os efeitos psicotomiméticos de medicamentos agonistas de receptor de $5-HT_2$ de serotonina, ou os efeitos da cetamina, antagonistas do receptor do glutamato N-metil-D-aspartato (NMDA) (BRUNTON; CHABNER; KNOLLMANN, 2016).

Mecanismo de ação

Embora estudos indiquem que a estimulação de receptores de glutamato ou muscarínicos podem conferir propriedades antipsicóticas, nenhum antipsicótico eficaz clinicamente disponível é desprovido de atividade antagonista em receptores D_2 (KATZUNG; TREVOR, 2017).

a) *Antagonismo da neurotransmissão dopaminérgica:* todos os antipsicóticos de primeira e a maioria dos de segunda geração bloqueiam os receptores D_2 da dopamina no cérebro e na periferia (Figura 1). De fato, a eficácia terapêutica da maioria dos antipsicóticos de primeira geração tem correlação com sua relativa afinidade pelo receptor D_2. Por outro lado, o bloqueio dos receptores D_2 também está relacionado com os efeitos adversos extrapiramidais, como por exemplo discinesia tardia, rigidez e tremor.

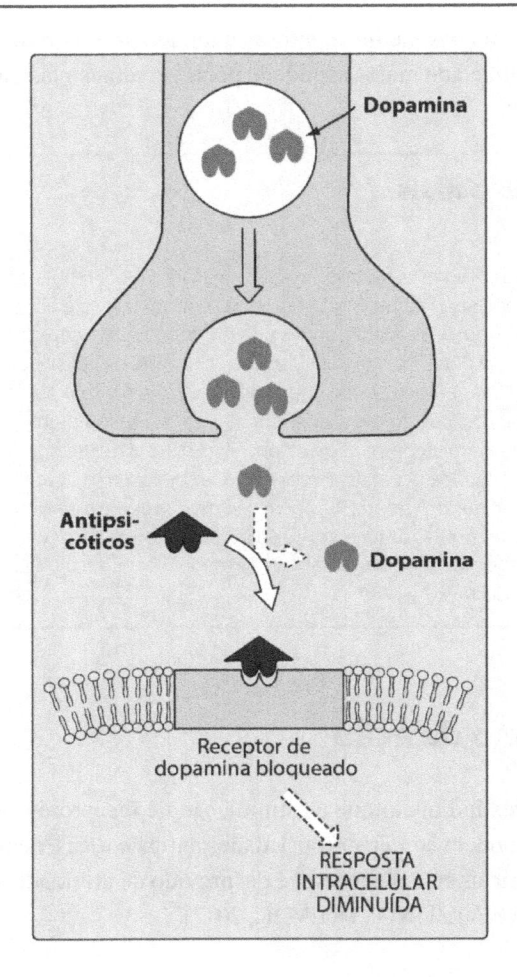

Figura 1. Mecanismo de ação de antipsicóticos que bloqueiam receptores dopaminérgicos.
Fonte: Whalen, Finkel e Panavelli (2016, p. 148).

Vale ressaltar que a redução na neurotransmissão dopaminérgica é atualmente atingida por meio de um de dois mecanismos: antagonismo de D_2 ou agonismo parcial de D_2, dos quais o aripiprazol é o único exemplo atual.

b) *Antagonismo do receptor de serotonina:* a maioria dos fármacos de segunda geração parece exercer parte da sua ação antipsicótica por meio da inibição de receptores de serotonina, em particular $5\text{-}HT_{2A}$. A clozapina tem alta afinidade pelos receptores D_1, D_4, $5\text{-}H_{T2}$, receptores muscarínicos e α-adrenérgicos, mas também é um antagonista fraco no receptor D_2 (Figura 2). A risperidona bloqueia os receptores 5-HT_{2A} mais intensamente do que o receptor D_2, assim como a olanzapina.

O antipsicótico de segunda geração aripiprazol é um agonista parcial nos receptores D_2 e 5-HT_{1A}, bem como é antagonista dos receptores 5-HT_{2A}. A quetiapina bloqueia receptores D_2 com mais potência do que os receptores 5-HT_{2A}, mas é relativamente fraca no bloqueio de ambos. Seu baixo risco para desencadear sintomas extrapiramidais pode estar relacionado com a fraca e breve ligação ao receptor D_2 (WHALEN; FINKEL; PANAVELLI, 2016).

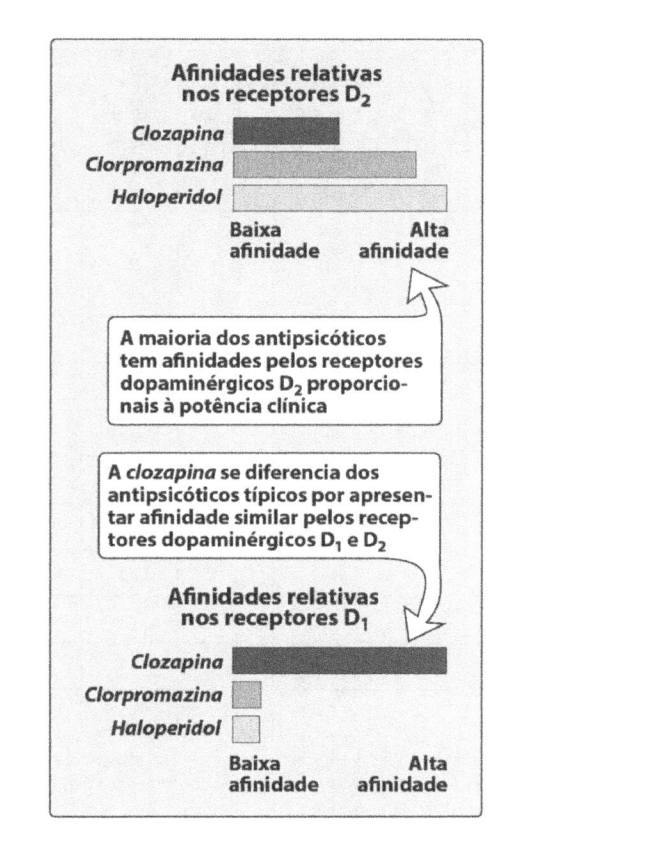

Figura 2. Afinidades relativas da clozapina, da clorpromazina e do haloperidol nos receptores dopaminérgicos D_1 e D_2.
Fonte: Whalen, Finkel e Panavelli (2016, p. 149).

Importante informar que apesar de os efeitos clínicos dos antipsicóticos serem decorrentes do bloqueio dos receptores de dopamina e/ou serotonina, contudo, vários desses fármacos também bloqueiam receptores colinérgicos, adrenérgicos e histamínicos. Não se sabe exatamente qual a função que essas ações têm no alívio dos sintomas de psicose, contudo, os efeitos indesejados dos antipsicóticos resultam, em geral, das ações farmacológicas nesses outros receptores. O Quadro 1 apresenta a afinidade e a ação de bloqueios de diferentes receptores por fármacos antipsicóticos (PANUS et al., 2011; WHALEN; FINKEL; PANAVELLI, 2016).

Quadro 1. Afinidade e ação de bloqueios de diferentes receptores por fármacos antipsicóticos

Fármaco	Bloqueio D_2	Bloqueio D_4	Bloqueio $alfa_1$	Bloqueio 5-HTD$_2$	Bloqueio M	Bloqueio H_1
A maioria das fenotiazinas e tioxantinas	++	–	++	+	+	+
Tioridazina	++	–	++	+	+++	+
Haloperidol	+++	–	+	–	–	–
Clozapina	–	++	++	++	++	+
Molindona	++	–	+	–	+	+
Olanzapina	+	–	+	++	+	+
Quetiapina	+	–	+	++	+	+
Risperidona	++	–	+	++	+	+
Ziprasidona	++	–	++	++	–	+
Aripiprazol[1]	+	+	+	++	–	+

[1] Agonista parcial nos receptores D_2 e 5-HT$_{2A}$, bem como atividade antagonista nos receptores 5-HT$_{2A}$.
+, bloqueio; –, sem efeito. O número de sinais positivos indica a intensidade do bloqueio do receptor. D, dopamínico; M, muscarínico; H, histamínico; 5-HT, serotoninérgico.

Fonte: Adaptado de Panus et al. (2011).

Usos terapêuticos

O principal uso terapêutico dos fármacos antipsicóticos é no tratamento da esquizofrenia. Tais fármacos têm se mostrado eficazes na redução dos *sintomas positivos* da esquizofrenia (hiperatividade, ideias bizarras, alucinações e ilusões). Fármacos antipsicóticos atípicos também se mostram eficazes na melhora dos *sintomas negativos* (embotamento e isolamento social).

Os antipsicóticos também são frequentemente usados com o lítio no tratamento inicial da mania. Por exemplo, a olanzapina tem sido usada como monoterapia na fase maníaca e age como estabilizador do humor no transtorno bipolar. Lurasidona e quetiapina também são indicadas para o tratamento da depressão bipolar. Aripiprazol e quetiapina são usados como adjuvantes aos antidepressivos no tratamento da depressão refratária.

Os antipsicóticos também são usados no controle dos sintomas psicóticos dos transtornos esquizoafetivos (como paliperidona), na síndrome de Tourette e para o controle das psicoses tóxicas provocadas pela overdose de certos estimulantes do SNC. A pimozida, a risperidona e o haloperidol são indicados para o tratamento dos tiques fônicos e motores da doença de Tourette.

Os antipsicóticos atípicos são utilizados para aliviar os sintomas psicóticos nos pacientes com doença de Alzheimer ou de Parkinson. A risperidona e o aripiprazol estão aprovados para lidar com o comportamento inconveniente e a irritabilidade secundárias ao autismo.

A proclorperazina, antipsicótico de primeira geração, é útil no tratamento da náusea induzida por fármacos quimioterápicos antineoplásicos. A clorpromazina é usada para tratar o soluço intratável (BRUNTON; CHABNER; KNOLLMANN, 2016; WHALEN; FINKEL; PANAVELLI, 2016).

Efeitos adversos

A maioria dos efeitos adversos dos fármacos antipsicóticos é decorrente de suas próprias ações farmacológicas, em razão de bloqueios de receptores de inúmeros sistemas neurotransmissores. O Quadro 2 apresenta exemplos dos principais fármacos antipsicóticos, suas potências clínicas e o grau de alguns dos efeitos adversos.

Quadro 2. Fármacos antipsicóticos, suas potências clínicas e gravidade de alguns dos efeitos adversos

Fármaco	Potência clínica	Toxicidade extrapiramidal	Ação sedativa	Ação hipotensora
Clorpromazina	Baixa	Média	Alta	Alta
Flufenazina	Alta	Alta	Baixa	Muito baixa
Tiotixeno	Alta	Média	Média	Média
Haloperidol	Alta	Muito alta	Baixa	Muito baixa
Clozapina	Média	Muito baixa	Baixa	Média
Risperidona	Alta	Baixa[1]	Baixa	Baixa
Olanzapina	Alta	Muito baixa	Média	Baixa
Quetiapina	Baixa	Muito baixa	Média	Baixa a média
Ziprasidona	Média	Muito baixa	Baixa	Muito baixa
Aripiprazol	Alta	Muito baixa	Muito baixa	Baixa

[1] Em doses inferiores a 8 mg/dia.

Fonte: Adaptado de Panus et al. (2011).

Efeitos adversos relacionados ao bloqueio de receptores dopaminérgicos D2: os efeitos adversos mais comumente relacionados aos antipsicóticos típicos são as distonias, sintomas semelhantes à doença de Parkinson, agitação e intranquilidade motora e discinesia tardia, efeitos decorrentes do bloqueio de receptores dopaminérgicos na via nigroestriatal, denominados **efeitos adversos extrapiramidais**. Também podem causar hiperprolactinemia, que pode induzir diretamente ingurgitamento mamário e galactorreia. A hiperprolactinemia decorrente de fármacos antipsicóticos é rapidamente reversível quando os fármacos são interrompidos (BRUNTON; CHABNER; KNOLLMANN, 2016).

A discinesia tardia é uma situação de aumento da atividade dopaminérgica nigroestriatal como resultado de supersensibilidade do receptor pós-sináptico e suprarregulação decorrente de níveis cronicamente altos de bloqueio pós--sináptico de D_2 (e possíveis efeitos tóxicos diretos dos antagonistas de alta potência da DA). A discinesia tardia ocorre mais frequentemente em pacientes mais velhos.

A discinesia tardia é caracterizada por movimentos coreiformes estereotipados, repetitivos, indolores, involuntários e rápidos (semelhantes a tiques) de face, pálpebras (piscar ou espasmo) e boca (caretas) e movimentos involuntários de língua, extremidades ou tronco. Há vários graus de atetose menor (movimentos de torção), enquanto a distonia tardia e acatisia tardia raramente são encontradas quando se interrompe o uso de doses elevadas, de alta potência de fármacos antipsicóticos típicos. Todos os movimentos desaparecem durante o sono (como muitas outras síndromes extrapiramidais), variam em intensidade ao longo do tempo e são dependentes do nível de excitação ou do estresse emocional, algumas vezes reaparecendo durante a fase aguda de doenças psiquiátricas depois de desaparecimento prolongado (KATZUNG; TREVOR, 2017).

Efeitos adversos relacionados ao bloqueio de receptores histaminérgicos H1: o antagonismo dos receptores H1 no SNC está associado a dois efeitos adversos importantes: sedação e ganho de peso por meio da estimulação do apetite. Exemplos de fármacos antipsicóticos sedativos incluem agentes de baixa potência típicos, tais como clorpromazina e tioridazina, e agentes atípicos, como clozapina e quetiapina (KATZUNG; TREVOR, 2017).

Efeitos adversos relacionados ao bloqueio de receptores colinérgicos M1: o bloqueio de receptor muscarínico é responsável pelos efeitos colinérgicos centrais e periféricos de tais medicamentos. A maioria dos medicamentos antipsicóticos atípicos, como risperidona, paliperidona asenapina, iloperidona, ziprasidona e aripiprazol, não tem afinidade muscarínica e são desprovidos de efeito anticolinérgico, enquanto a clozapina e as fenotiazinas de baixa potência têm efeitos adversos anticolinérgicos significativos, como visão turva, boca seca (com exceção da clozapina, que aumenta a salivação), confusão e inibição dos músculos lisos dos tratos gastrintestinal e urinário, causando constipação e retenção de urina. Atenção às medicações com propriedades anticolinérgicas significativas, que devem ser particularmente evitadas em pacientes idosos, especialmente naqueles com demência ou delírio (KATZUNG; TREVOR, 2017).

Efeitos adversos relacionados ao bloqueio de receptores colinérgico α1: o bloqueio de receptor α1-adrenérgico está associado ao risco de hipotensão ortostática e pode ser particularmente problemático para os pacientes idosos que têm o tônus vasomotor precário. Comparado a agentes típicos de alta potência, os agentes típicos de baixa potência têm afinidades significativamente maiores para receptores α1 e maior risco para hipotensão ortostática. Embora a risperidona tenha maior afinidade pelo α1-adrenérgico que clorpromazina, tioridazina, clozapina e quetiapina, na prática clínica a risperidona é utilizada com doses muito menores quando comparara a esses medicamentos e, portanto, provoca uma incidência relativamente mais baixa de hipotensão ortostática em pacientes não idosos (KATZUNG; TREVOR, 2017).

Além de efeitos adversos relacionados ao bloqueio de receptores (anteriormente mencionados), os antipsicóticos também apresentam efeitos adversos que se manifestam durante o tratamento antipsicótico de longo prazo. Além do ganho de peso, os dois principais efeitos adversos metabólicos observados com medicamentos antipsicóticos são a dislipidemia, principalmente os triglicerídeos séricos elevados, e a deficiências no controle glicêmico.

O ganho de peso induzido por antipsicóticos e outros fatores de risco para diabetes (por exemplo, idade, história familiar, diabetes gestacional, obesidade, raça, etnicidade e tabagismo) contribuem para a disfunção metabólica. Os antipsicóticos também estão relacionados à disfunção sexual.

As arritmias ventriculares e a morte súbita cardíaca também são preocupações com o uso de antipsicóticos. A maioria dos agentes antipsicóticos mais antigos (como tioridazina) inibe os canais de K^+ cardíacos e podem estar relacionados a prolongamento de QTc. Existe alerta tarja preta para tioridazina, mesoridazina, pimozida, droperidol e haloperidol IV (mas não por via oral ou IM) em razão de casos relatados de *torsade de pointes* e subsequentes arritmias ventriculares fatais (BRUNTON; CHABNER; KNOLLMANN, 2016).

Ainda que outros antipsicóticos tenham casos registrados de discrasias de sangue, a clozapina é considerada de maior risco. Clozapina é a única medicação antipsicótica com advertência em tarja preta e risco de agranulocitose em cerca de 1% dos pacientes tratados. Assim, requer monitorização regular da contagem de leucócitos.

O Quadro 3 apresenta os efeitos adversos induzidos por antipsicóticos nos diversos sistemas fisiológicos, bem como os mecanismos responsáveis por tais efeitos adversos.

Quadro 3. Mecanismos dos efeitos adversos dos fármacos antipsicóticos

Tipo	Manifestações	Mecanismo
Sistema nervoso autônomo	Perda da acomodação, boca seca, dificuldade de urinar, prisão de ventre Hipotensão ortostática, impotência, impossibilidade de ejacular	Bloqueio do colinorreceptor muscarínico Bloqueio do alfa-adrenorreceptor
Sistema nervoso central	Pseudoparkinsonismo, acatisia e distonias Discinesia tardia Estado tóxico de confusão	Bloqueio do receptor dopaminérgico Supersensibilidade dos receptores muscarínicos Bloqueio muscarínico
Sistema endócrino	Amenorreia-galactorreia, infertilidade e impotência	Bloqueio do receptor muscarínico que resulta em hiperprolactinemia
Outros	Ganho de peso	Possível bloqueio combinado de H_1 e $5-HT_2$

Fonte: Adaptado de Panus et al. (2011).

A overdose com agentes antipsicóticos típicos é uma preocupação especial com os agentes de baixa potência (por exemplo, clorpromazina) em razão do risco de *torsade de pointes*, sedação, efeitos anticolinérgicos e hipotensão ortostática. Os pacientes que tiveram overdose de fármacos antipsicóticos típicos de alta potência (por exemplo, haloperidol) e as benzamidas substituídas apresentam maior risco de efeitos extrapiramidais em razão da alta afinidade de D_2, mas também devem ser observadas para detecção de mudanças no eletroencefalograma. A experiência de overdose com agentes mais recentes, como ziprasidona, indica um risco muito menor de arritmias ventriculares por *torsade de pointes* em comparação aos medicamentos antipsicóticos mais antigos; no entanto, combinações de agentes antipsicóticos com outros medicamentos podem levar à morte, principalmente por de depressão respiratória (BRUNTON; CHABNER; KNOLLMANN, 2016).

Cautela e contraindicações: todos os antipsicóticos podem baixar o limiar convulsivo e devem ser usados com cautela em pacientes epilépticos ou que têm esse risco aumentado para convulsões, como no caso de abstinência ao álcool. Esses fármacos também recebem a advertência de que aumentam a mortalidade quando usados em pacientes idosos com transtornos comportamentais relacionados à demência e à psicose. O uso de antipsicóticos em pacientes com transtornos do humor deve ser monitorado quanto ao agravamento do transtorno e às ideias e aos comportamentos suicidas (WHALEN; FINKEL; PANAVELLI, 2016).

> **Fique atento**
>
> Alguns pacientes usuários de antipsicóticos são mais sensíveis aos efeitos extrapiramidais desencadeados pelos antipsicóticos e podem desenvolver **síndrome neuroléptica maligna** fatal; os sintomas incluem: rigidez muscular, comprometimento da transpiração, hiperpirexia e instabilidade autonômica. Além da interrupção do tratamento com o antipsicótico e as medidas básicas de suporte, como medidas agressivas de resfriamento, o tratamento farmacológico específico não é satisfatório, embora a administração do dantroleno e do agonista dopaminérgico bromocriptina possa ser útil (BRUNTON; CHABNER; KNOLLMANN, 2016).

Interações medicamentosas: os antipsicóticos não são inibidores importantes das enzimas do citocromo P450 (CYP) com poucas exceções (clorpromazina, perfenazina e tioridazina inibem a CYP2 D6). A meia-vida plasmática de vários desses agentes é alterada por indução ou inibição de CYP hepáticas e por polimorfismos genéticos que alteram atividades específicas de CYP. Como exemplo de interação, pode-se citar que a carbamazepina é indutor enzimático e, portanto, aumenta a metabolização hepática e diminui a concentração sérica e a eficácia antipsicótica do haloperidol.

Embora os fármacos antipsicóticos sejam altamente ligados às proteínas plasmáticas, não há evidências de deslocamento significativo de outro medicamento ligado à proteína. Assim, o ajuste de dosagem não é necessário para anticonvulsivantes, varfarina ou outros agentes com índices terapêuticos estreitos.

Os antiácidos contendo alumínio e magnésio diminuem a absorção oral de antipsicóticos do grupo das butirofenonas (como haloperidol) e das fenotiazinas (como clorpromazina, tioridazina e flufenazina) e, dessa forma, diminuem a concentração sérica e a eficácia antipsicótica. Portanto, recomenda-se um intervalo de pelo menos duas a três horas entre a administração de tais medicamentos.

Os antipsicóticos produzem interações farmacodinâmicas mais importantes do que interações farmacocinéticas, em razão de seus múltiplos efeitos. Observam-se efeitos aditivos quando esses fármacos são associados a outros com efeitos sedativos, ação bloqueadora dos receptores α-adrenérgicos e efeitos anticolinérgicos.

Com relação às interações medicamentosas envolvendo os fármacos antipsicóticos, é importante considerar os efeitos de exposição ao tabagismo, aos nutracêuticos e ao suco de pomelo.

Exercícios

1. Um homem com 21 anos iniciou recentemente tratamento com pimozida contra a síndrome de Tourette. Seus pais o levaram ao pronto-socorro e descreveram que ele começou a ter "tiques diferentes" dos anteriores, como contrações prolongadas dos músculos da face. Durante o exame, ele apresentou opistótono (um tipo de efeito extrapiramidal do organismo no qual a cabeça e os calcanhares são dobrados para trás e o corpo é arqueado para a frente). Qual dos seguintes fármacos seria benéfico na redução desses sinais extrapiramidais adversos?
   a) Benzotropina.
   b) Bromocriptina.
   c) Haloperidol.
   d) Proclorperazina.
   e) Risperidona.

2. Um homem de 78 anos se apresenta com quatro semanas de depressão significativa posterior à morte súbita e prematura da mulher com quem estava casado há 35 anos. Relata dificuldade para dormir, perda de 4,5 kg, frequentes crises de choro e profunda culpa por ter vivido mais que ela. Nos últimos dias, convenceu-se de que seu corpo está literalmente se decompondo. Admite ter visto o rosto da esposa durante o dia, assim como ter ouvido sua voz lhe dizendo para se matar e se juntar a ela. Após o relato, é realizado diagnóstico de transtorno esquizoafetivo (associação de sintomas de humor e psicóticos) e o tratamento inicial requer o uso de antipsicótico. Qual dos seguintes fármacos será mais útil para esse paciente?
   a) Clozapina.
   b) Clorpromazina.
   c) Haloperidol.
   d) Paliperidona.
   e) Ziprasidona.

3. Um homem de 30 anos tratado com haloperidol por diagnóstico de esquizofrenia é considerado bem tratado sintomaticamente por seus sintomas psicóticos.

Contudo, ele registra intranquilidade e incapacidade de permanecer quieto na mesa de jantar. Ainda, seus familiares relatam que ele caminha para cima e para baixo frequentemente. Qual a melhor medicação para tratar essa acatisia causada por antipsicótico?
a) Benzotropina.
b) Dantroleno.
c) Flufenazina.
d) Bromocriptina.
e) Propranolol.

4. Qual dos seguintes antipsicóticos está mais associado com a possibilidade de discrasias hematológicas, como agranulocitose, em paciente tratado contra esquizofrenia?
a) Clorpromazina.
b) Haloperidol.
c) Aripiprazol.
d) Clozapina.
e) Flufenazina.

5. Um homem de 19 anos de idade é levado ao consultório médico por sua mãe, que estava muito preocupada. Ele foi expulso do dormitório na faculdade por seu comportamento. Acusou vários colegas estudantes e professores de estarem o espionando, portanto, parou de frequentar as aulas e passa todo seu tempo assistindo televisão. Ele diz que os anunciantes estão enviando-lhe mensagens secretas sobre como salvar o mundo. Ele parou de tomar banho e troca de roupas apenas uma vez por semana. No consultório, o paciente se apresenta despenteado, silencioso e sem demonstrar emoção. A única declaração espontânea que ele faz é quando pergunta por que a mãe o levou para o escritório de "outro espião do governo". Seu exame físico e os exames de sangue estão normais. O médico o diagnostica com psicose aguda provavelmente secundária à esquizofrenia. Ele é internado na unidade psiquiátrica do hospital e inicia a administração de haloperidol. Qual é o mecanismo de ação responsável pela ação antipsicótica do haloperidol?
a) Bloqueio de receptores α-adrenérgicos.
b) Bloqueio de receptores dopaminérgicos do subtipo D2.
c) Bloqueio de receptores histaminérgicos do subtipo H1.
d) Bloqueio de receptores colinérgicos muscarínicos.
e) Bloqueio de receptores serotoninérgicos 5HT1.

Referências

BRUNTON, L. L.; CHABNER, B. A.; KNOLLMANN, B. C. *As bases farmacológicas da terapêutica de Goodman & Gilman*. 12. ed. Porto Alegre: AMGH, 2016.

KATZUNG, B. G.; TREVOR, A. J. *Farmacologia básica e clínica*. 13. ed. Porto Alegre: AMGH, 2017. (Lange).

WHALEN, K.; FINKEL, R.; PANAVELLI, T. A. *Farmacologia ilustrada*. 6. ed. Porto Alegre: Artmed, 2016.

Leituras recomendadas

FUCHS, F. D.; WANNMACHER, L. *Farmacologia clínica*: fundamentos da terapêutica racional. 5. ed. Rio de Janeiro: Guanabara Koogan, 2017.

LÜLLMANN, H.; MOHR, K.; HEIN, L. *Farmacologia*: texto e atlas. 7. ed. Porto Alegre: Artmed, 2017.

PANUS, P. C. et al. *Farmacologia para fisioterapeutas*. Porto Alegre: AMGH, 2011.

SILVA, P. *Farmacologia*. 8. ed. Rio de Janeiro: Guanabara Koogan, 2010.

VENKAT, B.; KENNEDY, S. H. Recognition and management of antidepressant discontinuation syndrome. *Journal of Psychiatry & Neuroscience*, v. 42, n. 4, p. E7-E8, jul. 2017.

WILLIAMSON, E.; DRIVER, S.; BAXTER, K. *Interações medicamentosas de Stockley*. Porto Alegre: Artmed, 2012.

Farmacologia dos anticonvulsivantes e antiparkinsonianos

Objetivos de aprendizagem

Ao final deste texto, você deve apresentar os seguintes aprendizados:

- Listar as classes e os mecanismo de ação de fármacos anticonvulsivantes e antiparkinsonianos.
- Identificar os efeitos adversos dos fármacos anticonvulsivantes e antiparkinsonianos
- Descrever interações medicamentosas envolvendo os fármacos anticonvulsivantes e antiparkinsonianos.

Introdução

De acordo com a Liga Brasileira de Epilepsia, a **epilepsia** é definida como uma alteração temporária e reversível do funcionamento do cérebro, que não tenha sido causada por febre, drogas ou distúrbios metabólicos. Durante alguns segundos ou minutos, uma parte do cérebro emite sinais incorretos, que podem ficar restritos a esse local ou espalhar-se. Se ficarem restritos, a crise será chamada parcial; se envolverem os dois hemisférios cerebrais, generalizada. Por isso, algumas pessoas podem ter sintomas mais ou menos evidentes de epilepsia, não significando que o problema tenha menos importância se a crise for menos aparente (LIGA BRASILEIRA DE EPILEPSIA, 2018).

Para a escolha do tratamento medicamentoso, é imprescindível conhecer o tipo específico de crise, as características do paciente (sexo, idade, função renal, função hepática e gestante), as características farmacológicas e o perfil de efeitos adversos do fármaco anticonvulsivante (BRUNTON; CHABNER; KNOLLMANN, 2016; WHALEN; FINKEL; PANAVELLI, 2016).

A doença de Parkinson é uma doença neurodegenerativa caracterizada por quatro principais manifestações: bradicinesia (lentidão e pobreza de movimentos), rigidez muscular, tremor em repouso e desequilíbrio postural, resultando em distúrbios da marcha e quedas (KATZUNG; TREVOR, 2017).

Com relação à etiologia, já está bem estabelecido que na doença de Parkinson há um desequilíbrio entre a atividade dopaminérgica e colinérgica na região nigroestriatal, havendo diminuição da atividade dopaminérgica e aumento da atividade colinérgica. As classes de medicamentos disponíveis eficazes para o tratamento da doença de Parkinson visam ao aumento da atividade dopaminérgica ou à diminuição da atividade colinérgica (BRUNTON; CHABNER; KNOLLMANN, 2016; WHALEN; FINKEL; PANAVELLI, 2016).

Os fármacos ora disponíveis para o tratamento da doença de Parkinson apenas atenuam os sintomas, mas não interferem na progressão da doença.

Neste capítulo, vamos abordar o mecanismo de ação, os usos terapêuticos, os efeitos adversos e as interações medicamentosas das diferentes classes de fármacos anticonvulsivantes e antiparkinsonianos.

Fármacos anticonvulsivantes

Existem várias causas para as convulsões, como algumas doenças neurológicas, tumores, traumatismos na cabeça e acidente vascular encefálico. Em alguns pacientes, a causa das convulsões pode ser menos óbvia ou desconhecida, como anormalidade congênita ou fator genético. Em outros, elas podem ser causadas por um acometimento tóxico agudo ou metabólico sistêmico subjacente (por exemplo, infecções, hipoglicemia, hipóxia, envenenamento) e, para cada caso, a terapia adequada deve ser direcionada à anomalia em questão (KATZUNG; TREVOR, 2017).

A expressão **crise epiléptica** refere-se à alteração transitória do comportamento, decorrente das deflagrações rítmicas, sincrônicas e desordenadas de populações de neurônios cerebrais. Por outro lado, a palavra **epilepsia** refere-se a um distúrbio da função cerebral, caracterizado pela ocorrência periódica e imprevisível de crises epilépticas. Os agentes farmacológicos em uso clínico atual inibem as crises convulsivas e, por essa razão, são conhecidos como anticonvulsivantes. Por outro lado, ainda não está claro se algum desses agentes interfere no desenvolvimento da epilepsia. Com relação à farmacocinética, em geral, os fármacos anticonvulsivantes são bem absorvidos por via oral, tendo boa biodisponibilidade. A maioria deles é metabolizada por enzimas hepáticas, sendo, em alguns casos, formados metabólitos ativos (BRUNTON; CHABNER; KNOLLMANN, 2016; WHALEN; FINKEL; PANAVELLI, 2016).

Com relação ao mecanismo de ação, os fármacos usados para tratar a epilepsia geralmente inibem o disparo dos neurônios no cérebro por (1) aumentar os efeitos inibitórios do ácido gama-aminobutírico (GABA), (2) reduzir os efeitos dos aminoácidos excitatórios glutamato e aspartato ou (3) alterar o movimento dos íons sódio e cálcio pelas membranas dos neurônios (KATZUNG; TREVOR, 2017).

Vale ressaltar que um fármaco anticonvulsivante (antiepiléptico) ideal, para ser empregado na clínica médica, deveria ter a eficácia de suprimir todas as convulsões sem causar quaisquer efeitos adversos. No entanto, ainda hoje, em torno de 25% dos pacientes que recebem medicação antiepiléptica não têm controle das crises convulsivas e, além disso, alguns fármacos são extremamente prejudiciais ao paciente, causando efeitos adversos leves até efeitos graves, em que em algumas situações podem levar o paciente à morte em razão de anemia aplásica ou insuficiência hepática.

Para atenuar os efeitos adversos, recomenda-se tratar o paciente com um único fármaco. Caso as convulsões não sejam adequadamente controladas pelo fármaco inicial em concentrações plasmáticas adequadas, a substituição por um segundo fármaco é preferível à administração concomitante dos dois. No entanto, em algumas situações clínicas, torna-se necessário o uso de vários fármacos, especialmente quando dois ou mais tipos de epilepsia ocorrem no mesmo paciente. Recomenda-se a monitorização da concentração plasmática do fármaco, principalmente no início da terapia medicamentosa, ou quando se faz ajuste de dosagem, em paciente no qual as crises não estejam controladas ou quando surgem efeitos adversos. Importante ressaltar que nem sempre os efeitos adversos estão relacionados com a concentração plasmática (KATZUNG; TREVOR, 2017).

As interações medicamentosas farmacocinéticas são comuns nesse grupo de fármacos. Por exemplo, fármacos que inibem o metabolismo dos anticonvulsivantes (como cimetidina) ou que deslocam os anticonvulsivantes dos locais de ligação às proteínas plasmáticas (por exemplo, anti-inflamatórios não esteroides [AINEs]) podem aumentar as concentrações plasmáticas dos anticonvulsivantes para níveis tóxicos. Já os fármacos que induzem as enzimas responsáveis pelo metabolismo desses fármacos (como rifampicina) podem tornar os níveis plasmáticos inadequados ao controle das convulsões (KATZUNG; TREVOR, 2017).

Vejamos agora as características farmacológicas das diferentes classes de fármacos anticonvulsivantes.

1. Barbituratos anticonvulsivantes

O fenobarbital e o mefobarbital são agentes anticonvulsivantes seguros e de baixo custo. Entretanto, medicamentos que produzem menos sedação vêm substituindo os barbituratos como fármacos de escolha para a maioria dos tipos de convulsão em adultos.

Mecanismo de ação: os barbituratos facilitam e prolongam os efeitos inibitórios do GABA. O mecanismo pelo qual o fenobarbital inibe as convulsões provavelmente envolve a potencialização da inibição sináptica por ação no receptor GABAérgico. Em concentrações terapêuticas relevantes, aumenta a duração do tempo de abertura do canal de cloreto, mediado pelo GABA.

Efeito adverso: o efeito adverso mais comum é a sedação. Em alguns casos, o fenobarbital pode induzir irritabilidade e hiperatividade em crianças, e agitação e confusão em pacientes idosos. Deve-se ter cautela ao usar durante a gravidez, pois já foram identificados casos de hipoprotrombinemia com hemorragia em recém-nascidos de mães epilépticas que foram tratadas com fenobarbital durante a gestação. O fenobarbital também pode provocar indução enzimática, tolerância e dependência (KATZUNG; TREVOR, 2017).

Interações medicamentosas: o uso concomitante de fenobarbital e álcool é uma associação letal, podendo causar depressão respiratória e morte.

2. Hidantoínas

Os fármacos desta classe são fenitoína, etotoína, mefenitoína e fosfenitoína. A fenitoína (difenilidantoína) é eficaz em todos os tipos de crises epiléticas parciais e tônico-clônicas, mas não nas crises de ausência.

Mecanismo de ação: esta classe de fármacos bloqueia os canais de sódio voltagem-dependentes e inibem a geração de potenciais de ação repetitivos.

Efeitos adversos: os efeitos adversos da fenitoína consistem em depressão do sistema nervoso central (SNC), causando nistagmo e ataxia, em que os pacientes idosos são mais susceptíveis a tais efeitos. Também está relacionada a diplopia, sedação, hirsutismo, anemia e teratogênese. A hiperplasia gengival ocorre em cerca de 20% de todos os pacientes durante o tratamento crônico e provavelmente é a manifestação mais comum de toxicidade da fenitoína nas crianças e nos adolescentes jovens.

O uso por tempo prolongado pode levar ao desenvolvimento de neuropatias periféricas e osteoporose. Embora a fenitoína seja vantajosa por seu baixo custo, o preço real do tratamento pode ser muito maior, considerando o potencial de toxicidade grave e os efeitos adversos.

Interações medicamentosas: as interações medicamentosas que envolvem a fenitoína estão principalmente relacionadas com a ligação às proteínas ou com o metabolismo. Como 90% da fenitoína liga-se às proteínas plasmáticas, outros fármacos de alta ligação às proteínas, como a fenilbutazona e as sulfonamidas, podem deslocar a fenitoína de seu sítio de ligação (BRUNTON; CHABNER; KNOLLMANN, 2016; WHALEN; FINKEL; PANAVELLI, 2016).

3. Carbamazepina

A carbamazepina é considerada um fármaco de escolha para as convulsões parciais, sendo frequentemente usada para o tratamento das convulsões tônico-clônicas generalizadas. Uma vantagem clínica importante desses fármacos é que não são sedativos nas faixas terapêuticas comuns. Durante o seu uso, as funções renal e hepática e os parâmetros hematológicos devem ser monitorados.

Mecanismo de ação: seu mecanismo de ação é análogo ao da fenitoína. Ela bloqueia os canais de sódio e inibe os disparos repetitivos de alta frequência nos neurônios; também age na pré-sinapse ao reduzir a transmissão sináptica, sendo provável que esses efeitos sejam responsáveis pelo seu efeito anticonvulsivante.

Efeitos adversos: os principais efeitos adversos são diplopia, ataxia, indução enzimática, discrasias sanguíneas e teratogênese. A intoxicação aguda por carbamazepina pode acarretar estupor ou coma, irritabilidade exacerbada, convulsões e depressão respiratória. Outros efeitos adversos incluem náuseas, vômitos, toxicidade hematológica grave (anemia aplásica, agranulocitose) e reações de hipersensibilidade (reações cutâneas perigosas, eosinofilia, linfadenopatia e esplenomegalia).

> **Fique atento**
>
> A carbamazepina pode causar hiponatremia em pacientes idosos, o que requer a troca de medicação, e não deve ser prescrita para pacientes com crises de ausência, porque pode aumentá-las.

Interações medicamentosas: as interações medicamentosas que envolvem a carbamazepina estão quase exclusivamente relacionadas com as propriedades farmacológicas de indução das enzimas.

Nesse contexto, a carbamazepina apresenta grande probabilidade de interações medicamentosas com o fenobarbital, a fenitoína e o valproato (indutores enzimáticos) que podem aumentar o metabolismo da carbamazepina; por outro lado, a carbamazepina pode aumentar a biotransformação da fenitoína. A administração concomitante de carbamazepina pode reduzir as concentrações de valproato, lamotrigina, tiagabina e topiramato. A carbamazepina reduz a concentração plasmática e o efeito terapêutico do haloperidol. O metabolismo da carbamazepina pode ser inibido por fármacos como propoxifeno, eritromicina, cimetidina, fluoxetina e isoniazida (BRUNTON; CHABNER; KNOLLMANN, 2016; KATZUNG; TREVOR, 2017).

4. Succinimidas

Esta classe de fármacos consiste em etossuximida, fensuximida e metossuximida, os principais agentes no tratamento das crises de ausência.

Mecanismo de ação: bloqueio de canais de cálcio voltagem-dependentes.

Efeitos adversos: os efeitos adversos são dose-dependentes e, em geral, bem tolerados. Incluem efeitos no trato gastrintestinal, como dor, náuseas e vômitos. Os outros efeitos adversos são letargia e dor de cabeça. Também foram relatados sintomas de parkinsonismo e fotofobia. Inquietude, agitação, ansiedade, agressividade, incapacidade de concentrar-se e outros efeitos comportamentais ocorreram principalmente em pacientes com história pregressa de transtorno psiquiátrico.

Interações medicamentosas: a administração de etossuximida com ácido valpróico resulta em diminuição da depuração do fármaco e concentrações mais altas no estado de equilíbrio dinâmico, em razão da inibição do metabolismo. Não foi relatada qualquer outra interação medicamentosa importante para as succinimidas (BRUNTON; CHABNER; KNOLLMANN, 2016; KATZUNG, 2017).

5. Ácido valpróico

Ácido valpróico foi introduzido originalmente como principal agente no tratamento das convulsões generalizadas (de ausência), mas provou ser também eficaz contra as convulsões parciais, tônico-clônicas generalizadas e mioclônicas.

Mecanismo de ação: os mecanismos de ação possíveis desse fármaco incluem bloqueio de canais de sódio, bloqueio da transaminase GABA e ações nos canais de cálcio tipo T. Os mecanismos variados oferecem um amplo espectro de atividade contra crises epilépticas, sendo eficaz para o tratamento de epilepsias focais e primárias generalizadas.

Efeitos adversos: as reações adversas mais comuns incluem desconforto gastrintestinal, anorexia, náuseas e vomito; hepatotoxicidade e perda temporária de cabelo. Os efeitos no SNC incluem sedação, ataxia e tremor. Esses sintomas são infrequentes e geralmente melhoram com a redução da dose. O ácido valpróico apresenta maior risco de induzir efeitos teratogênicos, inclusive anomalias do tubo neural e, portanto, é contraindicado na gestação.

De fato, vários estudos epidemiológicos do valproato confirmaram um aumento substancial na incidência de espinha bífida nos recém-nascidos de mulheres que tomaram o medicamento durante a gravidez. Além disso, foi relatada uma incidência aumentada de anormalidades cardiovasculares, orofaciais e digitais.

Saiba mais

Nas últimas décadas, inúmeros estudos têm demonstrado um aumento da frequência de complicações durante a gestação, o parto e o puerpério e de malformações no feto de mulheres com epilepsia em uso de fármacos antiepilépticos, incluindo abortos espontâneos e morte perinatal, anomalias congênitas e anormalidades de crescimento e desenvolvimento das crianças. O risco aumentado de complicações nessas pacientes é de cerca de uma a três vezes o esperado para a população geral. Portanto, é extremamente relevante a monitorização e os cuidados em mulheres em idade reprodutiva que fazem uso de anticonvulsivantes em razão de interações com anticoncepcionais orais (diminuição da concentração plasmática do anticoncepcional e risco de gestação) e efeitos teratogênicos potenciais causando malformações congênitas (cardiopatias congênitas, anomalias do tubo neural, fenda palatina, etc.), em especial com o uso da fenitoína, fenobarbital, carbamazepina, e ácido valpróico. Lamotrigina e levetiracetam foram associados com o menor risco de malformações congênitas (BROMLEY; WESTON; MARSON, 2017).

Interações medicamentosas: o valproato desloca a fenitoína das proteínas plasmáticas. Além das interações de ligação, o valproato inibe o metabolismo de vários fármacos, incluindo o fenobarbital, a fenitoína e a carbamazepina, resultando em concentrações mais altas desses agentes. Por exemplo, a inibição do metabolismo do fenobarbital pode causar uma acentuada elevação dos níveis do barbitúrico, resultando em estupor ou coma. O valproato também interfere no metabolismo da lamotrigina e do lorazepam. O valproato pode reduzir drasticamente a depuração da lamotrigina. A administração simultânea de valproato e clonazepam foi associada à ocorrência das crises de ausência (BRUNTON; CHABNER; KNOLLMANN, 2016; KATZUNG; TREVOR, 2017).

6. Benzodiazepínicos

A maioria dos benzodiazepínicos é reservada para emergências ou tratamento de crises agudas, em razão de sua tolerância. O diazepam e o lorazepam são usados no tratamento agudo intravenoso do estado epiléptico. O clorazepato é usado ocasionalmente como auxiliar nas convulsões parciais complexas. O clonazepam é um fármaco de ação longa, com eficácia comprovada contra as convulsões de ausência e também é um fármaco alternativo de escolha para as convulsões mioclônicas. O diazepam também está disponível para administração retal, para evitar ou interromper convulsões tônico-clônicas generalizadas prolongadas ou agrupadas, quando a administração oral não é possível.

Mecanismo de ação: os benzodiazepínicos se ligam ao receptor GABA e aumentam a eficiência da inibição sináptica GABAérgica.

Efeitos adversos: os efeitos adversos dos benzodiazepínicos consistem em sedação, tolerância e dependência (BRUNTON; CHABNER; KNOLLMANN, 2016; KATZUNG; TREVOR, 2017).

7. Gabapentina

A gabapentina é mais eficiente como fármaco anticonvulsivante, eficiente como auxiliar no tratamento das convulsões parciais e tônico-clônicas generalizadas. A gabapentina foi desenvolvida como um agonista do GABA de ação central e sua alta lipossolubilidade facilita sua permeabilidade através da membrana hematoencefálica.

Mecanismo de ação: embora tenha uma estrutura similar à do GABA, não age sobre os receptores do GABA, podendo, entretanto, alterar o metabolismo desse neurotransmissor, sua liberação não sináptica ou a recaptação pelos transportadores do GABA. É observado um aumento na concentração de GABA no cérebro dos pacientes.

Efeitos adversos: os efeitos adversos mais comuns da gabapentina são sedação, vertigem, alteração no comportamento, ataxia, dor de cabeça e tremores. É necessário diminuir sua dosagem em caso de doenças renais. A gabapentina é bem tolerada pelos idosos com crises parciais, em razão de seus efeitos adversos relativamente leves.

Interações medicamentosas: a gabapentina constitui uma boa escolha para os pacientes idosos, porque tem poucas interações com fármacos (BRUNTON; CHABNER; KNOLLMANN, 2016; KATZUNG; TREVOR, 2017).

8. Lamotrigina

A lamotrigina é útil no tratamento das convulsões parciais e de ausência e mioclônicas em crianças. A lamotrigina é útil como monoterapia e coadjuvante para o tratamento das crises parciais e tônico-clônicas secundariamente generalizadas dos adultos e da síndrome de Lennox-Gastaut das crianças e dos adultos. Essa síndrome é um distúrbio infantil que se caracteriza por vários tipos de convulsões, retardo mental e refratariedade ao tratamento anticonvulsivante.

Mecanismo de ação: a lamotrigina bloqueia os canais de sódio, bem como os canais de cálcio alta voltagem-dependentes. Provavelmente, tal ação seja responsável pela sua eficácia na epilepsia focal. Sua eficácia nas crises de ausência generalizadas pode envolver ações sobre os canais de cálcio ativados por voltagem.

Efeitos adversos: são efeitos adversos da lamotrigina sedação, ataxia, náuseas, vertigem, dor de cabeça e dermatite com risco à vida (observada em pacientes pediátricos).

Interações medicamentosas: como com outros fármacos anticonvulsivantes, os indutores enzimáticos aumentam a depuração da lamotrigina, diminuindo a concentração, enquanto o divalproex resulta em diminuição significativa na depuração de lamotrigina (maiores concentrações de lamotrigina no sangue). A dosagem de lamotrigina deve ser reduzida quando se acrescentar valproato ao tratamento. Atenção para situações em que é acrescentada lamotrigina a pacientes em uso de valproato, em razão do risco de urticária, que pode evoluir para reação grave, ameaçando a vida do paciente (BRUNTON; CHABNER; KNOLLMANN, 2016; KATZUNG; TREVOR, 2017).

9. Levetiracetam

Fármaco aprovado pelo Food and Drug Administration (FDA) como coadjuvante ao tratamento das crises epilépticas mioclônicas, parciais e tônico-clônicas generalizadas primárias dos adultos e das crianças a partir da idade de quatro anos.

Mecanismo de ação: ainda não está esclarecido o mecanismo pelo qual o levetiracetam produz os efeitos anticonvulsivantes, mas postula-se que o levetiracetam liga-se seletivamente à proteína vesicular sináptica SV2A. A função dessa proteína não está bem elucidada, mas é provável que o levetiracetam modifique a liberação sináptica do glutamato e do GABA, por uma ação sobre a função vesicular. Além disso, o levetiracetam inibe os canais de cálcio do tipo N, bem como a liberação de cálcio das reservas intracelulares.

Efeitos adversos: o levetiracetam é bem tolerado, e os efeitos adversos citados mais comumente foram sonolência, astenia e tontura. Em algumas situações, o levetiracetam pode causar alterações de humor que podem exigir diminuição da dosagem ou alteração do fármaco (BRUNTON; CHABNER; KNOLLMANN, 2016; KATZUNG; TREVOR, 2017).

10. Tiagabina

É aprovada pelo FDA como coadjuvante para o tratamento das convulsões parciais em adultos.

Mecanismo de ação: a tiagabina inibe o transportador de GABA (GAT-1) e, desse modo, reduz a recaptação desse neurotransmissor pelos neurônios e pela glia, prolongando a ação inibitória do GABA liberado na fenda sináptica.

Efeitos adversos: em geral, a tiagabina é bem tolerada. Os poucos eventos adversos são relacionados com a dose, consistindo em nervosismo, vertigem, tremor, dificuldade de se concentrar e depressão. Confusão excessiva, sonolência ou ataxia podem levar à interrupção do tratamento com tiagabina (BRUNTON; CHABNER; KNOLLMANN, 2016; KATZUNG; TREVOR, 2017).

11. Topiramato

O topiramato é um anticonvulsivante eficiente como auxiliar contra as convulsões parciais e tônico-clônicas generalizadas. Foi aprovado pelo FDA para a monoterapia inicial (pacientes com idade mínima de 10 anos) e como coadjuvante no tratamento (pacientes com idade mínima de dois anos) das convulsões parciais ou tônico-clônicas generalizadas primárias, da síndrome de Lennox-Gastaut (crianças com dois anos ou mais) e como profilaxia da enxaqueca dos adultos.

Mecanismo de ação: é provável que o mecanismo de ação do topiramato envolva o bloqueio dos canais de sódio dependentes de voltagem. O fármaco também potencializa os efeitos inibitórios do GABA, agindo em um local diferente daquele dos benzodiazepínicos e barbituratos. O topiramato também bloqueia os receptores dos aminoácidos excitatórios.

Efeitos adversos: embora não tenha sido observada qualquer reação idiossincrásica, os efeitos colaterais relacionados com a dose ocorrem mais frequentemente nas primeiras quatro semanas e consistem em sonolência, fadiga, tontura, retardo cognitivo, parestesias, nervosismo e confusão. A miopia aguda e o glaucoma podem exigir a interrupção imediata do fármaco. Foi também relatada a ocorrência de urolitíase. Atenção para o fato de que o topiramato é teratogênico em modelos animais (BRUNTON; CHABNER; KNOLLMANN, 2016; KATZUNG; TREVOR, 2017).

12. Felbamato

Fármaco anticonvulsivante aprovado pelo FDA para tratar crises parciais. Eficaz em alguns pacientes com convulsões parciais e convulsões mioclônicas.

Mecanismo de ação: o felbamato tem amplo espectro de ação anticonvulsivante com múltiplos mecanismos propostos, incluindo o bloqueio de canais de sódio voltagem-dependente, competindo com o local de ligação do coagonista glicina no receptor N-metil-D-aspartato (NMDA) do glutamato, bloqueando canais de cálcio e potencializando a ação do GABA.

Efeitos adversos: pode provocar anemia aplásica e grave hepatotoxicidade de forma inesperada em um grande número de pacientes, o que reduz seu uso (BRUNTON; CHABNER; KNOLLMANN, 2016; KATZUNG; TREVOR, 2017).

13. Vigabatrina

A vigabatrina foi aprovada pelo FDA em 2009 como coadjuvante ao tratamento das convulsões parciais complexas refratárias dos adultos. É útil como um agente alternativo no tratamento das convulsões tônico-clônicas.

Mecanismo de ação: constitui um inibidor irreversível do GABA aminotransferase, a enzima responsável pela degradação do GABA. Aparentemente, age aumentando a quantidade de GABA liberado nas sinapses, potencializando os efeitos inibitórios. Também pode potencializar o GABA ao inibir o transportador da recaptação.

Efeitos adversos: sedação, vertigem e ganho de peso são efeitos adversos típicos. As reações adversas menos comuns, mas muito desagradáveis, são agitação, confusão e psicose (BRUNTON; CHABNER; KNOLLMANN, 2016; KATZUNG; TREVOR, 2017).

14. Perampanel

O perampanel é um antagonista de AMPA aprovado para o tratamento adjuvante das crises parciais com ou sem generalização secundária em pacientes com idade igual ou maior de 12 anos.

Mecanismo de ação: o perampanel atua de modo seletivo nos receptores glutamatérgicos, AMPA pós-sinápticos. Liga-se a um sítio alostérico no canal AMPA de Na^+/K^+ regulado por glutamato e, portanto, não é competitivo em sua ação. Enquanto o bloqueio do receptor NMDA diminui a duração da descarga repetitiva em sistemas neuronais modelos, o bloqueio dos receptores AMPA parece prevenir essa descarga.

Efeitos adversos: embora o fármaco tenha sido, em geral, bem tolerado, um pequeno número de pacientes apresentou reações comportamentais adversas graves ou potencialmente fatais, incluindo agressividade, hostilidade, irritabilidade e raiva, com ou sem história pregressa de transtornos psiquiátricos. Os efeitos adversos mais comuns consistiram em tontura, sonolência e cefaleia. As quedas foram mais comuns com doses mais altas. Embora tenha ocorrido exantema em 1 a 2% dos pacientes, todos tiveram resultados benignos quando o fármaco foi interrompido (BRUNTON; CHABNER; KNOLLMANN, 2016; KATZUNG; TREVOR, 2017).

Interações medicamentosas: não conhecidas.

Fármacos antiparkinsonianos

A causa dos sintomas da doença de Parkinson idiopática é a degeneração dos neurônios que sintetizam dopamina na substância negra, gerando, portanto, desequilíbrio entre dopamina e acetilcolina na região nigroestriatal (HAMMER; MCPHEE, 2015).

As estratégias para o tratamento da doença de Parkinson consistem em restaurar a atividade dopaminérgica no cérebro, mediante aumento da atividade da dopamina já disponível, ou fornecimento de dopamina exógena, restaurando o equilíbrio normal das influências colinérgicas e dopaminérgicas nos gânglios basais com fármacos antimuscarínicos ou uma combinação de ambos.

Os medicamentos usados no tratamento da doença de Parkinson aumentam os níveis de dopamina (por exemplo, levodopa, agonistas da dopamina, inibidores da MAO e inibidores da COMT) ou inibem as ações da acetilcolina (anticolinérgicos) no encéfalo, o que ajuda a manter o equilíbrio entre os neurotransmissores (dopamina e acetilcolina) (BRUNTON; CHABNER; KNOLLMANN, 2016; KATZUNG; TREVOR, 2017).

1. Levodopa

A levodopa pode aliviar todas as características clínicas da doença de Parkinson, mas é particularmente eficiente no alívio da bradicinesia e suas incapacidades associadas. Os melhores resultados são obtidos nos primeiros anos de tratamento, podendo a resposta ser dramática. Embora não interrompa o progresso da doença de Parkinson, o início precoce do tratamento com a levodopa reduz a taxa de mortalidade.

Mecanismo de ação: a dopamina não atravessa a barreira hematoencefálica nem tem efeito terapêutico na doença de Parkinson se administrada pelas vias convencionais. Entretanto, seu precursor, L-dopa (levodopa), é transportado pela barreira hematoencefálica para o cérebro, onde é rapidamente convertido em dopamina pela L-aminoácido descarboxilase (DOPA descarboxilase), uma enzima presente em vários tecidos do corpo, inclusive no cérebro. Para evitar a conversão prematura da levodopa em dopamina nos tecidos periféricos, ela costuma ser administrada com um inibidor da DOPA descarboxilase, como a **carbidopa**, que não atravessa a barreira hematoencefálica, evitando, assim, a conversão da levodopa em dopamina nesses tecidos. Tal combinação pode reduzir as exigências diárias de levodopa em aproximadamente 75% e diminui os efeitos adversos periféricos (BRUNTON; CHABNER; KNOLLMANN, 2016; KATZUNG; TREVOR, 2017).

Efeitos adversos: a maioria dos efeitos adversos associados à levodopa depende da dose usada. Os efeitos gastrintestinais consistem em anorexia, náuseas e êmese, afetando cerca de 80% dos pacientes quando o fármaco é administrado sem um inibidor da descarboxilase, presente nos tecidos periféricos. Tais efeitos adversos podem ser reduzidos administrando o fármaco em doses divididas com ou imediatamente após as refeições e aumentando a dose diária total de forma gradual. Quando a levodopa é administrada com a carbidopa para reduzir seu metabolismo fora do cérebro, os efeitos adversos gastrintestinais são mais raros, ocorrendo em menos de 20% dos casos. Assim, os pacientes podem tolerar doses maiores.

Entre os efeitos cardiovasculares, a hipotensão postural é comum, sobretudo no estágio precoce do tratamento, porém frequentemente assintomática. Os outros efeitos cardíacos são a taquicardia e as arritmias cardíacas (raras). Também pode ocorrer hipertensão, especialmente na presença de inibidores não seletivos da monoaminoxidase (MAO) ou quando são administradas grandes doses do fármaco.

As discinesia tardias ocorrem em até 80% dos pacientes e constituem os efeitos adversos mais limitantes aos pacientes que recebem terapia com levodopa por longos períodos. Foi reportada grande variedade de efeitos adversos mentais, como depressão, ansiedade, agitação, insônia, sonolência, confusão, delírios, alucinações, pesadelos, euforia e outras mudanças no humor ou na personalidade. Tais efeitos adversos são mais comuns em pacientes que usam levodopa com um inibidor da descarboxilase, em vez da levodopa isoladamente, talvez por causa dos níveis mais elevados que alcançam o cérebro. Os antipsicóticos atípicos, como clozapina e risperidona, podem ser úteis para anular as complicações no comportamento provocadas pela levodopa, a qual é contraindicada em pacientes com histórico de psicose. Outros efeitos adversos relatados, mas raros, consistem em várias discrasias sanguíneas, ondas de calor, agravamento ou precipitação de gota, anormalidades do olfato ou paladar, coloração marrom da saliva, urina ou secreções vaginais, priapismo e midríase (BRUNTON; CHABNER; KNOLLMANN, 2016; KATZUNG; TREVOR, 2017).

Interações medicamentosas: a piridoxina (vitamina B6) aumenta a hidrólise periférica da levodopa e diminui sua eficácia. A administração concomitante de levodopa e um antidepressivo, inibidor da monoaminoxidase (IMAO) não seletivo, como a fenelzina, pode causar crise hipertensiva causada pelo aumento da síntese de catecolaminas. Portanto, a administração concomitante desses fármacos é contraindicada.

Foi demonstrado que em vários pacientes psicóticos a levodopa agrava os sintomas, provavelmente pelo aumento de catecolaminas centrais. Pacientes cardíacos devem ser monitorados cuidadosamente, em razão do possível desenvolvimento de arritmias.

Em geral, fármacos antipsicóticos são contraindicados na doença de Parkinson, pois podem bloquear os receptores da dopamina e aumentar os sintomas parkinsonianos. Contudo, dosagens baixas de antipsicóticos atípicos são empregados algumas vezes para tratar sintomas psicóticos induzidos pela levodopa (BRUNTON; CHABNER; KNOLLMANN, 2016; KATZUNG; TREVOR, 2017).

2. Agonistas do receptor dopaminérgico

Os agonistas dopaminérgicos, bromocriptina, pergolida, pramipexol e ropinirol, são usados como fármacos individualmente, combinados com a levodopa, e fármacos anticolinérgicos, bem como em pacientes refratários ou que não toleram a levodopa.

Os agentes mais recentes, pramipexol e ropinirol, têm menos efeitos adversos do que a bromocriptina e a pergolida, sendo atualmente os fármacos de primeira linha no controle inicial da doença de Parkinson.

Mecanismo de ação: os agonistas dopaminérgicos agem diretamente sobre os receptores, podendo ter um efeito benéfico adicional ao da levodopa. Esses fármacos não dependem da conversão enzimática para obter um metabólito ativo e atravessam rapidamente a barreira hematoencefálica. Mostram-se ativos por via oral. Os agonistas dopaminérgicos mais antigos, bromocriptina e pergolida, são derivados do esporão-do-centeio (*ergot*) e agem como agonistas parciais nos receptores D_2 da dopamina no cérebro. Já os agentes dopaminérgicos mais novos, pramipexol e ropinirol, são agonistas seletivos de D_3 e D_2, respectivamente, com eficácia similar à dos agentes antigos.

Efeitos adversos: como ocorre com a levodopa, a maioria dos efeitos adversos associada aos agonistas dopaminérgicos depende da dose. Os efeitos gastrintestinais consistem em anorexia, náuseas e vômitos. O efeito cardiovascular mais comum é a hipotensão postural, particularmente no início da terapia. Podem ocorrer arritmias cardíacas, uma indicação para a interrupção do tratamento.

A bromocriptina deve ser usada com cautela em pacientes com anamnese de infarto do miocárdio ou doença vascular periférica. Além disso, como a bromocriptina é um derivado do *ergot*, ela tem potencial de causar fibrose pulmonar e retroperitoneal.

Interações medicamentosas: a cimetidina inibe a secreção tubular renal de bases orgânicas e pode aumentar significativamente a meia-vida do pramipexol. As fluoroquinolonas e outros inibidores do citocromo P450 isoenzima 1A2 (CYP1A2) (como fluoxetina) podem inibir a biotransformação do ropinirol, exigindo ajuste da sua dosagem (BRUNTON; CHABNER; KNOLLMANN, 2016; KATZUNG; TREVOR, 2017).

3. IMAOs

A selegilina é usada como um auxiliar da levodopa no tratamento da doença de Parkinson e tem sido utilizada como agente único em pacientes recém-diagnosticados.

Mecanismo de ação: a selegilina é um inibidor parcialmente seletivo da MAO tipo B, a isoforma da enzima que metaboliza a dopamina em detrimento da norepinefrina e da serotonina. Ela retarda a decomposição da dopamina e, assim, pode aumentar os níveis desse neurotransmissor no cérebro, de origem endógena ou obtido no tratamento com a levodopa.

Efeitos adversos: o efeito adverso mais visível associado ao uso da selegilina é a insônia, que pode ser reduzida com a administração do medicamento pela manhã. Ela não deve ser usada por pacientes que recebem meperidina, antidepressivos tricíclicos ou inibidores da recaptação da serotonina por causa do risco de interações tóxicas agudas (BRUNTON; CHABNER; KNOLLMANN, 2016; KATZUNG; TREVOR, 2017).

4. Amantadina

A amantadina tem limitada influência, mas favorável, sobre a bradicinesia, rigidez e tremor na doença de Parkinson, sendo menos potente que a levodopa e em geral eficaz durante algumas semanas.

Mecanismo de ação: a amantadina inibe a estimulação da liberação da acetilcolina mediada pelo receptor NMDA no estriado de rato. Além desse efeito anticolinérgico, a amantadina pode potencializar a neurotransmissão dopaminérgica por aumentar a síntese ou a liberação da dopamina, ou inibir a recaptação da dopamina.

Efeitos adversos: a amantadina provoca vários efeitos indesejáveis no SNC, como inquietação, agitação, insônia, confusão e psicose tóxica aguda, mas todos podem ser anulados com a interrupção do fármaco (BRUNTON; CHABNER; KNOLLMANN, 2016; KATZUNG; TREVOR, 2017).

5. Inibidores da catecol-O-metiltransferase

A entacapona e a tolcapona são úteis em pacientes que recebem levodopa e desenvolveram flutuações da resposta.

Mecanismo da ação: a entacapona e a tolcapona são inibidores seletivos da COMT, a enzima que converte a levodopa em 3-O-metildopa (3OMD). Tais inibidores seletivos da COMT prolongam a ação da levodopa por aumentar a quantidade transportada para o cérebro e diminuir sua concentração periférica.

Efeitos adversos: o uso da tolcapona está associado à hepatotoxicidade, o que exige monitoramento de rotina dos testes de função hepática. Os outros efeitos adversos de ambos os fármacos estão relacionados com o aumento dos níveis de levodopa e consistem em discinesias, hipotensão, confusão e desconforto gastrintestinal (BRUNTON; CHABNER; KNOLLMANN, 2016; KATZUNG; TREVOR, 2017).

6. Fármacos antimuscarínicos

Os fármacos antimuscarínicos usados na doença de Parkinson são benzotropina, orfenadrina, prociclidina e triexifenidila. Os fármacos antimuscarínicos podem melhorar o tremor e a rigidez da doença de Parkinson em 50% dos pacientes, mas têm pouco efeito sobre a bradicinesia. Eles são úteis para atenuar os efeitos adversos extrapiramidais semelhantes aos do parkinsonismo de antipsicóticos típicos, como o haloperidol.

Mecanismo de ação: esses fármacos bloqueiam os receptores muscarínicos e reduzem as ações excitatórias dos neurônios colinérgicos sobre as células no estriado.

Efeitos adversos: os antimuscarínicos têm efeitos adversos periféricos e sobre o SNC. A toxicidade para o SNC consiste em sonolência, falta de atenção, confusão, ilusões e alucinações. Os efeitos adversos periféricos são típicos dos fármacos similares à atropina, consistindo em boca seca, visão borrada, midríase, retenção urinária, náuseas, prisão de ventre e taquicardia. Esses fármacos também exacerbam as discinesias tardias oriundas do uso prolongado dos antipsicóticos. A retirada do medicamento deve ser feita gradualmente para evitar a exacerbação aguda dos tremores.

Eles interferem com o peristaltismo no trato gastrintestinal e são contraindicados em pacientes com glaucoma, hiperplasia de próstata ou estenose pilórica (BRUNTON; CHABNER; KNOLLMANN, 2016; KATZUNG; TREVOR, 2017).

Exercícios

1. Epilepsia refere-se a um distúrbio da função cerebral, caracterizado pela ocorrência periódica e imprevisível de crises epilépticas. Com relação ao mecanismo de ação, os fármacos usados para tratar a epilepsia geralmente inibem o disparo dos neurônios no cérebro por aumentar os efeitos inibitórios do GABA, reduzir os efeitos dos aminoácidos excitatórios glutamato e aspartato ou alterar o movimento dos íons sódio e cálcio pelas membranas dos neurônios. O bloqueio das correntes de cálcio do tipo T é o principal mecanismo de ação para qual dos seguintes fármacos usados para tratar crises de ausência?
   a) Carbamazepina.
   b) Diazepam.
   c) Etossuximida.
   d) Fenitoína.
   e) Fenobarbital.

2. Josefa, uma dona de casa de 28 anos com crises mioclônicas, está bem controlada com valproato. Ela está casada faz 3 anos e informa a sua ginecologista que deseja engravidar no próximo ano. Com relação a sua medicação anticonvulsivante, qual das seguintes opções deve ser considerada?
   a) Manter o tratamento atual com valproato.
   b) Considerar a troca para lamotrigina.
   c) Considerar a adição de um segundo anticonvulsivante, como a fenitoína.
   d) Diminuir a dosagem de valproato.
   e) Interromper o uso do antiepiléptico e somente retornar ao tratamento após o parto.

3. Joana leva a mãe, Dona Maria, de 78 anos de idade, a um atendimento médico, pois os familiares têm verificado que ela vem apresentando sinais de doença de Parkinson. Qual das seguintes associações de fármacos antiparkinsonianos constitui uma estratégia terapêutica mais adequada?
   a) Amantadina e carbidopa.
   b) Levodopa e carbidopa.
   c) Pramipexol e carbidopa.
   d) Ropinirol e selegilina.
   e) Carbidopa e entacapona.

4. Qual das alternativas a seguir corresponde ao efeito adverso limitante mais comum em pacientes usuários de levodopa?
   a) Anorexia.
   b) Coloração marrom da saliva.
   c) Náuseas e êmese.
   d) Hipotensão ortostática.
   e) Discinesia tardia.

5. Os efeitos adversos periféricos da levodopa, incluindo náuseas, hipotensão e arritmias cardíacas, podem ser diminuídos incluindo qual dos seguintes fármacos no tratamento?
   a) Amantadina.
   b) Ropinirol.
   c) Carbidopa.
   d) Pramipexol.
   e) Tolcapona.

Referências

BROMLEY, R. L.; WESTON, J.; MARSON, A. G. Maternal use of antiepileptic agents during pregnancy and major congenital malformations in children. *JAMA*, v. 318, n. 17, p. 1700-1701, 2017.

BRUNTON, L. L.; CHABNER, B. A.; KNOLLMANN, B. C. *As bases farmacológicas da terapêutica de Goodman & Gilman*. 12. ed. Porto Alegre: AMGH, 2016.

HAMMER, G. D.; MCPHEE, S. J. *Fisiopatologia da doença*: uma introdução à medicina clínica. 7. ed. Porto Alegre: AMGH, 2015.

KATZUNG, B. G.; TREVOR, A. J. *Farmacologia básica e clínica*. 13. ed. Porto Alegre: AMGH, 2017. (Lange).

LIGA BRASILEIRA DE EPILEPSIA. *O que é epilepsia*. 2018. Disponível em: <http://epilepsia.org.br/o-que-e-epilepsia/>. Acesso em: 21 jul. 2018.

WHALEN, K.; FINKEL, R.; PANAVELLI, T. A. *Farmacologia ilustrada*. 6. ed. Porto Alegre: Artmed, 2016.

Leituras recomendadas

FUCHS, F. D.; WANNMACHER, L. *Farmacologia clínica*: fundamentos da terapêutica racional. 5. ed. Rio de Janeiro: Guanabara Koogan, 2017.

INTERNATIONAL LEAGUE AGAINST EPILEPSY. 2018. Disponível em: <https://www.ilae.org/>. Acesso em: 21 jul. 2018.

LIGA BRASILEIRA DE EPILEPSIA. *Epilepsia na mulher*. 2018. Disponível em: <http://epilepsia.org.br/artigo/epilepsia-na-mulher/>. Acesso em: 21 jul. 2018.

LÜLLMANN, H.; MOHR, K.; HEIN, L. *Farmacologia*: texto e atlas. 7. ed. Porto Alegre: Artmed, 2017.

MANREZA, M. L. G. de. *Epilepsia na mulher*. [2017]. Disponível em: <http://epilepsia.org.br/wp-content/uploads/2017/05/Epilepsia-na-mulher-Material-01.pdf>. Acesso em: 21 jul. 2018.

PANUS, P. C. et al. *Farmacologia para fisioterapeutas*. Porto Alegre: AMGH, 2011.

SILVA, P. *Farmacologia*. 8. ed. Rio de Janeiro: Guanabara Koogan, 2010.

WILLIAMSON, E.; DRIVER, S.; BAXTER, K. *Interações medicamentosas de Stockley*. Porto Alegre: Artmed, 2012.

YACUBIAN, E. M. T. *O tratamento da epilepsia na mulher com valproato/divalproato e outros fármacos antiepilépticos*. [2017]. Disponível em: <http://epilepsia.org.br/wp-content/uploads/2017/05/Epilepsia-na-mulher-Material-02.pdf>. Acesso em: 21 jul. 2018.

YACUBIAN, E. M. T.; CONTRERAS-CAICEDO, G.; RÍOS-POHL, L. (Ed.). *Tratamento medicamentoso das epilepsias*. São Paulo: Leitura Médica Ltda., 2014. Disponível em: <http://epilepsia.org.br/wp-content/uploads/2017/05/Tratamento_Medicamentoso_das_Epilepsias-3.pdf>. Acesso em: 21 jul. 2018.

Anestésicos gerais e locais

Objetivos de aprendizagem

Ao final deste texto, você deve apresentar os seguintes aprendizados:

- Identificar os fármacos anestésicos gerais e locais.
- Descrever o mecanismo de ação e os efeitos farmacológicos dos anestésicos gerais e locais.
- Listar os efeitos adversos, as precauções e as contraindicações do uso dos anestésicos gerais e locais.

Introdução

Neste capítulo, você vai estudar os anestésicos gerais e locais. Diferente das outras classes farmacológicas, os anestésicos não têm função terapêutica ou diagnóstica. As únicas exceções a essa afirmação são o tratamento do estado asmático, realizado com halotano, e a angina intratável com anestésicos locais epidurais.

Antes da descoberta dos anestésicos, os procedimentos cirúrgicos eram realizados utilizando alguma estratégia para minimizar a dor ou, às vezes, a sangue frio, quando o paciente precisava aguentar a dor. Por vezes, ainda, outras pessoas ajudavam durante o procedimento, imobilizando o paciente à base de força. Com o uso de anestésicos, os procedimentos antes realizados de forma rudimentar passaram a ser realizados de forma mais tranquila e segura, tanto para o paciente como para o profissional que a realiza. Além disso, o surgimento da anestesia geral possibilitou cirurgias de grande porte. Muitas terapias atuais importantes, como os transplantes e a ressecção de tumores cerebrais, dentre diversas outras, só são possíveis graças ao advento da anestesia geral.

Fármacos anestésicos gerais e locais

A anestesia geral é um estado reversível de inconsciência e relaxamento, utilizada em cirurgias complexas, longas e de grande porte. Ela é administrada durante todo o procedimento cirúrgico, durando o tempo necessário para que o procedimento seja realizado, permitindo que o paciente passe pelo procedimento de forma indolor e que o médico realize seu trabalho com eficiência e tranquilidade. A anestesia local se caracteriza pelo bloqueio sensorial e motor reversível de uma determinada área.

Anestésicos gerais

Para que você entenda o funcionamento e a utilização dos anestésicos gerais, é importante primeiro entender que a anestesia geral tem três estágios: indução, manutenção e recuperação. A indução é o tempo desde a administração do fármaco até o estabelecimento do estado anestésico; já a manutenção é a anestesia sustentada durante o procedimento; e, por fim, a recuperação é o tempo desde a retirada da administração do fármaco até que o paciente recupere a consciência e os reflexos. Quando você escutar a expressão *profundidade da anestesia*, saiba que se trata do grau de depressão do sistema nervoso central (SNC) pelo anestésico. A potência do anestésico geral é determinada a partir da medida da concentração mínima que impede o movimento em resposta ao estímulo cirúrgico.

Curiosamente, os anestésicos gerais são um grupo de fármacos de estruturas diversas que têm o mesmo efeito farmacológico. Essa classe de medicamentos é subdividida em anestésicos parenterais e anestésicos inalatórios. Agora você vai conhecer mais sobre os principais anestésicos parenterais, que são os barbituratos, o propofol, o etomidato e a cetamina, bem como os principais anestésicos inalatórios, o halotano, o isoflurano, o enflurano, o desflurano, o sevoflurano e o óxido nitroso.

Anestésicos parenterais (AP)

Este grupo de anestésicos será comumente utilizado para indução da anestesia, em razão de seu perfil farmacocinético. São moléculas lipofílicas que atingem o cérebro rapidamente, deixando o paciente anestesiado. Isso acontece porque o fármaco é injetado no sangue e atinge primeiro os órgãos altamente perfundidos e lipofílicos: cérebro e medula espinhal. Contudo, o fármaco se difunde em razão da diferença da sua concentração entre o sangue e o órgão. Assim que a concentração no plasma baixa, em razão de sua distribuição para outros tecidos, parte dele difundirá de volta do cérebro para o sangue, seguindo o gradiente de concentração invertido, o que chamamos de *redistribuição*. Esse fenômeno será responsável pelo término rápido do efeito desses anestésicos.

Após a redistribuição, a concentração plasmática desses fármacos no sangue diminuirá de acordo com a sua taxa de metabolização e a quantidade armazenada nos compartimentos periféricos (relativa também à lipofilia da molécula). Raciocinemos, então, que, à medida que tivermos variação de fluxo e volume sanguíneo ou metabolização entre os pacientes, teremos também variação de resposta ao anestésico parenteral.

Os APs também podem ser usados para manutenção da anestesia, se administrados em doses ou infusões múltiplas. É nessas condições que sua metabolização e sua depuração plasmática serão mais importantes. O tecido adiposo é pouco vascularizado e, por isso, participa pouco do processo de redistribuição após uma injeção única. Porém, com doses repetidas, há formação de um reservatório de fármaco nesse tecido, causando muitas vezes demora na recuperação.

Barbituratos: são derivados do ácido barbitúrico (2,4,6-trioxoexaidropirimidina), têm como substituinte do carbono 2 o oxigênio ou o enxofre e têm variados substituintes no carbono 5. Os três mais utilizados são o tiopental, o tiamilal e o metoexital.

Também é importante saber que esses anestésicos são misturas racêmicas (uma mistura que tem quantidades iguais dos dois enantiômeros de uma molécula quiral e que, portanto, não desvia o plano da luz polarizada) apresentadas na forma de sal sódico, em carbonato de sódio, e para serem administrados pela via intravenosa devem ser reconstituídos em água ou solução fisiológica, produzindo soluções alcalinas.

A dose de indução do tiopental, de 3 a 4 mg/kg, leva à inconsciência em 10 a 30 segundos. Seu pico de efeito ocorre em 1 minuto e a duração total é de 5 a 8 minutos. O tiamilal apresenta características semelhantes ao tiopental, enquanto o metoexital é três vezes mais potente. O metoexital difere ainda dos outros dois porque apresenta uma depuração muito mais rápida.

Propofol: junto com o tioental, é o AP mais comumente escolhidos. É o mais utilizado nos EUA e a primeira escolha para a indução da anestesia geral e sedação. Apresenta-se como pró-fármaco e é um óleo em temperatura ambiente, por isso, para injeção, é preparado na forma de emulsão contendo óleo de soja e fosfolipídeo de ovos, o que lhe confere uma aparência leitosa. Essa emulsão causa dor ao ser injetada e também está associada à hiperlipidemia.

A dose de indução desse fármaco é de 2 a 2,5 mg/kg. O início do efeito ocorre de 30 a 40 segundos após a administração e dura de 4 a 8 minutos.

Etomidato: sua baixa solubilidade faz com que seja produzido na forma de solução em propilenolicol. Costuma ser o anestésico de escolha para pacientes que têm risco de hipotensão, como os que apresentam doença coronariana ou disfunção cardiovascular.

A dose de indução desse fármaco é de 0,2 a 0,6 mg/kg. Seu efeito é rápido e de curta duração. Sua administração é dolorida e podem ocorrer movimentos involuntários dos músculos esqueléticos durante sua ação.

Cetamida: apesar de lipofílica, é solúvel, sendo formulada em solução de cloreto de sódio. A dose de indução intravenosa é de 0,5 a 1,5 mg/kg, o início do efeito ocorre em 1 minuto e seu diferencial em relação aos demais APs é o seu maior tempo de duração, que é de 10 a 15 minutos.

Anestésicos inalatórios (AI)

Os AIs apresentam pequenas janelas terapêuticas, em que as doses tóxicas são apenas 2 ou 4 vezes maiores do que a dose efetiva. A unidade de medida da potência desses anestésicos é a concentração alveolar mínima (CAM) necessária para impedir os movimentos em resposta ao estímulo cirúrgico em 50% dos pacientes.

Para que possamos entender como agem, é necessário inicialmente entender como funciona o comportamento desses gases. A distribuição e a redistribuição entre dois tecidos ocorrem até o equilíbrio, o qual ocorre quando a pressão parcial do gás é igual nos dois tecidos. Porém, a pressão parcial do gás anestésico no tecido não corresponde a sua concentração no tecido, a qual dependerá do coeficiente de partição daquele gás. O coeficiente de partição é a razão entre as concentrações do anestésico em dois tecidos em equilíbrio, ou seja, quando a pressão parcial é igual nesses tecidos. Dessa forma, o coeficiente de partição revela as diferenças de solubilidade dos anestésicos gasosos nos diferentes tecidos.

O tempo de captação do anestésico será determinado por quatro compartimentos teciduais principais:

1. Tecidos altamente irrigados que alcançam rapidamente o estado de equilíbrio com a pressão parcial do anestésico no sangue: cérebro, coração, fígado, rins e glândulas endócrinas.
2. Tecidos pouco perfundidos durante a anestesia e de grande volume, características que prolongam o tempo para alcançar o estado de equilíbrio: músculos esqueléticos.
3. A gordura, apesar de pouco perfundida, tem grande capacidade de armazenamento dessas moléculas altamente lipossolúveis. A combinação de baixa oferta para um compartimento de grande capacidade aumenta o tempo necessário para alcançar o estado de equilíbrio na gordura.
4. Tecidos pouco perfundidos e com baixa capacidade de armazenar anestésico que dessa forma pouco influenciam no tempo de distribuição do fármaco: ossos, ligamentos e cartilagens.

Após entendermos isso, fica fácil concluir que a anestesia ocorrerá quando a concentração do anestésico no cérebro for igual ou superior à CAM. Como o cérebro é altamente perfundido, isso ocorre em alguns minutos. A recuperação do anestésico inalatório ocorrerá pelo processo inverso. Desse modo, para fármacos com baixa solubilidade no sangue e nos tecidos, ela deve espelhar a indução, independentemente do tempo de administração. Já os agentes com alta solubilidade no sangue e nos tecidos têm sua recuperação dependente da duração de sua administração.

Halotano: é um líquido volátil em temperatura ambiente. Sensível à luz e à degradação espontânea. Tem alta efetividade anestésica, mas baixo potencial analgésico. É um potente broncodilatador e age como relaxante para os músculos esqueléticos e uterino.

Seus coeficientes de partição *sangue:gás e gordura:sangue* são altos, o que significa que tem baixa solubilidade no sangue e que sua tendência é passar do sangue para o tecido adiposo e outros tecidos. Essas características resultam em indução e recuperação lentas. A recuperação lenta ocorre justamente em razão de sua solubilidade em gordura e outros tecidos e será relativa ao tempo de administração.

Isoflurano: também é um líquido volátil em temperatura ambiente e apresenta odor pungente. É comumente usado pelo mundo para manutenção da anestesia após a indução com outro agente. Seu coeficiente de partição *sangue:gás* é mais baixo que o do halotano, de forma que o tempo necessário para indução e para recuperação será menor para o isoflurano em relação ao halotano. Também em consequência desse baixo coeficiente de partição, alterações na profundidade anestésica podem ser feitas mais rapidamente com isoflurano.

Enflurano: líquido incolor e volátil em temperatura ambiente, de odor suave e doce. Utilizado para manutenção da anestesia, uma vez que seu coeficiente de partição *sangue:gás* é relativamente alto, resultando em indução e recuperação mais lentas.

Desflurano: apresenta baixa volatilidade, exigindo a administração por meio de vaporizador especial aquecido que libera seu vapor puro. Na sequência, esse vapor é diluído de forma apropriada com outros gases (O_2, ar ou N_2O). Esse fármaco não é usado para indução, pois estimula reflexos respiratórios e não é utilizado para manutenção de cirurgias longas em razão do seu alto custo. Assim, é normalmente utilizado para a realização de procedimentos ambulatoriais.

Sevoflurano: líquido claro e incolor em temperatura ambiente. Não irrita as vias aéreas e sua baixa solubilidade lhe confere indução e recuperação rápidas. Essas características fazem com que seja empregado em anestesias ambulatoriais e na indução por inalação.

Óxido nitroso: também conhecido como gás hilariante, tem efeito anestésico fraco, mas é um analgésico potente. Por essa razão, costuma ser usado em combinação com um anestésico mais potente. É frequentemente empregado em combinação com oxigênio para analgesia odontológica. Por ser pouco solúvel no sangue e em outros tecidos, se move rapidamente para dentro e para fora do organismo.

Observe a seguir a estrutura dos APs e dos AIs (Figura 1).

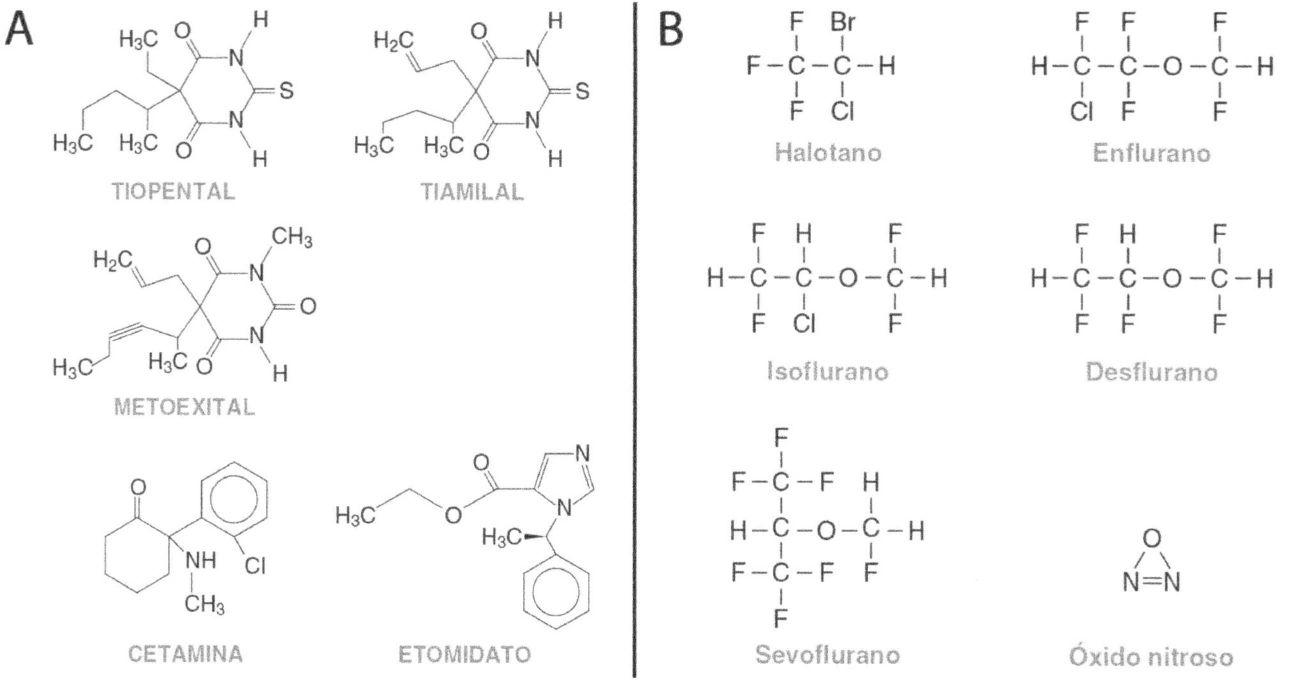

Figura 1. Estrutura dos anestésicos gerais parenterais (A) e inalatórios (B).
Fonte: Adaptada de Brunton, Chabner e Knollmann (2016).

Anestésicos locais

Os anestésicos locais apresentam na sua estrutura um grupo lipofílico unido por uma ligação amida ou éster a uma cadeia de carbono que, por sua vez, está ligada a um grupo hidrofílico (Figura 2). Os anestésicos locais mais usados são bupivacaína, lidocaína, mepivacaína, procaína, ropivacaína e tetracaína, sendo estes últimos quatro moléculas sintéticas. Existem ainda muitos outros anestésicos sintéticos e muitos deles são usados apenas topicamente, devido à sua toxicidade sistêmica.

A administração desses fármacos pode ser realizada topicamente (sobre a pele ou mucosa), por infiltração, ou por injeção, a fim de causar bloqueio de nervo periférico ou bloqueio neuroaxial (espinal, epidural ou caudal). Em todos os casos, é necessário que o fármaco difunda do local de aplicação até o nervo-alvo.

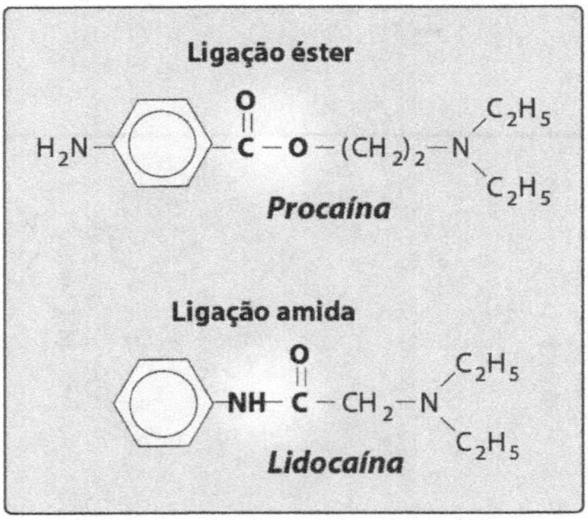

Figura 2. Estruturas representativas dos anestésicos locais tipo éster e amida. A procaína é o protótipo dos anestésicos locais tipo éster, enquanto a lidocaína é o protótipo do tipo amida.
Fonte: Whalen, Finkel e Panavelli (2016, p. 186).

Mecanismo de ação e efeitos farmacológicos dos anestésicos gerais e locais

Mecanismo e efeito dos anestésicos gerais

Os componentes do estado anestésico, ou efeito desejado da utilização de anestésicos gerais, são: amnésia, imobilidade, redução das reações autonômicas a estímulos, analgesia e inconsciência.

O mecanismo de ação dos anestésicos gerais ainda não foi completamente elucidado. Como falamos anteriormente, tratam-se de moléculas de estruturas distintas que induzem um mesmo efeito. A partir disso, podemos concluir que não há um receptor único, específico, envolvido nesse efeito, contudo, alguns dos alvos envolvidos na ação dessas moléculas já foram identificados.

O primeiro desses alvos são os receptores do ácido γ-aminobutírico tipo A (GABA A). O anestésico liga diretamente à proteína, aumentando a sua sensibilidade ao neurotransmissor inibitório GABA, o que aumenta a entrada de cloreto no neurônio, levando-o à hiperpolarização. Assim, ocorre diminuição da excitabilidade neuronal pós-sináptica e da atividade do SNC. O propofol e o etomidato agem sobre os receptores GABA A e seus locais de ligação a essa proteína provavelmente diferem.

Já a cetamida, o óxido nitroso, o ciclopropano e o xenônio não agem sobre GABA A. Eles inibem receptores N-metil-D-aspartato (NMDA) de glutamato. Lembre que o glutamato é o principal neurotransmissor excitatório do organismo.

Outros receptores também são afetados pelos anestésicos voláteis, por exemplo, os receptores inibitórios de glicina nos neurônios motores da medula espinal, que têm sua atividade aumentada, e alguns membros da família de canais de potássio com domínios de dois poros, que estão presentes tanto nos neurônios pré como nos pós-sinápticos, os quais podem ser a origem da hiperpolarização desses agentes.

> **Saiba mais**
>
> Enquanto o mecanismo de ação dos anestésicos gerais era desconhecido, o que inclui grande parte do século XX, acreditava-se que todos eles agiam pelo mesmo mecanismo, o qual seria a alteração das propriedades físicas das membranas celulares. Essa crença, também conhecida por *teoria lipídica*, tinha base no fato de que a potência anestésica de um gás tinha correlação direta com a sua solubilidade em óleo de oliva. Contudo, essa teoria foi derrubada pela existência de claras exceções, como o fato de alguns anestésicos serem misturas racêmicas e apenas um dos enantiômeros ser ativo. Uma vez que se tratam de moléculas com propriedades físicas idênticas e, portanto, com as mesmas características de solubilidade, se a teoria lipídica estivesse correta, deveriam apresentar o mesmo potencial anestésico.

Quanto aos efeitos farmacológicos, os **barbituratos** são anestésicos potentes, mas com baixo efeito analgésico, por isso a coadministração de analgésicos se faz necessária. O **propofol**, apesar de ser um hipnótico-sedativo, às vezes permite que os pacientes anestesiados tenham fenômenos excitatórios como espasmos musculares, movimentos espontâneos, bocejos e soluços. O **etomidato** é um hipnótico sem efeito analgésico. Podem ocorrer movimentos involuntários dos músculos esqueléticos durante sua ação e este costuma ser o anestésico de escolha para pacientes que têm risco de hipotensão, como os que apresentam doença coronariana ou disfunção cardiovascular. A **cetamida** tem poder analgésico e promove sedação, amnésia e imobilidade. Ela causa aumento da pressão arterial e do débito cardíaco, além de ser um potente broncodilatador. Por isso, como o etomidato, é uma das possibilidades de anestesia para pacientes com risco de hipotensão, é benéfica para pacientes com choque hipovolêmico ou cardiogênico e para asmáticos. Costuma ser o fármaco de escolha para asmáticos e para realização de procedimentos rápidos e dolorosos em crianças.

O **halotano** é um anestésico potente, mas com fraco efeito analgésico. É também um potente broncodilatador e age como relaxante para os músculos esquelético e uterino, por isso usado em obstetrícia. O **isoflurano** não induz arritmias cardíacas nem sensibiliza o coração à ação das catecolaminas. Contudo, como outros gases halogenados, provoca hipotensão dose-dependente e seu odor pungente estimula os reflexos respiratórios, como prender a respiração, salivação e tosse, razão pela qual ele não é usado na indução inalatória.

O **desflurano** também estimula reflexos respiratórios. O **óxido nitroso** não induz anestesia cirúrgica sozinho.

O Quadro 1 a seguir mostra os efeitos farmacológicos de cada anestésico geral e ainda aponta se este efeito é vantajoso ou não.

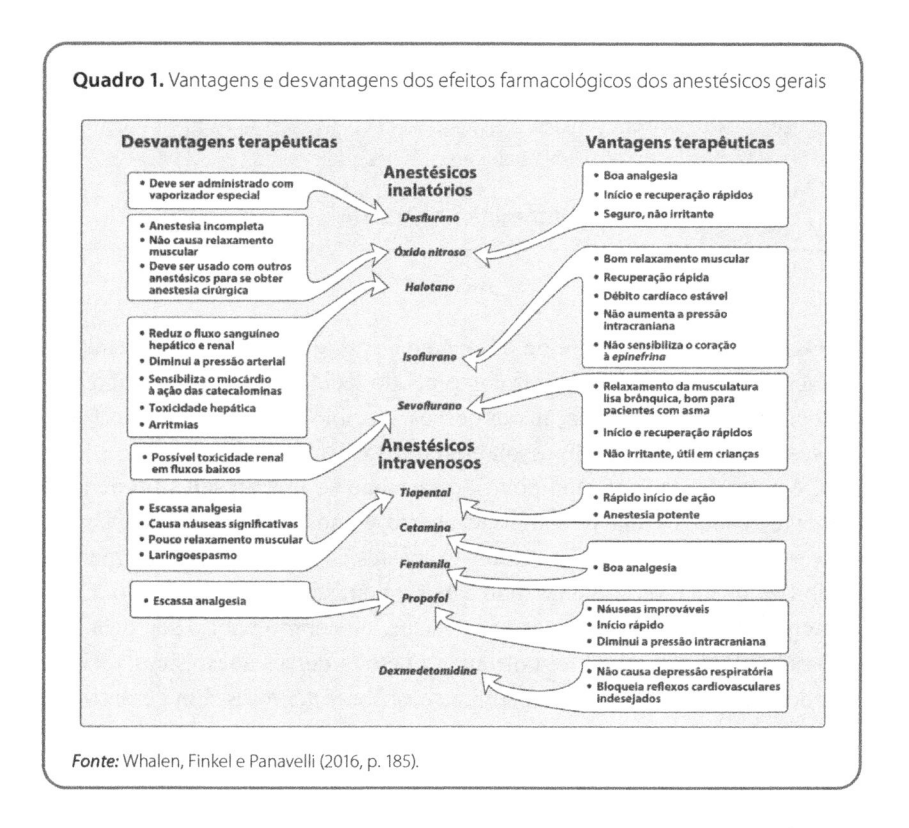

Quadro 1. Vantagens e desvantagens dos efeitos farmacológicos dos anestésicos gerais

Desvantagens terapêuticas	Anestésico	Vantagens terapêuticas
• Deve ser administrado com vaporizador especial	**Anestésicos inalatórios** — Desflurano	• Boa analgesia • Início e recuperação rápidos
• Anestesia incompleta • Não causa relaxamento muscular • Deve ser usado com outros anestésicos para se obter anestesia cirúrgica	Óxido nitroso	• Seguro, não irritante
	Halotano	• Bom relaxamento muscular • Recuperação rápida • Débito cardíaco estável
• Reduz o fluxo sanguíneo hepático e renal • Diminui a pressão arterial • Sensibiliza o miocárdio à ação das catecolaminas • Toxicidade hepática • Arritmias	Isoflurano	• Não aumenta a pressão intracraniana • Não sensibiliza o coração à *epinefrina*
• Possível toxicidade renal em fluxos baixos	Sevoflurano	• Relaxamento da musculatura lisa brônquica, bom para pacientes com asma • Início e recuperação rápidos • Não irritante, útil em crianças
	Anestésicos intravenosos — Tiopental	• Rápido início de ação • Anestesia potente
• Escassa analgesia • Causa náuseas significativas • Pouco relaxamento muscular • Laringoespasmo	Cetamina	
	Fentanila	• Boa analgesia
• Escassa analgesia	Propofol	• Náuseas improváveis • Início rápido • Diminui a pressão intracraniana
	Dexmedetomidina	• Não causa depressão respiratória • Bloqueia reflexos cardiovasculares indesejados

Fonte: Whalen, Finkel e Panavelli (2016, p. 185).

Mecanismo e efeito dos anestésicos locais

Os neurônios são normalmente carregados negativamente, internamente. Para que ocorra a transmissão do impulso nervoso, é necessária a formação do potencial de ação, a partir da despolarização do neurônio. Para que essa despolarização se estabeleça, é essencial que ocorra a abertura de canais de sódio dependentes de voltagem, que permitem a entrada de grandes quantidades de sódio. Lembre que os anestésicos locais exercem seus efeitos bloqueando a propagação do potencial de ação. Isso ocorre em razão da interação direta desses fármacos aos canais de Na^+ regulados por voltagem. Então, à medida que a ação anestésica se estabelece no nervo, a velocidade de elevação do potencial de ação declina, tornando a condução dos impulsos mais lenta, o que, por fim, impedirá a condução nervosa.

> **Link**
>
> No link a seguir, do Curso de Farmacologia em Odontologia, você pode assistir a explicação do mecanismo de ação dos anestésicos locais:
>
> https://goo.gl/ArSoQo

Os tempos de latência e de duração da ação dos anestésicos locais são influenciados por vários fatores como pH do tecido e pKa do fármaco, frequência e voltagem de ativação dos nervos, morfologia ou natureza das fibras nervosas, concentração e lipossolubilidade do fármaco.

Quando ionizado (forma polar), o fármaco se liga ao seu sítio de ação somente quando o canal de sódio está aberto, então, o bloqueio será maior em nervos frequentemente estimulados. O anestésico se liga mais firmemente e estabiliza o canal de sódio quando este está em seu estado inativado. Essas características variam entre os anestésicos, de acordo com o seu pKa, sua lipossolubilidade e seu peso molecular. O efeito desses anestésicos varia de acordo com a morfologia ou a natureza das fibras nervosas. Em geral, fibras pequenas mielinizadas ou não respondem antes do que as fibras mielinizadas e mais grossas. Se fossem administrados na forma de aminas, esses anestésicos seriam apenas ligeiramente solúveis, por isso eles são administrados na forma de sais hidrossolúveis, o que aumenta a sua estabilidade e faz com que sua solução entre rapidamente em equilíbrio com o pH extracelular.

A **bupivacaína** é um anestésico potente, capaz de causar uma anestesia prolongada, cujo bloqueio é mais sensorial do que motor, por isso é bastante utilizada no trabalho de parto e no pós-operatório, contudo, sua toxicidade cardíaca levou ao desenvolvimento da **ropivacaína**, a qual tem potência anestésica levemente menor. Já a **lidocaína** tem efeito anestésico mais rápido, intenso, amplo e prolongado do que a **procaína**, que é pouco potente, com tempo de início de ação longo e curta duração, tendo seu uso restrito à anestesia por infiltração ou para fins de diagnóstico. A **mepivacaína** tem ação semelhante à lidocaína. A **tetracaína** tem potência anestésica e duração maior que a procaína, logo, seu emprego se dá em procedimentos que exigem maior tempo de ação, como anestesia espinal.

Efeitos adversos, precauções e contraindicações do uso dos anestésicos gerais e locais

Anestésicos gerais

Anestésicos gerais intravenosos

Baixo débito cardíaco (DC) tem efeito importante nos anestésicos intravenosos. Com a redução do DC há uma compensação do organismo, que desvia maior DC para o cérebro, com isso, maior proporção de anestésico vai atingir o SNC. Além disso, o DC reduzido aumenta o tempo de circulação (efeito) do anestésico parenteral e por essas razões a dose deve ser diminuída.

Os barbitúricos são contraindicados em pacientes com porfiria, com risco de induzir ataques fatais de porfiria. Esse grupo de fármacos não costuma causar hipersensibilidade, mas induzem secreção de histamina e, por isso, são contraindicados para asmáticos. O tiopental e o tiamilal são contraindicados para procedimentos prolongados, durante os quais se acumulam, produzindo inconsciência que pode durar dias.

O propofol diminui a pressão arterial sem deprimir o miocárdio e reduz a pressão intracraniana, principalmente via vasodilatação sistêmica. A incidência de náuseas e êmese pós-cirúrgica é muito baixa, embora esse fármaco tenha algum efeito emético.

Os efeitos adversos do etomidato incluem diminuição dos níveis de cortisol e aldosterona no plasma por até 8 horas, por isso, este não deve ser administrado por longos tempos.

Os efeitos da cetamida, de estimular o coração e causar broncodilatação, que definem sua aplicação clínica, também definirão suas contraindicações. Esse fármaco é contraindicado para hipertensos e para pacientes que sofreram acidente vascular encefálico (AVE). Além disso, ela também é contraindicada para pacientes com lesões abertas do olho, sob o risco de aumentar a pressão intraocular e pode causar delírios pós-operatórios.

Anestésicos gerais inalatórios

O Quadro 2 resume os efeitos adversos com relação aos quais os anestesiologistas deverão ter cuidado na hora de escolher o anestésico inalatório a ser utilizado.

Quadro 2. Efeitos adversos dos anestésicos gerais inalatórios

	Holotano	Isoflurano	Desflurano	Sevoflurano
Arritmias	Aumentam	—	—	—
Sensibilidade às catecolaminas (Dopamina + Norepinefrina + Epinefrina)	Aumentam	—	—	—
Débito cardíaco	Diminui	Diminui menos do que com *halotano*	Diminui menos do que com *halotano*	Diminui menos do que com *halotano*
Pressão arterial	Diminui de acordo com a dosagem	Diminui de acordo com a dosagem	Diminui de acordo com a dosagem	Diminui de acordo com a dosagem
Reflexos respiratórios	Inibidos	Estimulação inicial	Estimulação inicial	Inibidos
Toxicidade hepática	Algum risco	Baixo risco	Baixo risco	Baixo risco
Toxicidade renal	Baixo risco	Baixo risco	Baixo risco	Algum risco

Fonte: Whalen, Finkel e Panavelli (2016, p. 181).

A Resolução 2.174, de dezembro de 2017, do Conselho Federal de Medicina, que dispõe sobre a prática do ato anestésico, em seu art. 1º determina que "[...] antes da realização de qualquer anestesia, exceto nas situações de urgência e emergência, é indispensável conhecer, com a devida antecedência, as condições clínicas do paciente, cabendo ao médico anestesista decidir sobre a realização ou não do ato anestésico" (BRASIL, 2017, documento on-line).

Anestésicos locais

O efeito dos anestésicos locais na periferia é devido a sua aplicação localizada, contudo, se forem distribuídos, são capazes de bloquear a condução do estímulo nervoso em outros órgãos, o que não é desejado. Portanto, os efeitos adversos desses fármacos serão correspondentes com a concentração que atinge a circulação. Os anestésicos locais estimulam o SNC causando tremor, inquietude e até convulsões. Essa estimulação é seguida de depressão e óbito, normalmente em razão da insuficiência respiratória. Os efeitos adversos no *sistema cardiovascular* ocorrem somente quando há altas concentrações sistêmicas. O efeito principal ocorre no miocárdio, resultando na diminuição de velocidade e força de contração, além de a maioria causar também dilatação arteriolar. Seus efeitos na *musculatura lisa* levam à depressão das contrações intestinais e ao relaxamento de brônquios, vasos sanguíneos e útero. Sobre a *musculatura esquelética*, esses fármacos podem levar à perda da resposta aos estímulos ou comandos.

Observe a seguir os principais efeitos locais (desejados) e sistêmicos (adversos) dos anestésicos locais (Figura 3).

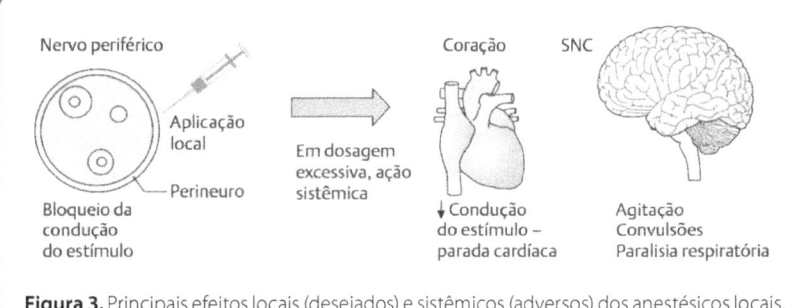

Figura 3. Principais efeitos locais (desejados) e sistêmicos (adversos) dos anestésicos locais.
Fonte: Lüllmann, Mohr e Hein (2017, p. 205).

Enquanto os efeitos tóxicos da lidocaína seguem as regras gerais para anestésicos locais, em que há primeiro toxicidade central e depois cardíaca, a bivucaína tem uma cardiotoxicidade aumentada, que é detectada por sintomas como arritmias cardíacas e depressão miocárdica grave e difícil de tratar. A toxicidade cardíaca desse fármaco aumenta com a ocorrência concomitante de acidose, hipercapnia e hipoxemia. A tetracaína exige concentrações maiores para ser efetiva e é metabolizada mais lentamente do que os demais, essa soma de fatores aumenta seu risco de toxicidade e limita seu uso.

Tendo em vista a gravidade dos efeitos adversos causados pelos anestésicos locais e como eles se estabelecem, é preciso ter cuidado com as doses administradas, a fim de evitar a chegada desses fármacos à circulação sanguínea. Os anestésicos locais do tipo amida são contraindicados em pacientes com histórico de hipersensibilidade e não devem ser administrados em pacientes com hipovolemia, bloqueio cardíaco ou outros distúrbios de condução. A mepivacaína não deve ser utilizada em anestesias obstétricas, tampouco em recém-nascidos, justamente porque ela é mais tóxica para estes. A procaína não deve ser administrada em pacientes que façam uso de sulfonamidas e, apesar de sua baixa toxicidade, seu metabólito, o ácido para-aminobenzoico, inibe a ação das sulfonamidas.

O uso concomitante de vasoconstritores com os anestésicos locais reduz os riscos de toxicidade em razão da diminuição da absorção destes. Segundo Carvalho et al. (2013), os vasoconstritores estão contraindicados em pacientes com angina pectóris instável, infarto do miocárdio recente (até 6 meses), acidente vascular cerebral recente, cirurgia de revascularização miocárdica recente, arritmias refratárias, insuficiência cardíaca congestiva intratável ou não controlada, hipertireoidismo não controlado, diabetes melito não controlado, feocromocitoma e hipersensibilidade a sulfitos.

Portanto, o profissional deve escolher o anestésico de acordo com o paciente e com o procedimento que realizará. Essa decisão é tomada a partir da análise da anamnese do paciente e do conhecimento das propriedades farmacológicas do anestésico local.

Exercícios

1. A diferença entre os anestésicos gerais e os anestésicos locais quanto à via de administração e à localização do efeito anestésico é:
   a) os anestésicos locais são administrados por via inalatória, exercendo efeito no cérebro, enquanto os anestésicos locais têm administração intravenosa e efeito sistêmico.
   b) os anestésicos gerais são administrados por via intravenosa ou inalatória e seu potencial anestésico ocorre pelo efeito sobre o SNC; já os analgésicos locais podem ser administrados topicamente, por infiltração ou injeção localizadas e o local desejado para seu efeito é sobre o nervo.
   c) os anestésicos gerais são administrados somente por via intravenosa, exercendo efeito analgésico sistêmico; já os analgésicos locais podem ser administrados topicamente, por infiltração ou injeção localizadas e seu efeito ocorre na placa motora.
   d) os anestésicos gerais são administrados por via intravenosa em dose única, atuando sobre o músculo esquelético; diferencialmente, os analgésicos locais são administrados topicamente ou por injeção localizada e seu efeito desejado é local, sobre o nervo.
   e) os anestésicos gerais são administrados por via intravenosa ou inalatória e seu potencial anestésico ocorre pelo efeito sobre o SNC; já os analgésicos locais podem ser administrados topicamente, na forma de pomadas, géis ou adesivos, atuando sobre a membrana das células da epiderme.

2. A anestesia geral têm três estágios: indução, manutenção e recuperação. A indução é o tempo desde a administração do fármaco até o estabelecimento do estado anestésico, já a manutenção é a anestesia sustentada durante o procedimento e, por fim, a recuperação é o tempo desde a retirada da administração do fármaco até que o paciente recupere a consciência e os reflexos. Então, referente às características dos fármacos utilizados nas fases de indução ou manutenção anestésica, é correto afirmar que:
   a) o fármaco ideal para manutenção é um agente inalatório com baixa solubilidade no cérebro e alta solubilidade no tecido adiposo, o que resultará em uma rápida recuperação.
   b) o fármaco ideal para indução da anestesia é um agente intravenoso usado em altas doses e com tempo de ação prolongado.
   c) o fármaco ideal para indução é aquele capaz de induzir o estado anestésico em baixas doses, que não sofre redistribuição e apresenta lenta recuperação.

d) o fármaco ideal para manutenção da anestesia de um procedimento operatório é um agente inalatório de alta solubilidade no sangue o nos tecidos.
e) o fármaco ideal para manutenção da anestesia de um procedimento operatório longo pode ser um agente inalatório de baixa solubilidade no sangue e nos tecidos.

3. Anestésicos gerais e locais têm variados mecanismos de ação. Referente a esses mecanismos, é correto afirmar que:
  a) o mecanismo principal dos anestésicos locais é o bloqueio da propagação do potencial de ação em razão de sua ligação aos canais de cálcio voltagem-dependentes, o que leva à inibição da saída de cálcio e, por consequência, à inibição da despolarização.
  b) apesar de serem uma classe heterogênea no que diz respeito à estrutura química, os anestésicos gerais atuam num alvo único, os receptores excitatórios GABA A.
  c) o mecanismo principal dos anestésicos locais é o bloqueio da propagação do potencial de ação em razão de sua ligação aos canais de sódio voltagem-dependentes, inibindo a entrada de sódio e inibindo por consequência a despolarização.
  d) os anestésicos gerais atuam sobre os receptores inibitórios GABA A, NMDA e canais de potássio de dois domínios dos neurônios periféricos.
  e) os anestésicos locais bloqueiam a propagação do potencial de ação em razão de sua ligação aos canais de sódio, cálcio e potássio voltagem-dependentes, resultando na hiperpolarização do neurônio.

4. Para fazer a escolha correta do anestésico a ser empregado no procedimento, é de extrema importância que o médico conheça e avalie algumas informações, tanto para anestésicos gerais quanto para anestésicos locais. Qual a alternativa correta a respeito das informações que servem de base para essa escolha?
  a) A escolha deve ser feita levando em consideração apenas dois fatores: o tempo de duração do procedimento e o tempo de duração do efeito do fármaco.
  b) Não é obrigatória a realização de anamnese do paciente, ou seja, não é necessário conhecer as características do paciente para que a terapia anestésica correta seja empregada.
  c) É de extrema importância realizar a anamnese do paciente, pois é por meio dela que o médico conhece o paciente. As informações retiradas da anamnese são as únicas necessárias para a escolha da terapia anestésica correta.
  d) A escolha deve ser feita levando em consideração as características do paciente, do procedimento e do fármaco.
  e) Conhecer o anestésico, isto é, os efeitos colaterais e os efeitos adversos induzidos pelo fármaco, não são importantes para a

escolha da anestesia. Essas informações só são importantes para que o médico fique atento a sintomas irregulares na fase de recuperação das cirurgias gerais.

5. Os anestésicos têm interações importantes com outros medicamentos, que podem ter papel adjuvante ou serem fatores de contraindicação. Acerca dessa afirmativa, é correto afirmar que:

a) vasoconstritores e analgésicos são totalmente contraindicados durante o uso de anestésicos gerais e locais.

b) é preconizado o uso de vasoconstritores e de analgésicos como terapia adjuvante de anestésicos gerais com baixo potencial.

c) é preconizado o uso de analgésico como terapia adjuvante de anestésicos com baixo efeito analgésico, bem como o uso de vasoconstritores junto à anestesia local.

d) é preconizado o uso de analgésicos como terapia adjuvante de anestésicos locais de baixa potência, bem como o uso de vasoconstritores junto à anestesia geral.

e) o uso de analgésicos é preconizado como terapia adjuvante de todos os anestésicos gerais, bem como o uso de vasoconstritores junto à anestesia local.

Referências

BRASIL. Resolução nº 2.174, de 14 de dezembro de 2017. Dispõe sobre a prática do ato anestésico. *Diário oficial da União*, Brasília, DF, n. 39, seção 1, p. 75-76-84, 27 fev. 2018.

BRUNTON, L. L.; CHABNER, B. A.; KNOLLMANN, B. C. *As bases farmacológicas da terapêutica de Goodman & Gilman*. 12. ed. Porto Alegre: AMGH, 2016.

CARVALHO, B. et al. O emprego dos anestésicos locais em odontologia: revisão de literatura. *Revista Brasileira de Odontologia*, v. 70, n. 2, p. 178,181, jul./dez. 2013. Disponível em: <http://revodonto.bvsalud.org/pdf/rbo/v70n2/a16v70n2.pdf>. Acesso em: 21 jul. 2018.

LÜLLMANN, H.; MOHR, K.; HEIN, L. *Farmacologia*: texto e atlas. 7. ed. Porto Alegre: Artmed, 2017.

WHALEN, K.; FINKEL, R.; PANAVELLI, T. A. *Farmacologia ilustrada*. 6. ed. Porto Alegre: Artmed, 2016.

Gases terapêuticos

Objetivos de aprendizagem

Ao final deste texto, você deve apresentar os seguintes aprendizados:

- Listar os diferentes tipos de gases terapêuticos.
- Descrever o modo de ação e os efeitos farmacológicos dos gases terapêuticos.
- Identificar os efeitos adversos, as precauções e as contraindicações do uso dos gases terapêuticos.

Introdução

Neste capítulo, você vai estudar sobre os gases terapêuticos. Os tratamentos baseados em medicações gasosas não são usuais. Pouco se fala a respeito dos gases terapêuticos, os quais não representam objeto de estudo ou investimento para a indústria farmacêutica. Um fármaco gasoso não é uma matéria-prima simples que permite o desenho de diferentes formas farmacêuticas. Ainda assim, alguns gases são utilizados para tratamento, diagnóstico ou como ferramenta de procedimentos médicos.

Ao falarmos de gases importantes para a saúde do nosso organismo, você prontamente deve se lembrar da essencialidade do oxigênio (O_2), mas e o gás carbônico, ele também é considerado um gás terapêutico? E você saberia citar outros gases terapêuticos? Como e para qual finalidade são utilizados? Vamos compreender tudo isso a partir de agora.

Tipos de gases terapêuticos

Iniciemos identificando quem são os gases terapêuticos: oxigênio (O_2), dióxido de carbono (CO_2), óxido nítrico (NO), hélio (He) e sulfeto de hidrogênio (H_2S). A seguir, vamos conhecer cada um deles:

Oxigênio

O O_2 é um gás incolor e inodoro, classificado pela Agência Nacional de Vigilância Sanitária (Anvisa) como um medicamento. Bem como todo organismo aeróbico, nós dependemos do O_2 para a manutenção da vida, ou seja, manutenção das nossas células. A produção de adenosina trifosfato (ATP), a moeda energética celular, no processo de fosforilação oxidativa que ocorre na mitocôndria é dependente de O_2. Sem O_2 não há produção de ATP e sem ATP diversas reações metabólicas não ocorrem culminando em morte celular (NELSON; COX, 2014).

O O_2 chega aos tecidos por meio do sangue, no qual ele é transportado principalmente ligado à hemoglobina. De acordo com a quantidade de O_2 e CO_2, a hemoglobina altera sua estrutura e afinidade para ligar e desligar esses gases, de forma que, durante a passagem do sangue nos alvéolos pulmonares onde há mais O_2 do que CO_2, a hemoglobina libera o CO_2 e liga O_2. Quando chega aos tecidos, a hemoglobina libera o O_2 e se liga ao CO_2, o qual é produzido a partir do O_2 na fosforilação oxidativa (NELSON; COX, 2014; BRUNTON; CHABNER; KNOLLMANN, 2016).

Independentemente da altitude, 21% do ar que respiramos é O_2. Ao nível do mar, ele está em uma pressão parcial (PO_2) de 21 kPa (158 mmHg), enquanto que a cima do nível do mar, onde o ar é mais rarefeito, temos diminuição da pressão parcial de O_2 com a diminuição da pressão atmosférica. Assim, como a pressão parcial determina a difusão do O_2, a subida a altitudes elevadas diminui a captação de O_2 pela hemoglobina e, consequentemente, seu fornecimento aos tecidos. Ao contrário, o aumento da pressão atmosférica aumenta a captação e fornecimento deste gás (BRUNTON; CHABNER; KNOLLMANN, 2016).

Durante a troca gasosa nos alvéolos, há a difusão do O_2 do ar para o sangue e do CO_2 e do vapor d'água do sangue para o ar, fatores que juntos diminuem a PO_2. Em condições ideais, a PO_2 alveolar é de 14,6kPa (110 mmHg), e as pressões parciais de água e CO_2 são respectivamente 6,2 e 5,3 kPa. No sangue arterial, a pressão parcial de O_2 sofre redução em razão da mistura (*shunt*) com o sangue venoso misto das artérias pulmonares. Portanto, o gradiente alvéolo-arterial de O_2 (e consequente pressão parcial de O_2 no sangue arterial) depende, ou varia, de acordo com a barreira de difusão, ventilação, perfusão e fração *shunt*. Esse gradiente varia de 1,3 a 1,6 kPa (10-12 mmHg), quando o indivíduo respira o ar ambiente, e de 4,0 a 6,6 kPa (30-50 mmHg), quando inspira O_2 a 100%. Nos leitos capilares teciduais, a captação de O_2 pelo tecido causa uma redução na pressão parcial de O_2 do sangue de 7,3 kPa (55 mmHg) (BRUNTON; CHABNER; KNOLLMANN, 2016).

Observe, a seguir, o Quadro 1.

Quadro 1. Transporte de O2 no sangue

P_{O_2} arterial, kPa (mmHg)	Concentração de O_2 arterial (mL de O_2/L)			P_{O_2} do sangue venoso misto, kPa (mmHg)	Concentração de O_2 no sangue venoso misto (mL de O_2/L)			Exemplos
	Dissolvido	Ligado à hemoglobina	Total		Dissolvido	Ligado à hemoglobina	Total	
4,0 (30)	0,9	109	109,9	2,7 (20)	0,6	59	59,6	Altitudes elevadas; insuficiência respiratória ao respirar ar ambiente
12,0 (90)	2,7	192	194,7	5,5 (41)	1,2	144	145,2	Indivíduos normais respirando ar ambiente
39,9 (300)	9,0	195	204	5,9 (44)	1,3	153	154,3	Indivíduos normais respirando O_2 a 50%
79,7 (600)	18	196	214	6,5 (49)	1,5	163	164,5	Indivíduos normais respirando O_2 a 100%
239 (1.800)	54	196	250	20,0 (150)	4,5	196	200,5	Indivíduos normais respirando O_2 hiperbárico

Fonte: Adaptado de Brunton, Chabner e Knollmann (2016, p. 552).

Agora que você já sabe da essencialidade do O_2 para a vida e como ele chega até as células, vamos falar de hipoxia e hipoxemia. Hipoxia é o suprimento insuficiente de O_2 para a célula ou tecido, isto é, falta de O_2 para suprir as demandas metabólicas. Hipoxemia é a incapacidade de o sistema respiratório oxigenar o sangue (BRUNTON; CHABNER; KNOLLMANN, 2016).

A hipoxia pode ser causada por alterações na perfusão dos órgãos, pela redução da pressão parcial de O_2 sanguínea, pela diminuição da capacidade de transporte de O_2 no sangue, por problemas na difusão do O_2 para as células ou, ainda, pela redução da capacidade das células de usar o O_2. A hipoxemia tem cinco causas clássicas: redução da fração de O_2 inspirado (FlO_2), aumento da barreira de difusão, hipoventilação e desproporção entre ventilação (V), perfusão (Q) e mistura venosa (*shunt*) (BRUNTON; CHABNER; KNOLLMANN, 2016).

Dióxido de carbono

Este gás é comercializado em cilindros metálicos cinzas sob a forma de gás puro ou misturado com O_2 e normalmente é administrado em concentrações de 5 a 10% em combinação com O_2 por meio de máscara facial.

O CO_2 é resultado do metabolismo celular, produzido a partir do O_2 na fosforilação oxidativa, de modo que sua taxa de produção é praticamente igual à taxa de consumo de oxigênio, cerca de 3 mL/kg/min. Essa taxa pode aumentar significativamente durante a realização de exercícios extenuantes, visto que o aumento da demanda energética é acompanhado pelo aumento do metabolismo celular, requerendo mais O_2 e produzindo mais CO_2 (BRUNTON; CHABNER; KNOLLMANN, 2016).

Esse gás segue o fluxo contrário ao do O_2, difunde-se rapidamente das células para a corrente sanguínea, sendo, então, transportado até os pulmões, onde é exalado em uma pressão parcial de cerca de 5,2 kPa (40 mmHg). O CO_2 é transportado no sangue sob a forma de íon bicarbonato (HCO_3^-), em combinação química com a hemoglobina e as proteínas plasmáticas, ou em solução, a uma pressão parcial de cerca de 6 kPa (46 mmHg) no sangue venoso misto (BRUNTON; CHABNER; KNOLLMANN, 2016).

O aumento da pressão do gás carbônico (PCO_2) causa acidose respiratória; trata-se da diminuição do pH sanguíneo em razão de falhas nas trocas gasosas. Esse estado pode ser consequência da redução da ventilação (falha em exalar o CO_2 produzido) ou da inalação de CO_2. O contrário, a ampliação da ventilação diminui a PCO_2 causando alcalose respiratória, aumento do pH sanguíneo. O CO_2 é facilmente difusível, por isso as alterações da PCO_2 e do pH sanguíneos são imediatamente refletidas em alterações intracelulares da PCO_2 e do pH. Essas alterações podem colocar a vida do indivíduo em risco, uma vez que, como acabamos de ver, a PCO_2 influencia a PO_2 e na difusão do O_2 para as células, enquanto que o pH também tem influencia sobre a estrutura e a funcionalidade das proteínas, responsáveis pela estrutura e pelo funcionamento celular (BRUNTON; CHABNER; KNOLLMANN, 2016).

Óxido nítrico

O NO é um radical livre gasoso conceituado por muito tempo como um poluente do ar potencialmente tóxico. Hoje, ele é reconhecido como molécula de sinalização celular endógena e fármaco (BRUNTON; CHABNER; KNOLLMANN, 2016; KATZUNG; TREVOR, 2017).

O NO endógeno é produzido pelas NO sintetases e funciona como mensageiro intra e intercelular. Dentre suas atividades, no sistema cardiovascular, o NO funciona como vasodilatador e também inibe a agregação e a aderência plaquetárias; no sistema imune, ele é produzido e utilizado pelas células efetoras, a fim de eliminar agentes infecciosos como vírus e bactéria, além de ser mediador inflamatório; no sistema nervoso central (SNC), pode atuar como anestésico, por mediar as vias nociceptivas centrais, e participa da potencialização em longo prazo da citotocixidade via N-metil-D-aspartato (NMDA) e das neurotransmissões não adrenérgica e não colinérgica. No sangue, o NO reage rapidamente com a hemoglobina, formando nitrosomioglobina, e é em sua maioria eliminado na urina na forma de nitrato. A retirada rápida de NO pode levar ao aumento rebote da pressão pulmonar e deficiências na sua produção parecem estar envolvidas em doenças como aterosclerose, hipertensão, vasoespasmo cerebral e coronariano e lesão por isquemia de reperfusão (BRUNTON; CHABNER; KNOLLMANN, 2016; KATZUNG; TREVOR, 2017).

Hélio

O hélio é um gás inerte de solubilidade e densidade baixas e alta condutividade térmica. Ele é obtido por meio da separação do gás natural liquefeito e fornecido em cilindros marrons (BRUNTON; CHABNER; KNOLLMANN, 2016).

Sulfeto de hidrogênio

O sulfeto de hidrogênio é um gás incolor, hidrossolúvel, inflamável, com odor de ovo podre e potencialmente tóxico, porque inibe a fosforilação oxidativa, isto é, inibe a respiração celular por meio do bloqueio do complexo citocromo c oxidase (BRUNTON; CHABNER; KNOLLMANN, 2016).

> **Fique atento**
>
> De acordo com a norma brasileira NBR 12188, de maio de 2003, os gases medicinais (ASSOCIAÇÃO BRASILEIRA DE NORMAS TÉCNICAS, 2003):
> - Têm amplo uso em toda a área hospitalar, desde o serviço das urgências, no bloco operatório, na sala de recobro e de reanimação até ao quarto do paciente.
> - Devem ser acessíveis em todo o hospital e disponibilizados em garrafas ou na sua rede de distribuição de gases.

Modo de ação e efeitos farmacológicos dos gases terapêuticos

Oxigênio

Independentemente da causa, a hipoxia provoca alteração da expressão genética da célula pelo fator 1α indutível pela hipoxia. Seus efeitos vão variar com o tecido e o tempo de duração do episódio. A hipoxia leva à cessação do metabolismo aeróbico, ao esgotamento das reservas energéticas intracelulares, à disfunção celular e à morte. O tempo para que ocorra morte celular depende das demandas metabólicas, das reservas de O_2 e energia e da capacidade anaeróbica do tecido atingido. O tempo entre o início da parada circulatória (que corresponde ao início da falta de suprimento de O_2) e a ocorrência de danos significativos nos órgãos varia de 1 a 2 minutos para córtex cerebral até cerca de 5 minutos para o coração e 10 minutos para o rim e o fígado. A possibilidade de recuperação existe se a perfusão for reiniciada e depende dos danos gerados, sendo que o tempo limite para que haja chance de recuperação é cerca de 4 a 5 vezes maior.

De forma sucinta, a hipoxia aumenta a frequência e a profundidade das respirações e ativa o sistema nervoso simpático, provocando taquicardia e elevação do débito cardíaco. O SNC é o que menos tolera hipoxia, os sintomas progridem da redução da capacidade intelectual e de raciocínio, disfunção psicomotora, para confusão e agitação até coma e morte (BRUNTON; CHABNER; KNOLLMANN, 2016).

A inalação de O_2 é empregada principalmente para reversão ou bloqueio da hipoxia. Contudo, a hipoxia é comumente resultado de uma doença prévia, dessa forma, a inalação de O_2 é uma medida temporária para tratar esse sintoma, mas é necessário que a causa seja combatida. A administração de O_2 atenua, pelo menos em parte, a hipoxia causada pelas doenças pulmonares (BRUNTON; CHABNER; KNOLLMANN, 2016).

Exemplo

O O_2 melhora a hipoxemia causada pela hipoventilação decorrente da overdose com narcóticos, porém, o paciente ainda corre risco de parada respiratória se a ventilação não for aumentada por estimulação, por reversão dos efeitos dos narcóticos ou por ventilação mecânica (BRUNTON; CHABNER; KNOLLMANN, 2016).

Saiba mais

"As necessidades de oxigênio aumentam em crianças durante surtos de crescimento ou ao dominar alinhamentos posturais mais verticais. Há, também, necessidade de oxigênio aumentada em atividades mais prolongadas como caminhar de modo contínuo" (BURKE-DOE; JOBST, 2017, p. 313).

O O_2 é fornecido em cilindros de aço de ar comprimido em grau médico (99%). A maioria dos hospitais tem tubulação própria para esse gás, na cor verde. No uso domiciliar, são utilizados concentradores que utilizam diferentes tecnologias para produzir O_2 entre 30 e 95%, dependendo do fluxo. Nos sistemas de baixo fluxo, o fluxo de oxigênio (FIO_2) é menor do que o fluxo inspiratório, assim, o sistema tem capacidade limitada de elevar o FIO_2 porque depende do ar ambiente para estabelecer o equilíbrio do gás inspirado. Já os sistemas de alto fluxo são desenhados para captar o ar ambiente em uma taxa fixa e, com isso, fornecer FIO_2 relativamente constante com taxas de fluxo comparativamente altas.

A administração de O_2 também pode ocorrer a pressões superiores a atmosférica, em câmaras hiperbáricas (2 a 6 ATM). Essas câmaras podem ser unidades individuais ou até estabelecimentos com vários quartos. A oxigenoterapia hiperbárica é usada para o tratamento de traumatismo, queimaduras, lesão por radiação, infecções, úlceras não cicatrizadas, enxertos de pele, espasticidade, algumas condições neurológicas e para alguns casos de isquemia crítica em membro (BRUNTON; CHABNER; KNOLLMANN, 2016; BURKE-DOE; JOBST, 2015). O efeito da oxigenoterapia hiperbárica ocorre por meio da elevação da pressão hidrostática e do aumento da pressão do oxigênio, fatores necessários para o tratamento da doença da descompressão e embolia gasosa. Essa estratégia terapêutica pode ser utilizada também para o tratamento de intoxicação por monóxido de CO_2 (CO) (BRUNTON; CHABNER; KNOLLMANN, 2016).

Dióxido de carbono

Alterações da PCO_2 e do pH terão efeitos em todo o organismo, afetando principalmente a respiração, a circulação e o SNC. Quando há aumento da PCO_2, ocorre diminuição do pH sanguíneo que resulta na acidificação dos quimiorreceptores centrais e dos corpos carotídeos periféricos o que leva à estimulação da ventilação. Enquanto níveis elevados de PCO_2 causam broncodilatação, a hipocapnia (diminuição da PCO_2) causa contração da musculatura lisa das vias respiratórias (BRUNTON; CHABNER; KNOLLMANN, 2016).

O CO_2 causa diminuição da contratibilidade do coração e vasodilatação sistêmica em razão de sua ação direta nesses músculos por meio da redução da sensibilidade do miofilamento ao cálcio. Por outro lado, o CO_2 ativa o sistema nervoso simpático e eleva as concentrações plasmáticas da epinefrina, da norepinefrina, da angiotensina e de outros peptídeos vasoativos cujos efeitos consistem em aumento da contratilidade e da frequência cardíacas e em vasoconstrição. Portanto, é o equilíbrio entre esses efeitos diretos e indiretos que determina a resposta circulatória final ao CO_2, que consiste em elevação do débito e da frequência cardíacas e da pressão arterial. Porém, a vasodilatação direta causada nos vasos sanguíneos parece sobressair e, assim, a resistência periférica total diminui quando a PCO_2 aumenta. O CO_2 também causa potente vasodilatação coronariana, de modo que arritmias cardíacas são associadas à elevação da PCO_2 (via liberação das catecolaminas) (BRUNTON; CHABNER; KNOLLMANN, 2016).

Em caso de hipocapnia, observam-se os efeitos contrários, isto é, redução da pressão arterial e vasoconstrição da pele, dos intestinos, do cérebro, do rim e do coração. Terapeuticamente, esses efeitos são utilizados com a hiperventilação para reduzir a hipertensão intracraniana. A hipocapnia também é utilizada para otimizar neurocirurgias, pois, ao contrair os vasos cerebrais, reduz levemente o tamanho do órgão, facilitando o procedimento (BRUNTON; CHABNER; KNOLLMANN, 2016).

Em relação ao SNC, a inalação de concentrações altas do CO_2 (cerca de 50%) causa depressão cortical e subcortical elevada semelhante à que é produzida pelos agentes anestésicos.

O CO_2 apresenta alta solubilidade sanguínea, de forma que embolias gasosas são facilmente eliminadas pelo sistema respiratório. Além disso, esse gás não favorece a combustão e, por isso, é utilizado na insuflação empregada durante procedimentos endoscópicos. Já a sua utilização para inundação do campo cirúrgico de cirurgias cardíacas, bem como o seu emprego para dissolução de bolhas geradas durante a circulação extracorpórea ou durante circuitos de oxigenação por circulação extracorporal se devem também a sua característica de alta densidade, de modo que esse gás desloca os demais e as bolhas retidas nesses procedimentos serão de CO_2 e mais facilmente eliminadas do que bolhas de nitrogênio insolúvel (BRUNTON; CHABNER; KNOLLMANN, 2016).

Óxido nítrico

O óxido nítrico inalado (iNO) atinge apenas as áreas ventiladas dos pulmões, dilatando somente os vasos sanguíneos pulmonares que estão em contato direto com os alvéolos ventilados. Ao atingir o sangue, ele é rapidamente inativado pela oxiemoglobina, de forma que seus efeitos cardiovasculares sistêmicos são mínimos. Agindo dessa forma, o iNO diminui tanto a pressão arterial quanto a resistência vascular pulmonar, melhorando a oxigenação. Dessa forma, o iNO tem potencial como tratamento para doenças associadas à elevação da resistência vascular pulmonar. Em pacientes com síndrome do desconforto respiratório do adulto (SDRA), ele é normalmente usado com a intenção principal de melhorar a oxigenação. O NO realmente melhora a oxigenação, mas seu efeito é transitório. Pequenos estudos têm testado seu potencial para o tratamento de patologias diversas, como hipertensão pulmonar e insuficiência cardíaca direita associada a transplante cardíaco ortotópico, derrame de circulação extracorpórea em pacientes adultos e naqueles com cardiopatias congênitas, colocação de dispositivo de assistência ventricular, etc., mas não há comprovação a respeito da sua eficácia. O Food and Drug

Administration (FDA) aprova o emprego do tratamento com iNO somente para hipertensão pulmonar persistente do recém-nascido, contudo, mesmo para essa patologia, não há comprovação de alteração da mortalidade em razão do tratamento, existem apenas comprovações de melhora da oxigenação e da diminuição de incidência de displasia broncopulmonar e de lesão cerebral, que são comuns nessa população (BRUNTON; CHABNER; KNOLLMANN, 2016; KATZUNG; TREVOR, 2017).

O principal emprego terapêutico da inalação de NO é para fins de diagnóstico. A inalação desse gás durante o cateterismo cardíaco possibilita a avaliação específica e segura da capacidade de vasodilatação pulmonar de pacientes com insuficiência cardíaca e de lactentes com cardiopatia congênita. A capacidade de difusão (DL) por meio da unidade alvéolo-capilar também pode ser determinada pela inalação de NO. Por fim, o NO é normalmente produzido pelo trato respiratório e pode ser mensurado nos gases exalados. Quando há inflamação, a produção de NO aumenta, de forma que o nível de NO exalado fracionado (FeNO) é um marcador não invasivo de inflamação respiratória em doenças como asma, infecções das vias respiratórias e doenças pulmonares crônicas (BRUNTON; CHABNER; KNOLLMANN, 2016).

Hélio

O principal emprego terapêutico do hélio ocorre na avaliação da função pulmonar, no tratamento da obstrução respiratória, na cirurgia a *laser* das vias respiratórias, como marcador em exames de imagens e para mergulhos em profundidade (BRUNTON; CHABNER; KNOLLMANN, 2016).

O hélio permite a determinação do volume pulmonar residual, da capacidade residual funcional e dos volumes pulmonares, pois é um gás atóxico e insolúvel. Como ele não difunde dos pulmões para o sangue, depois da sua diluição/inalação, é possível determinar os volumes pulmonares (BRUNTON; CHABNER; KNOLLMANN, 2016).

Em cirurgias das vias respiratórias a *laser*, o hélio conduz rapidamente o calor do *laser* para locais distantes do ponto de contato, impedindo a ampliação da lesão tecidual e aumentando a distância da temperatura dos materiais inflamáveis do seu ponto de ignição nas vias respiratórias. O hélio também é usado como contraste inalatório para a ressonância magnética dos pulmões (BRUNTON; CHABNER; KNOLLMANN, 2016).

A utilização do hélio para mergulho traz várias vantagens. Para mergulhos de alta profundidade, em que a pressão atmosférica é significativamente maior, o uso de O_2 é limitado pelo risco de toxicidade, enquanto o nitrogênio pode produzir narcose (espécie de embriaguez). Além disso, ambos os gases exigem um retorno lento, a fim de evitar doenças descompressivas. A toxicidade do oxigênio pode ser atenuada pela adição de hélio, que não tem ação narcótica e cuja baixíssima solubilidade diminui as chances de formação das bolhas durante a descompressão, que pode, então, ser realizada mais rapidamente (BRUNTON; CHABNER; KNOLLMANN, 2016).

Link

No link a seguir, você encontra a explicação de como ocorrem e o que são as doenças descompressivas dos mergulhos de profundidade:

https://goo.gl/a7CVkr

Sulfeto de hidrogênio

O sulfeto de hidrogênio ainda não tem nenhuma aplicação terapêutica aprovada, contudo, as pesquisas acerca desse gás são no sentido de utilizar o seu potencial "tóxico" de maneira controlada. Conforme citado anteriormente, esse gás inibe a respiração mitocondrial, o que pode culminar em morte. Porém, o que se busca é a depressão da respiração de forma controlada, ao ponto de o animal atingir um estado semelhante ao de hibernação, no qual o metabolismo é baixo, porém suficiente para a sobrevivência, a fim de aumentar a sua tolerância ao estresse (BRUNTON; CHABNER; KNOLLMANN, 2016).

Apesar de ainda não ter aplicação segura e comprovada, já foram descritas diversas propriedades do sulfeto de hidrogênio, por exemplo, ele pode causar ativação dos canais de K^+ dependentes de ATP, tem propriedades de vasodilatação e de antioxidante e protege contra hipoxia corporal total, hemorragia letal e lesão por isquemia de reperfusão em vários órgãos como rins, pulmões, fígado e coração (BRUNTON; CHABNER; KNOLLMANN, 2016).

> **Saiba mais**
>
> O ar medicinal, mistura de O_2 e nitrogênio, também pode ser considerado um gás medicinal. É utilizado para conduzir medicamentos administrados via inalação e nos cilindros de mergulhos não profundos.

Precauções, contraindicações e efeitos adversos do uso dos gases terapêuticos

Oxigênio

O O_2 inspirado em quantidades excessivas ou por períodos prolongados pode culminar em alterações fisiológicas secundárias e efeitos tóxicos. Logo, a monitoração da oxigenação e titulação devem ser empregadas para que o objetivo terapêutico seja atingido e as complicações e os efeitos colaterais sejam evitados (BRUNTON; CHABNER; KNOLLMANN, 2016).

O fornecimento de quantidades excessivas de oxigênio pode deprimir o estímulo hipóxico (estimulação dos quimiorreceptores aórticos e carotídeos) e causar acidose respiratória (BRUNTON; CHABNER; KNOLLMANN, 2016).

O excesso de O_2 pode provocar a elevação da produção de espécies reativas de O_2, isto é, peróxido de hidrogênio e radicais reativos, como ânion superóxido, O_2 singleto e radicais hidroxila, que têm alto poder reativo e, por isso, agridem e lesam os lipídeos, as proteínas e outras macromoléculas, principalmente as que fazem parte das membranas biológicas. As células têm defesas antioxidantes que limitam a toxicidade desses radicais reativos, são as enzimas superóxido dismutase, glutationa peroxidase e catalase, que eliminam os subprodutos tóxicos do O_2, e os agentes redutores como ferro, glutationa e ascorbato. Contudo, após a exposição exacerbada ao O_2, esses fatores não são suficientes para evitar os danos. A diferença de sensibilidade dos tecidos aos efeitos tóxicos é resultante das diferenças na taxa de produção dos compostos reativos e dos mecanismos protetores que cada um deles apresenta (BRUNTON; CHABNER; KNOLLMANN, 2016).

A redução da concentração de O_2 inspirado é a principal medida para o tratamento da sua toxicidade e a tolerância pode ser protetora. Animais expostos a pressões elevadas de O_2 por curtos períodos foram mais resistentes a sua toxicidade (BRUNTON; CHABNER; KNOLLMANN, 2016).

> **Saiba mais**
>
> Alterações sutis da função pulmonar podem ocorrer em 8-12 horas depois do início da exposição ao oxigênio a 100%. Os aumentos da permeabilidade capilar, que ampliam o gradiente de oxigênio alvéolo-arterial e por fim agravam a hipoxemia, assim como a depressão da função respiratória, podem ser detectados depois de apenas 18 horas de exposição (CLARK, 1988 apud BRUNTON; CHABNER; KNOLLMANN, 2016). Entretanto, para que ocorram lesões graves e mortes, a exposição deve ser muito mais prolongada.
> As complicações relacionadas com o SNC são raras e a toxicidade ocorre apenas em condições hiperbáricas, quando a exposição fica acima de 200 kPa (2 ATM). Os sinais e sintomas são convulsões e alterações visuais, que regridem quando a pressão do oxigênio é trazida ao normal" (BRUNTON; CHABNER; KNOLLMANN, 2016, p. 557).

Dióxido de carbono

As práticas com terapias de inalação com CO_2 devem ser cuidadosas, uma vez que a pressão relativa desse gás terá influência sobre a pressão relativa de O_2 e a fim de evitar danos causados por acidose ou alcalose metabólica (BRUNTON; CHABNER; KNOLLMANN, 2016).

A hipocapnia utilizada para otimizar neurocirurgias quando utilizada de forma sustentada culminou em desfechos piores de pacientes com traumatismo craniano (BRUNTON; CHABNER; KNOLLMANN, 2016).

A hipercapnia tem ação central que leva à depressão da excitabilidade do córtex cerebral e aumenta o limiar de percepção da dor cutânea. Então, em pacientes hipoventilados em razão do uso de narcóticos ou anestésicos, a elevação da PCO_2 pode acentuar ainda mais a depressão do SNC, que, por sua vez, pode aprofundar a depressão respiratória e esse ciclo de retroalimentação positiva pode resultar em morte (BRUNTON; CHABNER; KNOLLMANN, 2016).

Óxido nítrico

O iNO atinge apenas as áreas ventiladas dos pulmões, dilatando somente os vasos sanguíneos pulmonares que estão em contato direto com os alvéolos ventilados, por isso, quando administrado em baixas concentrações, esse gás mostra-se seguro e destituído de efeitos colaterais.

Como precaução, a fim de reduzir a possibilidade de ocorrer toxicidade, a concentração eficaz mínima de iNO deve ser determinada para cada paciente.

Uma complicação significativa da inalação de NO nas concentrações mais altas, a qual estão vinculados relatos de óbitos raros depois das overdoses desse gás, é ocorrência de metemoglobinemia, uma forma de hemoglobina que contém Fe^{3+} em vez de Fe^{2+}, que não se liga ao O_2. Portanto, os níveis de dióxido de nitrogênio (NO_2) e de metemoglobina devem ser monitorados durante o tratamento com iNO. Entretanto, a concentração sanguínea da metemoglobina geralmente não aumenta a níveis tóxicos com a utilização apropriada do iNO. Portanto, o problema é resolvido por meio do monitoramento intermitente das concentrações de metemoglobina durante a inalação de NO (BRUNTON; CHABNER; KNOLLMANN, 2016; KATZUNG; TREVOR, 2017).

O NO reage com o O_2 e forma o NO_2, um irritante pulmonar capaz de causar prejuízo à função pulmonar (KATZUNG; TREVOR, 2017).

A inalação de NO é contraindicada para pacientes com disfunção ventricular esquerda, nos quais o NO pode piorar ainda mais o desempenho do ventrículo esquerdo, uma vez que ele dilata a circulação pulmonar e aumenta o fluxo sanguíneo elevando a pressão atrial esquerda e, dessa forma, favorecendo a formação de edema pulmonar. Nesses casos, quando utilizado, é importante monitorar cuidadosamente o débito cardíaco, a pressão atrial esquerda ou a pressão capilar pulmonar (BRUNTON; CHABNER; KNOLLMANN, 2016).

A inalação de NO pode inibir a função plaquetária e alguns estudos clínicos demonstraram aumentos do tempo de sangramento, embora não tenham sido descritas complicações hemorrágicas (BRUNTON; CHABNER; KNOLLMANN, 2016).

Efeitos pulmonares tóxicos só ocorrem níveis acima de 50-100 ppm. A Occupational Safety and Health Administration, em contexto ambiental, estabeleceu o limite de exposição a 7 horas na concentração de 50 ppm. Boa parte da toxicidade do NO parece estar relacionada com a sua oxidação adicional em NO_2 quando há presença de concentrações altas de oxigênio. Esse derivado do NO mostrou-se altamente tóxico em modelos animais, mesmo em baixas concentrações (2 ppm), provocando alterações detectáveis na histopatologia pulmonar, que incluem destruição dos cílios, hipertrofia e hiperplasia focal do epitélio dos bronquíolos terminais. Por essa razão, é importante manter em níveis baixos de formação de NO_2 durante o tratamento com NO, o que é conseguido pela administração de NO em um local no circuito respiratório o mais próximo possível do paciente e com cronometragem da administração de NO na inspiração (BRUNTON; CHABNER; KNOLLMANN, 2016).

Cuidados que devem ser tomados no uso de iNO:

- monitoração contínua das concentrações de NO e NO_2 por quimioluminescência ou analisadores eletroquímicos;
- calibração frequente do equipamento de monitoração;
- análises intermitentes dos níveis sanguíneos da metemoglobina;
- uso de cilindros certificados de NO;
- administração da menor concentração de NO necessária para produzir o efeito terapêutico desejado.

Hélio

O perigo do hélio está no uso recreacional. Ele é bem mais leve que o ar, o que aumenta a velocidade com que a voz se propaga. Como a frequência também é aumentada, a voz acaba ficando mais aguda. A intoxicação causada pela inalação de hélio não envolve um mecanismo direto sobre alvos biológicos, mas sim indireto. Sua toxicidade se deve ao deslocamento do ar dos pulmões, porque o espaço está ocupado pelo gás hélio, e, consequentemente, à redução da disponibilidade de O_2 para ser absorvido e entregue para as células (BRUNTON; CHABNER; KNOLLMANN, 2016).

Sulfeto de hidrogênio

A toxicidade do sulfeto de hidrogênio, diferentemente da sua efetividade clínica, é comprovada. Conforme citado anteriormente, esse gás bloqueia a cadeia de transporte de elétrons pelo bloqueio do citocromo c oxidase e, se esse efeito é mantido, resulta em morte em razão da falta de produção de energia para as demandas metabólicas das células (BRUNTON; CHABNER; KNOLLMANN, 2016).

> **Saiba mais**
>
> A RDC nº. 69, de 1º de outubro de 2008, dispõe sobre as boas práticas de fabricação de gases medicinais. Ela estabelece os requisitos mínimos a serem observados na produção industrial de gases medicinais (BRASIL, 2008).

Exercícios

1. Alguns gases são de extrema importância para a sobrevivência das nossas células e dos nossos tecidos, portanto, são essenciais para a nossa sobrevivência. Outros são importantes para o uso durante procedimentos cirúrgicos ou diagnósticos, que são os gases terapêuticos. São eles:
   a) isoflurano, O_2, nitrogênio e hélio.
   b) NO, hélio, monóxido de CO_2 e O_2.
   c) O_2, óxido nítrico, monóxido de CO_2 e hidrogênio.
   d) O_2, CO_2, NO, hélio e sulfeto de hidrogênio.
   e) isoflurano, ar medicinal, hélio e monóxido de CO_2.

2. O gradiente alvéolo-arterial de O_2 (e consequente pressão parcial de O_2 no sangue arterial) varia de acordo com a barreira de difusão, ventilação, perfusão e fração *shunt*. A partir dessa afirmação, é correto dizer que:
   a) a fração *shunt* é a fração de sangue venoso das artérias pulmonares que se mistura ao sangue arterial e provoca uma pequena elevação da pressão parcial de O_2.
   b) se houver uma diminuição do débito cardíaco, com diminuição da perfusão pulmonar, ocorrerá consequentemente um aumento compensatório na pressão parcial de O_2, uma vez que menos sangue está chegando, mas a mesma quantidade de O_2 está disponível.
   c) independentemente da pressão atmosférica, a porcentagem de O_2 no ar é sempre a mesma. Contudo, como o ar é mais rarefeito em locais de altitude, o indivíduo sente dificuldade de respirar em razão da diminuição da pressão parcial de O_2.
   d) a porcentagem de O_2 no ar varia com a variação da pressão atmosférica. Por isso, em locais de altitude, onde o ar é mais rarefeito e a pressão atmosférica é menor, o indivíduo sente dificuldade de respirar em razão da diminuição da porcentagem de O_2 no ar.
   e) a perfusão pulmonar não afeta a pressão parcial de O_2, pois há muito O_2 disponível para difundir para o sangue que chega aos pulmões, mesmo que esse volume seja reduzido. Somente a perfusão dos tecidos periféricos afeta a pressão parcial de O_2.

3. A manutenção do pH sanguíneo é essencial para o funcionamento e a manutenção das enzimas e proteínas do nosso organismo. Além disso, o pH afeta as trocas gasosas necessárias para manutenção das células. A respeito da acidose e da alcalose respiratórias, é correto afirmar que:
   a) o aumento da PCO_2 causa acidose respiratória, isto é, diminuição do pH sanguíneo em razão de falhas nas trocas gasosas.
   b) a acidose respiratória pode ser consequência da redução da ventilação (falha em captar O_2) ou da inalação excessiva de O_2.

c) o aumento da PCO_2 causa alcalose respiratória e diminuição do pH sanguíneo em razão de falhas nas trocas gasosas.
d) o aumento da ventilação aumenta a PCO_2, causando alcalose respiratória e aumento do pH sanguíneo.
e) a ampliação da ventilação diminui a PCO_2, causando acidose respiratória e aumento do pH sanguíneo.

4. A respeito do emprego terapêutico do NO, do hélio e do sulfeto de hidrogênio, é correto afirmar que:
a) o NO melhora a oxigenação pulmonar e, por isso, é comprovadamente utilizado para o tratamento de diversas patologias, enquanto o hélio e o sulfeto de hidrogênio são utilizados para fins de diagnóstico.
b) o principal emprego terapêutico da inalação de NO é para fins de diagnóstico, enquanto o hélio afina a voz e tem utilização recreacional, mas não terapêutica, e o sulfeto de hidrogênio é utilizado como marcador em exames de imagens.
c) os três gases têm aplicação principal em métodos de diagnóstico e não têm fins terapêuticos comprovados.
d) o principal emprego terapêutico da inalação de NO é para avaliação da função pulmonar, no tratamento da obstrução respiratória, na cirurgia a *laser* das vias respiratórias, como marcador em exames de imagens e para mergulhos em profundidade, enquanto o hélio é principalmente utilizado em mergulhos de alta profundidade em mistura com o O_2 e o sulfeto de hidrogênio ainda não tem propriedades terapêuticas comprovadas.
e) o principal emprego terapêutico da inalação de NO é para fins de diagnóstico, enquanto o principal emprego terapêutico do hélio ocorre na avaliação da função pulmonar, no tratamento da obstrução respiratória, na cirurgia a *laser* das vias respiratórias, como marcador em exames de imagens e para mergulhos em profundidade e o sulfeto de hidrogênio ainda não tem propriedades terapêuticas comprovadas.

5. Cada um dos gases terapêuticos tem seu próprio mecanismo de ação, bem como sua própria utilização clínica. Quanto à utilização dos gases terapêuticos, é correto afirmar que:
a) são gases não tóxicos que são utilizados principalmente em hospitais em razão da dificuldade de lidar com esse tipo de forma farmacêutica.
b) são gases de uso terapêutico, mas com potencial toxicidade se administrados da forma errada ou em quantidade errada; mesmo o hélio, que é o menos tóxico, pode levar à morte se inalado em excesso.
c) o hélio é o único dentre esses gases que não é capaz de induzir nenhuma toxicidade, independentemente da forma de administração.

d) são todos gases de uso terapêutico, cujas inalações são seguras e todos têm seu potencial clínico comprovado.

e) apesar de terem potencial tóxico, são seguros no geral e não necessitam de monitoramento durante sua utilização.

Referências

ASSOCIAÇÃO BRASILEIRA DE NORMAS TÉCNICAS. *NBR 12188*: sistemas centralizados de oxigênio, ar, óxido nitroso e vácuo para uso medicinal em estabelecimentos assistenciais de saúde. Rio de Janeiro: ABNT, 2003.

BURKE-DOE, A.; JOBST, E. E. Casos clínicos em fisioterapia e reabilitação neurológica. Porto Alegre: AMGH, 2015.

BRASIL. Agência Nacional de Vigilância Sanitária. *RDC nº. 69, de 1º de outubro de 2008*. Brasília, DF, 2008. Disponível em: <https://www.saude.rj.gov.br/comum/code/MostrarArquivo.php?C=MTk4Nw%2C%2C>. Acesso em: 25 jul. 2018.

BRUNTON, L. L.; CHABNER, B. A.; KNOLLMANN, B. C. *As bases farmacológicas da terapêutica de Goodman & Gilman*. 12. ed. Porto Alegre: AMGH, 2016.

KATZUNG, B. G.; TREVOR, A. J. *Farmacologia básica e clínica*. 13. ed. Porto Alegre: AMGH, 2017. (Lange).

NELSON, D. L.; COX, M. M. *Princípios de Bioquímica de Lehninger*. 6. ed. Porto Alegre: Artmed, 2014.

Leituras recomendadas

BRAUN FILHO, L. R. et al. Uso da mistura gasosa de hélio e oxigênio (Heliox®) no tratamento da doença respiratória obstrutiva da via aérea inferior em serviço de emergência pediátrica. Jornal de Pediatria, v. 86, n. 5, p. 424-428, 2010. Disponível em: <http://www.scielo.br/pdf/jped/v86n5/v86n5a12.pdf>. Acesso em: 25 jul. 2018.

GALVÃO, C. *7 fatos inusitados sobre o gás hélio*. 2016. Disponível em: <https://www.megacurioso.com.br/ciencia/99745-7-fatos-inusitados-sobre-o-gas-helio.htm>. Acesso em: 25 jul. 2018.

UMPHRED, D. *Reabilitação neurológica*. 5. ed. Rio de Janeiro: Elsevier, 2009.

WAGNER, F. *Aprenda tudo sobre gases medicinais*. 2016. Disponível em: <http://www.rwengenharia.eng.br/gases-medicinais/>. Acesso em: 25 jul. 2018.

Anti-inflamatórios não esteroidais

Objetivos de aprendizagem

Ao final deste texto, você deve apresentar os seguintes aprendizados:

- Listar as diferentes classes de anti-inflamatórios não esteroidais.
- Descrever o mecanismo de ação dos anti-inflamatórios não esteroidais.
- Identificar os efeitos adversos e contraindicações dos anti-inflamatórios não esteroidais.

Introdução

Neste capítulo, você vai estudar a classe de fármacos dos anti-inflamatórios não esteroidais (AINEs). A desagradável sensação da dor e de outros sinais característicos da inflamação como inchaço, vermelhidão e febre sempre foram motivos pelos quais os laboratórios farmacêuticos buscaram alternativas para seu alívio e seu tratamento. Essa "corrida" pelo desenvolvimento do fármaco mais eficaz, eficiente e seguro trouxe para os balcões das farmácias uma série de medicamentos pertencentes à classe dos AINEs. Com isso, é importante que se tenha conhecimento acerca de suas diferentes classes e de suas estruturas. O uso descontrolado dessas substâncias também é motivo de preocupação das instituições de saúde e de seus profissionais. Desse modo, é essencial que, juntamente com a identificação do seu mecanismo de ação, se tenha a ciência de seus efeitos adversos e suas contraindicações.

Você vai reconhecer ao longo do capítulo que estresses ou estímulos que ocorrem no tecido produzem a liberação de uma série de substâncias na célula, dentre elas os autacoides, que são moléculas que produzem uma ação no local onde são liberadas, permanecendo ativas por um período determinado de tempo. Essa liberação de substâncias caracteriza e inicia o processo inflamatório. Os fármacos anti-inflamatórios agem exatamente nesse processo, fazendo com que os sintomas da inflamação, bem como o próprio processo sejam minimizados, além de trazerem efeitos colaterais e contraindicações de uso.

Classes de AINEs

Em 1829, o farmacêutico francês Henri Leroux e o químico italiano Raffaele Piria isolaram pela primeira vez a salicilina, em sua forma cristalina, comprovando seus efeitos para combate e alívio da febre. Inicialmente, em 1875, o salicilato de sódio foi utilizado para tratamento de algumas doenças como a febre reumática e a gota. Somente em 1899 começou-se a produção e a distribuição em larga escala do ácido acetilsalicílico (AAS), mais popularmente conhecido como Aspirina®. Com o aumento do uso desse tipo de fármaco pela população, começou-se a perceber que existiam algumas reações adversas relacionadas ao seu uso, como: azia, gastrite, úlcera péptica, hemorragia gastrointestinal, dispepsia, dor epigástrica e náuseas. Essa gama de efeitos gástricos indesejados fez com que a indústria farmacêutica não medisse esforços e investimentos para pesquisas em desenvolvimento de novos fármacos com efeitos analgésicos, antipiréticos (ação antitérmica) e anti-inflamatórias, porém, com maior seletividade (ou seja, que atue de forma mais específica no local desejado) gerando menos efeitos adversos. Descobriu-se que o AAS é um inibidor inespecífico da enzima ciclooxigenase (COX), que é uma enzima essencial pertencente à via do ácido araquidônico, pela qual esse ácido (que é um lipídio presente nas membranas das células) é transformado em mediadores prostanoides pró-inflamatórios, como algumas prostaglandinas e leucotrienos, responsáveis pelo desencadeamento do processo inflamatório. A partir dessa descoberta, novos fármacos passaram a ser sintetizados, com objetivo de serem cada vez mais seletivos, mais eficazes e com menos efeitos adversos. Derivados do ácido propiônico, do ácido acético, do oxicam, do fenamato, cetonas e inibidores seletivos de COX2 são alguns dos grupos de AINEs que serão identificados neste capítulo.

Os AINEs são imprescindíveis atualmente. Para um medicamento ser considerado AINE, ele deve necessariamente produzir estes três efeitos: anti-inflamatório, antitérmico e analgésico. Além disso, essas propriedades devem atuar de forma conjunta. Foram desenvolvidos inúmeros AINEs nesse último século e a grande maioria consiste em fármacos inibidores da via das duas isoformas de COX1 e COX2, sendo classificados como inibidores seletivos e não seletivos de COX1 e COX2 (GOLAN et al., 2009). Observe a Figura 1 a seguir.

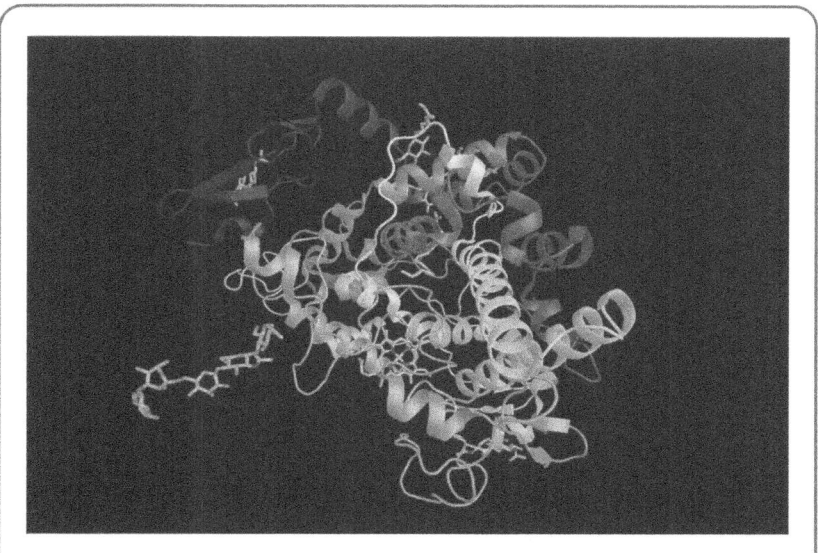

Figura 1. Imagem em 3D renderizada (modelo molecular) da enzima COX.
Fonte: ibreakstock/Shutterstock.com.

Inibidores não seletivos da COX tradicionais: anti-inflamatórios não esteroidais

Existem dois tipos de substâncias que podem atuar na inflamação: os AINEs e os hormônios glicocorticoides, que são produzidos na zona fasciculada e reticulada do córtex da glândula suprarrenal. Esses hormônios também atuam como fármacos, sendo popularmente chamados de corticoides, ou seja, são esteroidais. Os AINEs são assim denominados por não fazerem parte desse grupo (GOLAN et al., 2009).

Salicilatos: o AAS (Aspirina®) é o mais antigo dos AINEs, sendo utilizado no tratamento de dor leve a moderada, cefaleia (dores de cabeça), artralgia (dores nas articulações) e mialgia (dores musculares). Outra propriedade do AAS, em baixas dosagens, é o efeito antitrombótico (atua inibindo a formação de coágulos no interior dos vasos sanguíneos), sendo assim utilizado na prevenção e no manejo de infarto do miocárdio (IAM) e acidente vascular cerebral (AVC) (BRUNTON et al., 2006; DRUGBANK, [2018]).

Derivados do ácido propiônico: os AINEs pertencentes a esse grupo são:

Ibuprofeno: analgésico reativamente potente, bastante utilizado para controle de dor pulpar (dor de dente), artrite reumatoide (doença autoimune), osteoartrite, dismenorreia primária (cólicas menstruais) e espondilite anquilosante (inflamação sistêmica crônica que acomete principalmente as articulações da coluna vertebral) (BRUNTON et al., 2006; DRUGBANK, [2018]).

Naproxeno: é 20 vezes mais potente que o AAS e tem uma meia-vida plasmática longa (meia-vida é o tempo necessário para que a concentração plasmática do fármaco diminua pela metade). Ou seja, o naproxeno permanece por mais tempo no organismo, aumentando assim o intervalo de dose do medicamento. Também pode ser utilizado nos casos de tratamento de dismenorreia primária, artrite reumatoide, gota e outras doenças musculoesqueléticas (BRUNTON et al., 2006; DRUGBANK, [2018]).

Flurbiprofeno: pode ser utilizado para as mesmas indicações do naproxeno e do ibuprofeno, além de poder ser utilizado topicamente (pele ou mucosa), antes de cirurgias oculares para prevenção de miose (diminuição do diâmetro da pupila) (BRUNTON et al., 2006; DRUGBANK, [2018]).

Derivados do ácido acético: incluem-se nesse grupo os ácidos indolacéticos e os ácidos fenilacéticos.

Ácidos indolacéticos: indometacina e sulindaco.

A indometacina é utilizada para fechamento do canal arterial persistente em recém-nascidos, ao inibir as prostaglandinas vasodilatadoras: prostaglandina E2 (PGE2) e prostaglandina I2 (PGI2) (BRUNTON et al., 2006; DRUGBANK, [2018]).

O sulindaco é utilizado no manejo e no tratamento de doenças inflamatórias agudas e crônicas. Tem níveis constantes na corrente sanguínea, o que ajuda a ter uma reduzida ação indesejada no sistema digestório, sendo bem menos irritante para o estômago que outros AINEs (exceto os inibidores seletivos de COX2, que têm mínimos efeitos gastrointestinais) (BRUNTON et al., 2006; DRUGBANK, [2018]).

Ácidos fenilacéticos: diclofenaco e cetorolaco.

O diclofenaco é um anti-inflamatório mais potente que a indometacina e o naproxeno. Utilizado em dores nas costas, dor no ombro, artrite, reumatismo, crises de úlcera, torções, distensões, pequenas lesões e pós-cirurgia, pois tem a capacidade de penetrar na cápsula articular. Também utilizado em inflamações das vias aéreas, inflamações ginecológicas e também no período menstrual (BRUNTON et al., 2006; DRUGBANK, [2018]).

Cetorolaco é utilizado pelas suas propriedades analgésicas mais fortes, no caso dos pacientes em pós-operatório.

Derivados do oxicam:

Piroxicam: é tão eficaz quanto o AAS, o naproxeno e o ibuprofeno no tratamento da artrite reumatoide e a osteoartrite. Ele tem uma meia-vida longa, proporcionando assim um tempo de ação maior.

Meloxicam: utilizado para aliviar os sintomas da artrite e da dismenorreia primária, além de ser antitérmico e analgésico, especialmente onde há um componente inflamatório (BRUNTON et al., 2006; DRUGBANK, [2018]).

Derivados do fenamato: mefenamato e meclofenamato: têm menor atividade anti-inflamatória e são mais tóxicos que o AAS, sendo assim menos utilizados. O mefenamato é utilizado somente para controle da dismenorreia primária (cólicas menstruais) e o meclofenamate é utilizado para artrite reumatoide e osteoartrite (BRUNTON et al., 2006; DRUGBANK, [2018]).

Cetonas: a nabumetona tem eficácia no tratamento da artrite reumatoide e da osteoartrite e no tratamento de lesões de tecidos moles (tendões, músculos e pele) (BRUNTON et al., 2006; DRUGBANK, [2018]).

Inibidores seletivos da COX2 tradicionais: anti-inflamatórios não esteroidais

Embora a COX2 tenha sido descoberta apenas na década de 1990, inúmeras pesquisas levaram ao desenvolvimento de medicamentos inibidores seletivos dessa enzima (ou seja, atuam inibindo somente essa enzima, não atuando sobre a COX1).

Os inibidores seletivos de COX2 são derivados do ácido sulfônico, com seletividade 100 vezes maior para COX2 do que para COX1.

Celecoxibe: o celecoxibe é um medicamento AINE usado no tratamento da osteoartrite, da artrite reumatoide, da dor aguda, da dismenorreia primária, dos sintomas menstruais e para reduzir o número de pólipos no cólon e no reto em pacientes com polipose adenomatosa familiar. O celecoxibe foi aprovado para comercialização nos Estados Unidos em 1998 (BRUNTON et al., 2006; DRUGBANK, [2018]).

Valdecoxibe: o valdecoxibe é utilizado por suas atividades anti-inflamatória, analgésica e antipirética no manejo da osteoartrite e no tratamento da dismenorreia ou da dor aguda. Ao contrário do celecoxibe, o valdecoxibe não tem uma cadeia de sulfonamida e não requer enzimas CYP450 (enzimas hepáticas) para o metabolismo.

Foi removido do mercado do Canadá, dos Estados Unidos e da Europa em 2005, em razão de preocupações sobre o possível aumento do risco de ataque cardíaco e acidente vascular cerebral (BRUNTON et al., 2006; DRUGBANK, [2018]).

Rofecoxibe: o rofecoxibe é utilizado no tratamento da osteoartrite, da artrite reumatoide, da dor aguda em adultos e da dismenorreia primária, bem como no tratamento agudo de crises de enxaqueca com ou sem auras. Em 2004, o fabricante voluntariamente retirou o rofecoxibe do mercado em razão das preocupações com o aumento do risco de ataque cardíaco e derrame associado ao uso prolongado de alta dosagem (BRUNTON et al., 2006; DRUGBANK, [2018]).

Outros coxibes

Parecoxibe: o parecoxibe é um pró-fármaco do valdecoxibe solúvel em água e injetável. O parecoxibe é um inibidor seletivo da COX2, na mesma categoria do celecoxibe e do rofecoxibe. Como é injetável, pode ser usado no período perioperatório. É aprovado em grande parte da Europa para o controle da dor perioperatória a curto prazo, da mesma forma que o cetorolaco é usado nos Estados Unidos, porém, l, ainda não foi aprovado (BRUNTON et al., 2006; DRUGBANK, [2018]).

Lumiracoxibe: em 2007, a Therapeutic Goods Administration (TGA), o equivalente australiano da Food and Drug Administration (FDA), cancelou o registro do lumiracoxibe na Austrália em razão de preocupações de que possa causar insuficiência hepática. A Nova Zelândia e o Canadá também fizeram o mesmo quanto ao recolhimento do medicamento. Ele se assemelha mais à estrutura do diclofenaco, tornando-o um membro da família do ácido arilalcanoico dos AINEs. Mostrou-se eficaz no tratamento da dismenorreia, com eficácia semelhante ao naproxeno (BRUNTON et al., 2006; DRUGBANK, [2018]).

Etoricoxibe: as indicações terapêuticas atuais são: tratamento de artrite reumatoide, osteoartrite, espondilite anquilosante, dor lombar crônica, dor aguda e gota. Atualmente, é aprovado em mais de 60 países em todo o mundo, mas não nos Estados Unidos, onde a FDA exige dados adicionais de segurança e eficácia para o etoricoxibe antes de emitir a aprovação para produção e venda (BRUNTON et al., 2006; DRUGBANK, [2018]).

Outros AINEs

Nimesulida: a nimesulida é um medicamento AINE relativamente seletivo para COX2, com propriedades analgésica e antipirética. Suas indicações aprovadas são o tratamento da dor aguda, o tratamento sintomático da osteoartrite e o tratamento da dismenorreia primária em adultos e adolescentes acima de 12 anos de idade. Em razão das preocupações com o risco de hepatotoxicidade, a nimesulida foi retirada do mercado em muitos países, porém, ainda continua sendo vendida no Brasil
    Não é considerada uma boa alternativa para pacientes que pretendem deixar o tratamento com coxibes, em razão do risco de eventos cardiovasculares e cerebrovasculares (BRUNTON et al., 2006; DRUGBANK, [2018]).

> **Fique atento**
>
> Existem diferentes formas de diclofenaco disponíveis no mercado. Diclofenaco sódico, potássico e resinato. Você sabe se existe diferença entre eles?
>
> A parte da molécula que tem ação é o diclofenaco. Por isso, o diclofenaco potássico e o diclofenaco sódico não apresentam diferenças farmacodinâmicas nem farmacocinéticas significativas. Eles são absorvidos na forma ácida. O diclofenaco potássico administrado oralmente apresenta uma absorção máxima dentro de 1 hora e eliminação entre 1 e 2 horas, enquanto o diclofenaco sódico apresenta sua absorção máxima no prazo de 6 horas e sua excreção total varia entre 1 e 3 horas. Ou seja, o que pode mudar é o esquema posológico (hora das tomadas) em virtude dos tempos de início de duração e do tempo de duração da ação terapêutica.
>
> Já o resinato (forma farmacêutica solução oral) é um complexo formado entre o fármaco e uma resina de troca iônica. Esse complexo, chamado resinato, atua prolongando a ação diclofenaco por retardar sua absorção no trato gastrointestinal. As partículas poliméricas contendo o fármaco são minúsculas e podem ser suspensas para produzir um líquido com características de liberação prolongada, assim como formas farmacêuticas sólidas.

Mecanismos de ação dos anti-inflamatórios não esteroidais

Para identificar os mecanismos de atuação desses fármacos, é necessário, primeiramente, reconhecer o processo de liberação das substâncias que desencadeiam o processo de inflamação. Esse processo se inicia com a chamada **via do ácido araquidônico**.

Via do ácido araquidônico

Quando um estresse ou trauma atinge um tecido do organismo, este responde com uma série de reações. A parede celular é formada por uma camada lipídica contendo, dentre outros lipídeos, fosfolipídeos e ácidos graxos. O ácido araquidônico é um dos ácidos graxos que formam as membranas celulares. No momento da lesão, uma pequena parte dos fosfolipídeos constituintes da membrana celular se desprende dela, bem como o ácido araquidônico por meio da ação da enzima fosfolipase A2 (PLA2). A partir daí, o ácido araquidônico pode ser oxidado pela enzima COX, originando as prostaglandinas e os tromboxanos. Primeiramente são formadas a prostaglanfina G2 (PGG2) e, a partir dela, a prostaglandina H2 (PGH2). É muito importante identificar os diferentes tipos de prostaglandinas, pois elas têm ações fisiológicas no organismo. A partir da PGH2, podem ser produzidas outras quatro prostaglandinas: prostaglandina D2 (PGD2), prostaglandina E2 (PGE2), prostaglandina F2 (PGF2) e prostaglandina I2 (PGI2 ou prostaciclina). As outras prostaglandinas que não são produzidas a partir do ácido araquidônico são derivadas do ácido eicosatrianoico (DGLA) e do ácido eicosapentaenoico (EPA), porém, a síntese também depende da COX (GOLAN et al., 2009; RANG; DALE, 1993).

Observe a Figura 2 a seguir.

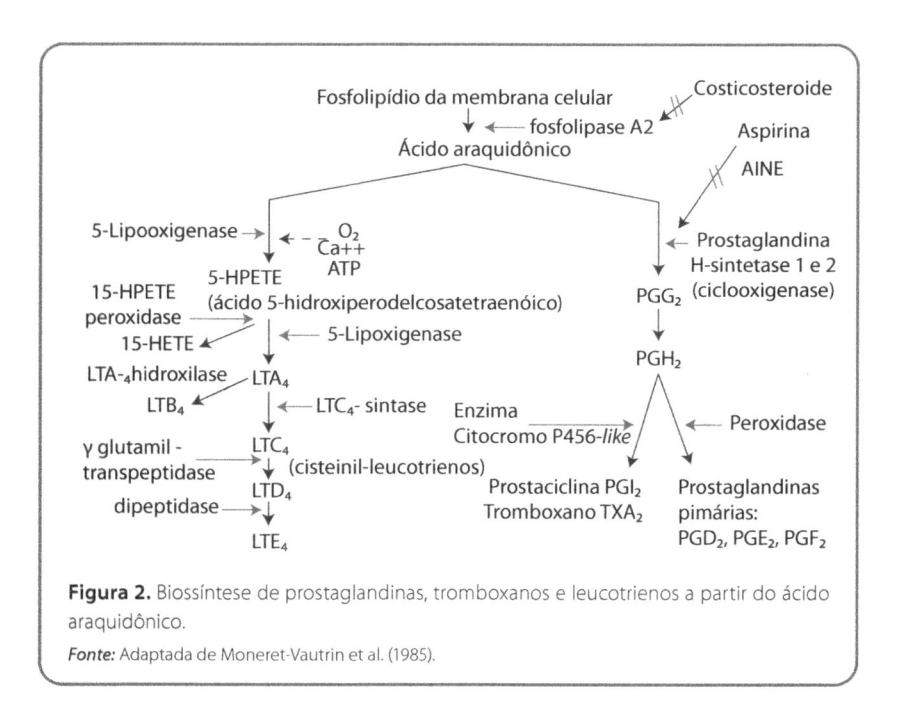

Figura 2. Biossíntese de prostaglandinas, tromboxanos e leucotrienos a partir do ácido araquidônico.
Fonte: Adaptada de Moneret-Vautrin et al. (1985).

As prostaglandinas exercem funções fisiológicas e, muitas vezes, cada prostaglandina tem mais de uma ação:

- ação vasodilatadora sistêmica (PGE2 e PGI2);
- ação vasodilatadora renal (PGE2 e PGD2);
- inibição da agregação plaquetária (PGI2);
- recrutamento de leucócitos na resposta inflamatória (PGE2 e PGF2);
- broncodilatação ou brococonstrição – (PGI2, PGE2 e PGF2);

- tônus muscular do trato gastrointestinal (PGE2);
- secreção de HCl pela mucosa gástrica (PGE2) (RANG; DALE, 1993).

Os tromboxanos que também fazem parte do grupo dos autacoides produzidos, mais precisamente os eicosanoides, são formados pela ação enzima da tromboxano A2 sintase sob a prostaglandina PGH2. Essa está presente nos pulmões e nas plaquetas, como um potente agente vasoconstritor e com atividade na agregação plaquetária, sendo responsável pela formação de trombos.

Os anti-inflamatórios não seletivos de COX e os seletivos de COX2 agem inibindo a ação dessa enzima, fazendo com que o produto final dessa cascata bioquímica do ácido arquidônico, as prostaglandinas e os tromboxanos tenham sua produção diminuída. Os chamados AINEs tradicionais inibem tanto a COX1 quanto a COX2 em diferentes graus.

Em consequência das diferenças da sua localização celular, perfil de regulação, expressão nos tecidos e exigência de substrato, a COX1 e a COX2 produzem diferentes produtos eicosanoides, em duas diferentes vias:

- Via da COX: a partir do ácido araquidônico, leva à formação de prostaglandinas, prostaciclinas e tromboxanos.
- Via da lipooxigenase (LOX): leva à formação de leucotrienos e lipoxinas por meio da ação das LOX no ácido araquidônico. A produção de lipoxinas parece ser importante na resolução da inflamação. A existência de um desequilíbrio da hemostasia entre lipoxinas e leucotrienos pode indicar um processo infamatório, já que foi observado que em locais inflamados a relação de leucotrienos e lipoxinas é inversamente proporcional.

A COX1 é uma enzima presente em todo o organismo e atua em atividades de manutenção da homeostasia vascular, manutenção do fluxo sanguíneo renal e gastrointestinal, função renal e proliferação da mucosa intestinal. Já a COX2 está presente em apenas alguns tecidos, tem funções inflamatórias, na transdução e nos estímulos dolorosos na medula espinhal, adaptação renal, ovulação, placentação e contrações uterinas.

> **Saiba mais**
>
> O acetaminofeno, o conhecido paracetamol (Figura 3), apesar de algumas vezes ser classificado como AINE, não é tecnicamente um exemplo dessa classe de medicamentos. Para que um medicamento seja considerado um AINE ele necessariamente precisa ter efeitos:
> - antipirético;
> - analgésico;
> - anti-inflamatório.
>
> O paracetamol não tem efeitos anti-inflamatórios, em razão da sua fraca inibição das COX, tendo somente efeitos de controle da febre (antipiréticos) e analgésico (GOLAN et al., 2009). 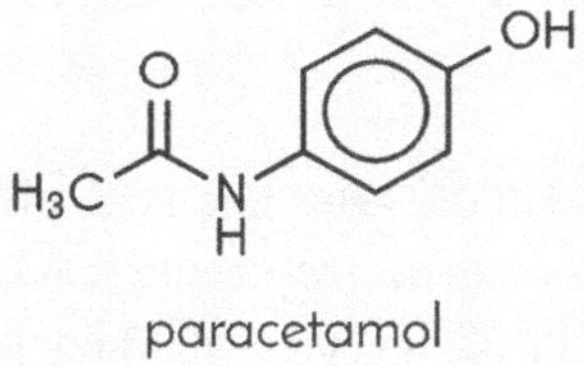
>
> **Figura 3.** Paracetamol.

Efeitos adversos e contraindicações dos anti-inflamatórios não esteroidais

Como você já pôde identificar neste capítulo, as prostaglandinas têm efeitos fisiológicos regulando algumas funções, porque temos a enzima COX1 presente em todo o organismo, mesmo sem que esteja em um processo de estresse ou lesão. A COX1 é fisiológica e constitutiva e sua presença independe de estar acontecendo algum processo inflamatório, sendo responsável por produzir as protaglandinas com ações fisiológicas. Ela está mais presente na mucosa duodenal e nas plaquetas. A COX2 é inflamatória, sendo sua produção induzida por mediadores inflamatórios. Está presente nos rins, no sistema nervoso central (SNC) e no endotélio vascular. Já a LOX só existe em condições inflamatórias e produz os leucotrienos e lipoxinas (RANG; DALE, 1993; FUCHS; WANNMACHER, 2017; BRUNTON et al., 2006; DALE; HAYLLET, 2010).

Funções das prostaglandinas

Produção de muco estomacal: o ácido clorídrico é um ácido forte e pode causar lesões e úlceras pépticas. O muco presente no estômago protege a mucosa desses possíveis danos que podem ser causados pelo ácido. O muco protetor é produzido pelas células estomacais em resposta às prostaglandinas (PGE2 e prostaciclina PGI2), que são produzidas pela COX1 e pela COX2, respectivamente.

Coagulação sanguínea: o tromboxano A2 é um importante indutor da coagulação sanguínea (o tromboxano A2 é produzido pela ação da enzima tromboxano sintase sobre a prostaglandina PGH2) e a prostaciclina PGI2 (produzida a partir da PGH2 por meio da ação da enzima prostaciclina sintase) tem ação anticoagulante, exercendo, dessa forma, um equilíbrio para que o sangue não coagule.

Renal: as prostacilcinas (PGI2) têm uma ação muito importante nos rins, principalmente em pessoas com acometimento renal, como idosos (mesmo que saudáveis) e pessoas com insuficiência renal. Maior produção de prostaciclinas é necessária na arteríola aferente renal, pois é preciso maior vasodilatação para manutenção da taxa de filtração glomerular, de modo que os rins sejam minimamente acometidos e possam funcionar (RANG; DALE, 1993; BRUNTON et al., 2006; DALE; HAYLLET, 2010).

Capacidade de contração do útero: na gestação ocorre o aumento da concentração de PGF2 (resultado da ação da PGF2 α-redutase sobre a PGH2), resultando na contração endometrial e, por fim, na expulsão do feto.

Broncoconstrição: resultado da ação da PGF2 (resultado da ação da PGF2 α-redutase sobre a PGH2).

Efeitos adversos mais comuns dos anti-inflamatórios não esteroidais

Gástricos: como as prostaglandinas estão envolvidas em várias funções fisiológicas do corpo, a interrupção, mesmo que momentânea, da produção dessas substâncias, por meio da inibição das suas enzimas formadoras COX1 e COX2, pode acarretar graves danos ao organismo, os chamados efeitos adversos.

Os AINEs não seletivos podem causar diminuição da quantidade de muco protetor estomacal, uma vez que este é produzido pelas células em resposta às prostaglandinas. Isso acontece porque a administração desses medicamentos inibe a ação da enzima COX1, responsável pela produção dessas prostaglandinas. A PGE2 é a maior responsável pela formação desse muco, a PGI2 formada pela COX2 também é, porém, em menor grau. Por esse motivo, anti-inflamatórios inibidores de COX2 apresentam menos efeitos colaterais gástricos.

Desse modo, pessoas com presença confirmada da bactéria *Helicobacter pylori* (responsável por causar úlceras pépticas) no estômago necessitam realizar o tratamento adequado antes de utilizar os AINEs por um longo período, ou seja, fazer uso crônico desse tipo de medicamento. Pacientes com gastrite e outros problemas gastrointestinais devem avaliar com seu profissional prescritor a necessidade de se administrar conjuntamente um inibidor da bomba de prótons (omeprazol, pantoprazol, etc.). Pacientes propensos a ter hemorragia não devem fazer uso de AINEs.

Todos os inibidores seletivos de COX2 mostraram ser menos propensos do que doses igualmente eficazes de AINEs para induzir úlceras gástricas visualizadas endoscopicamente. Isso forneceu a base da aprovação pelo FDA do valdecoxibe e do celecoxibe (RANG; DALE, 1993; FUCHS; WANNMACHER, 2017; BRUNTON et al., 2006; DALE; HAYLLET, 2010).

Renal: os rins de pessoas idosas, mesmo que saudáveis, necessitam de maior produção de prostaglandinas e, ao administrar AINEs, a produção dessas substâncias cai drasticamente, causando uma diminuição da função renal. Pessoas saudáveis que fazem uso crônico de AINEs também podem sofrer algum dano renal (US FOOD AND DRUG ADMINISTRATION, 2016).

Pacientes com doenças renais ou com problemas que causem diminuição do aporte de sangue para os rins, como insuficiência cardíaca, desidratação ou cirrose, têm contraindicação para o uso de AINEs, pois provocam inibição das prostaglandinas que agem nos rins e, consequentemente, agravamento da insuficiência renal (RANG; DALE, 1993; FUCHS; WANNMACHER, 2017; BRUNTON et al., 2006; DALE; HAYLLET, 2010).

Eventos cardiovasculares: as plaquetas são ricas em COX1 e, consequentemente, também em tromboxanos (que são indutores da agregação plaquetária e tem ação vasoconstritora). De acordo com via do ácido araquidônico, os tromboxanos são formados a partir da prostaglandina PGH2 pela ação da tromboxano sintase, e a prostaciclina PGI2 (tem ação anticoagulante e ação vasodilatadora) é produzida pela COX2 (por meio da enzima prostaciclina sintase) a partir da PGH2, que está presente no endotélio vascular. Quando se utiliza um AINE seletivo para COX2, se deixa de produzir o agente antiagregação plaquetária, ficando em maior atividade os tromboxanos e, desse modo, há um aumento da probabilidade de efeitos trombóticos. Pacientes com hipertensão descontrolada e com insuficiência cardíaca não devem realizar o uso de inibidores de COX2, pois a prostaglandina PGI2 também é responsável pelo efeito de vasodilatação, além da inibição plaquetária (RANG; DALE, 1993; FUCHS; WANNMACHER, 2017; BRUNTON et al., 2006; DALE; HAYLLET, 2010).

Gravidez: a gravidez tem como característica o aumento dos níveis de estrogênio, que aumenta a produção de prostaglandinas e, consequentemente, a produção de PGF2 α, responsável pelas contrações uterinas. Pode haver um prolongamento da gravidez caso haja uma diminuição significativa da PGF2 α, pela inibição da enzima COX. Quando são administrados salicilatos durante o terceiro trimestre, há também aumento na mortalidade perinatal, anemia, hemorragia anteparto e pós-parto, gestação prolongada e partos complicados. Assim, seu uso durante esse período deve ser evitado. A administração de AINEs durante o terceiro trimestre de gravidez também pode causar o fechamento prematuro do ducto arterioso (RANG; DALE, 1993; FUCHS; WANNMACHER, 2017; BRUNTON et al., 2006; DALE; HAYLLET, 2010).

Broncoconstrição: a asma induzida por AINEs, especialmente o AAS, é devido ao desvio do ácido araquidônico (não utilizado pela COX1) para a via da LOX, onde são produzidos leucotrienos que têm ação broncoconstritora. Alguns indivíduos apresentam hipersensibilidade ao AAS e aos AINEs, manifestados por sintomas que variam de rinite vasomotora com secreções líquidas abundantes, urticária generalizada e asma brônquica, edema laríngeo, broncoconstrição, rubor, hipotensão e choque. A intolerância ao AAS é uma contraindicação à terapia com qualquer outro AINE, porque a sensibilidade cruzada pode provocar uma reação com risco de vida, que lembra um choque anafilático. Apesar da semelhança com anafilaxia, essa reação não parece ser de natureza imunológica (RANG; DALE, 1993; FUCHS; WANNMACHER, 2017; BRUNTON et al., 2006; DALE; HAYLLET, 2010).

Link

Leia mais sobre as enzimas COX1 e COX2 acessando o link a seguir:

https://goo.gl/hdYgwV

Exemplo

Um exemplo sobre a gravidade dos efeitos adversos dos inibidores de COX2 foi a retirada do rofecoxibe do mercado. O problema do risco vascular do medicamento foi reconhecido a partir de um estudo comandado pelo fabricante, visando ao seu emprego na prevenção de recorrência de pólipos pré-cancerosos do intestino.

Após 18 meses do início da pesquisa, foi constatado que o risco de ataque cardíaco ou acidente vascular cerebral era elevado, se comparado com o do grupo que recebeu placebo (substância inerte) (DRUGBANK, [2018]; BRUNTON et al., 2006; US FOOD AND DRUG ADMINISTRATION, 2016).

Exercícios

1. Os AINEs são uma classe de fármacos utilizados para o manejo e o controle de processos inflamatórios. Por inibirem a ação de enzimas envolvidas na produção de substâncias inflamatórias, se classificam como inibidores não seletivos das enzimas COX (COX1 e COX2) e inibidores específicos de COX2. Qual dos anti-inflamatórios a seguir é exemplo de inibidor seletivo de COX2?
a) Diclofenaco potássico.
b) Naproxeno.
c) Celecoxib.
d) Meloxicam.
e) AAS.

2. Quando ocorre uma lesão ou estresse celular, ocorre uma resposta fisiológica denominada inflamação, processo no qual participam as prostaglandinas, que são os principais responsáveis pelos sintomas da inflamação. Dentre as substâncias apresentadas, quais são precursoras das prostaglandinas?
a) LOX.
b) Leucotrieno.
c) Prostaciclina.
d) Ácido araquidônico.
e) Tromboxano.

3. Os medicamentos em geral apresentam várias reações adversas. Alguns AINEs têm algumas dessas reações, dentre elas a principal é a formação de úlceras e o aparecimento de hemorragias gástricas. Qual o principal motivo desse efeito colateral?

a) Os AINEs não seletivos são, na sua maioria, inibidores da COX1, e essa enzima produz a prostaglandina PGE2 e PGI2, que são responsáveis pela produção do muco protetor estomacal.

b) Os AINEs não seletivos têm um mecanismo que aumenta a produção de ácido clorídrico no estômago.

c) Os AINEs não seletivos são, na sua maioria, inibidores da COX1, e essa enzima produz tromboxanos, que são responsáveis pela produção do muco protetor estomacal.

d) Os AINEs inibidores de COX2 diminuem a produção se PGF2 α, que é responsável pela diminuição do muco estomacal.

e) Os AINEs diminuem a produção de lipoxinas, responsáveis por diminuir o pH do estômago.

4. Os AINEs são medicamentos utilizados para tratamentos de diversos tipos de doenças inflamatórias e situações como: artrite reumatoide, osteoartrite, artrite reumatoide, dor aguda em adultos e dismenorreia primária. Podem ser classificados como inibidores seletivos de COX2 e inibidores inespecíficos de COX1 e COX2. Por que os inibidores específicos de COX2 têm um efeito adverso grave no que diz respeito à coagulação sanguínea?

a) A COX1 é responsável pela produção de leucotrienos, que, por ação de tromboxano sintases, a transforma em tromboxanos responsáveis pela formação de coágulos; a COX2, por sua vez, produz a PGI2 inibidora de coagulação, gerando, dessa forma, um equilíbrio para que o sangue não seja coagulado em demasia. Ao se utilizar o inibidor de COX2, tem-se somente a ação coagulante dos tromboxanos, tendo, assim, maior probabilidade de eventos trombóticos no organismo.

b) A COX1 é responsável pela produção das prostaglandinas PGH2, que, por ação de tromboxano sintases, a transforma em tromboxanos responsáveis pela formação de coágulos. A COX2, por sua vez, produz a PGI2 inibidora de coagulação, gerando, dessa forma, um equilíbrio para que o sangue não seja coagulado em demasia. Ao se utilizar o inibidor de COX2, tem-se somente a ação coagulante de tromboxanos, tendo, assim, maior probabilidade de eventos trombóticos no organismo.

c) Ao se utilizar o inibidor de COX2, tem-se somente a ação anticoagulante de tromboxanos, tendo, assim, maior probabilidade de eventos trombóticos no organismo.

d) A COX1 é responsável pela produção das prostaciclinas, que, por ação de tromboxano sintases, as transformam em tromboxanos. Estes são responsáveis pela formação de coágulos. A COX2, por sua vez, produz a PGF2 α-inibidora de coagulação, gerando, dessa forma, um equilíbrio para que o sangue não seja coagulado em demasia.

e) A COX2 é responsável pela produção das prostaciclinas PGH2, que, por ação das tromboxano sintases, a transforma em tromboxanos responsáveis pela formação de coágulos. A COX1, por sua vez, produz a PGI2 inibidora de coagulação, gerando, dessa forma, um equilíbrio para que o sangue não seja coagulado em demasia.

5. Muitos AINEs são utilizados para tratamento de dores articulares. Qual desses AINEs não seletivo tem maior capacidade de entrar na cápsula articular, sendo, assim, mais eficaz para dores articulares?
a) Naproxeno.
b) Diclofenaco potássico.
c) Valdecoxibe.
d) Meloxicam.
e) Ibuprofeno.

Referências

BRUNTON, L. L. et al. (Ed.). *Goodman & Gilman*: as bases farmacológicas da terapêutica. 11. ed. Rio de Janeiro: McGraw-Hill, 2006.

DALE, M. M.; HAYLLET, D. G. *Farmacologia condensada*. 2. ed. Rio de Janeiro: Elsevier, 2010.

DRUGBANK. [2018]. Disponível em: <https://www.drugbank.ca/>. Acesso em: 22 jul. 2018.

FUCHS, F. D.; WANNMACHER, L. *Farmacologia clínica e terapêutica*. 5. ed. Rio de Janeiro: Guanabara Koogan, 2017.

GOLAN, D. E. et al. *Princípios de farmacologia*: a base fisiopatológica da farmacoterapia. 2. ed. Rio de Janeiro: Guanabara Koogan, 2009.

MONERET-VAUTRIN, D. A. et al. Mechanisms of aspirinintolerance. *Annales d' oto--laryngologie et de chirurgie cervico-faciale*, v. 102, n. 2, p. 357-363, 1985.

RANG, H. P.; DALE, M. M. *Farmacologia*. 2. ed. Rio de Janeiro: Guabanara Koogan, 1993.

US FOOD AND DRUG ADMINISTRATION. *Medication Guide for Nonsteroidal Anti-inflammatory Drugs (NSAIDs)*. 2016. Disponível em: <https://www.fda.gov/downloads/drugs/drugsafety/ucm387559.pdf>. Acesso em: 22 jul. 2018.

Leitura recomendada

PAI, A. B. *A community based study of adverse effects of NSAIDS on the kidney and risk mitigation to reduce preventable harm*. 2016. Disponível em: <https://www.fda.gov/drugs/drugsafety/safeuseinitiative/ucm516931.htm>. Acesso em: 22 jul. 2018.